实用临床超声诊断学

徐志文◎著

吉林科学技术出版社

图书在版编目（CIP）数据

实用临床超声诊断学/ 徐志文著. -- 长春 :吉林
科学技术出版社, 2019.10
ISBN 978-7-5578-6223-7

Ⅰ. ①实… Ⅱ. ①徐… Ⅲ. ①超声波诊断 Ⅳ.
①R445.1

中国版本图书馆CIP数据核字(2019)第233891号

实用临床超声诊断学
SHIYONG LINCHUANG CHAOSHENG ZHENDUANXUE

出 版 人	李 梁
责任编辑	李 征 李红梅
书籍装帧	山东道克图文快印有限公司
封面设计	山东道克图文快印有限公司
开 本	787mm×1092mm 1/16
字 数	331千字
印 张	14
印 数	3000册
版 次	2019年10月第1版
印 次	2020年6月第2次印刷

出 版	吉林科学技术出版社
发 行	吉林科学技术出版社
地 址	长春市福祉大路5788号出版集团A座
邮 编	130000
发行部电话/传真	0431-81629529　81629530　81629531
	81629532　81629533　81629534
储运部电话	0431-86059116
编辑部电话	0431-81629508
网 址	http://www.jlstp.net
印 刷	北京市兴怀印刷厂

书 号	ISBN 978-7-5578-6223-7
定 价	98.00元

前　言

　　超声医学是超声学与医学结合或超声技术应用于医学各部门而形成的学科。超声在医学诊断方面，由于超声波波长较短，因而可研究更为细小范围的现象，从人体各部分反射的波可用来检查诸如肿瘤等疾病，并且可以研究心脏瓣膜活动等各种现象，在颅脑检查、妇产科胎儿保健等多方面得到应用。

　　全书共分五章，以临床实用为目的，理论与实践结合，内容新颖，图文并茂，反映了我国当前先进的技术水平，适合各年资超声医师和相关专业的研究人员参阅，相信本书必将受到广大超声界的欢迎。

　　由于编者水平有限，书中难免存在不少缺陷和错误，敬请各方专家和读者不吝指正。

编　者

目　录

第一章 头颈、胸部疾病

第一节 颅脑疾病

一、解剖概要

颅脑由头皮、颅骨、脑膜、端脑、小脑、脑干等组成。颅骨分为颅顶和颅底两部分,成人颅顶由颅骨的骨缝严密镶嵌。18 个月以内婴幼儿由于顶骨发育不完整,可作为透声窗。颅底分为颅前、中、后窝,其中颅后窝居中,有枕大孔可作为透声窗。脑膜分为硬脑膜、蛛网膜及软脑膜三层。

脑由胚胎时期的神经管前端演化与发育形成,分为端脑、间脑、小脑、中脑、脑桥和延髓。端脑又称大脑,为脑的最大部分,分为左、右两个半球,并经胼胝体连接而成,每侧大脑半球分为额叶、颞叶、顶叶、枕叶及岛叶。由于大脑半球皮质各部分发育不平衡,在半球表面出现许多隆起的脑回和深陷的脑沟,脑回和脑沟是对大脑半球进行分叶和定位的重要标志。间脑下接中脑,上外侧被端脑覆盖。中脑、脑桥、延髓合称为脑干,脑干的末端向下与脊髓相延续。小脑位于脑桥和延髓的后方(图 1-1)。

脑室包括两侧侧脑室、第三脑室和第四脑室。侧脑室左右各一,为位于两侧大脑半球内的腔隙,延伸至半球的各个叶内。每一侧脑室从侧面观均为枕部有尾的"C"字形,可分为前角、体部(中央部)、后角和下角 4 部分。第三脑室位于间脑,为两侧丘脑和下丘脑之间的狭窄腔隙。第四脑室位于脑桥、延髓和小脑之间,由中脑水管向下和脊髓中央管向上扩大而成。各脑室经室间孔及中脑水管相互交通,脑室内充满脑脊液,由脑室内脉络丛分泌(图 1-2)。

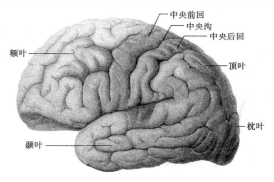

图 1-1 大脑半球外侧面

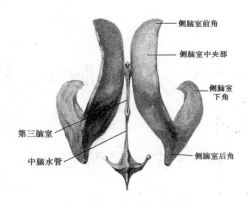

图 1-2　脑室铸型上面观

二、检查适应证

(一)经颅超声检查适应证

(1)新生儿、婴幼儿颅内出血。

(2)新生儿缺氧缺血性脑损伤。

(3)新生儿中枢神经系统感染。

(4)新生儿、婴幼儿先天性脑发育异常、脑肿瘤及脑积水。

(5)颅内动脉瘤、动静脉畸形以及血管狭窄等颅内血管性疾病的筛查。

(6)评价颅内出血性疾病及缺血性疾病颅脑灌注情况。

(二)颅脑术中超声检查适应证

(1)颅内肿瘤、颅内感染及颅内血管性疾病定位、诊断、确定边界。

(2)了解脑肿瘤血流动力学信息。

(3)了解脑肿瘤周围有无重要血管及对周围结构有无侵犯和压迫。

(4)区别颅内动静脉畸形栓塞区与灌注区。

(5)识别颅内动静脉畸形供血动脉和引流静脉。

(6)纠正颅脑手术偏差、协助术中导航及术中定位。

(7)评价颅内病变切除程度及有无残余。

(8)超声引导下穿刺活检、引流及放射性粒子置入。

三、检查技术

(一)经颅超声扫查

经颅超声扫查一般要求患者处于安静状态,新生儿及小儿哭闹者,可服镇静剂后检查。一般选用小凸阵探头,成人选用 1.5～3.5MHz 探头,2～3 岁以下婴幼儿及新生儿可选用 3.5～7.5MHz 探头,一般选择 3.5～5.0MHz 探头,高频探头适用于浅层病变的检测。

囟门未闭的新生儿及婴幼儿可经前囟、后囟及侧囟扫查,以前囟最为常用,可做冠状切面及矢状切面连续扫描,以获得不同切面、不同角度的完整图像。矢状切面扫查:将探头置于前囟正中,使其长轴与头部长轴平行,从正中矢状切面向左右两侧连续扫查。冠状切面扫查:将探头置于前囟正中,使其长轴与头部横轴平行,从正中向前后偏转做连续扫查。

成人及囟门已闭的小儿可经颞窗、枕窗、眼窗、额窗扫查,以颞窗最为常用,其具体位置为颧弓上、耳廓上方、后方以及耳屏前方，可行横切、纵切、斜切及扇形扫查。已行开颅手术者也可经颅骨缺损处直接探查。

（二）术中超声扫查

1.仪器

根据术中需求选择超声仪器和探头，一般要求配备术中专用探头的超声仪，如需超声造影检查，则要求配备具有超声造影功能超声仪。颅脑术中超声常用的探头为小凸阵探头、冰球棍形探头、笔式探头等，频率5～12MHz。探头的选择根据骨瓣大小、病变深度、手术切口的位置而定。

2.人员的配备

超声医师应具有一定神经解剖学、神经影像学和神经外科学的基础知识和技能，能够正确阅读CT、MRI、DSA等影像学资料，熟悉神经外科不同部位病变的手术体位、手术入路及手术方法。同时，操作术中超声探头的神经外科医师也应接受相应的超声知识培训，能够识别超声图像的方位和基本特征，熟练掌握超声扫查手法和技巧。超声扫查可以由超声科医师或经验丰富的神经外科医师完成。一般来说，由超声科医师扫查可以获得更多的信息。

3.探头的无菌处理

严格遵守无菌操作的原则，介入性专用探头可用消毒药水浸泡进行消毒。经甲醛、环氧乙烷或消毒药水消毒的探头可直接使用。在紧急需要术中引导或数台手术同时需要引导的情况下，无菌塑料套则是一种安全又便捷的方法。应用无菌塑料套时应先在探头表面涂耦合剂，再由超声医师与器械护士共同配合套上无菌塑料套，排净探头与无菌套之间的空气，使二者紧密贴合后固定。

4.术中超声检查前准备

术前了解患者病史，并全面复习影像学资料（CT、MRI、DSA），了解患者手术体位及手术切口的位置，以更好地理解术中超声所探测到的颅内结构。如需超声造影检查的患者，应严格掌握超声造影检查的适应证及禁忌证，与神经外科医师及麻醉科医师共同评估患者术中能否接受超声造影检查，并向患者家属说明情况，与之签署知情同意书。

5.扫查方法

依据病变部位，常规开颅、去骨瓣后，术中专用探头表面涂耦合剂，外套无菌塑料套。神经外科应用术中超声，一般采用三步扫查法，即切开硬脑膜前、后各扫查一次，病灶切除后再扫查一次。在硬脑膜外扫查，主要是确定病变的边界以及病变与周围毗邻关系，探头扫查时在硬脑膜上滑动、侧动、旋转。剪开硬脑膜后，在脑表面直接扫查，主要是为了确定病变与脑表面脑沟回的位置关系，确定最佳手术入路，扫查时动作需轻柔，尽量避免滑动和旋转探头，以防止脑挫伤。术后扫查主要是为了明确病变切除范围，确定有无病变残留，有无颅内血肿等手术损伤。

超声扫查时首先确认探头的扫查方位，根据病变深度合理调节仪器，然后对术野进行纵断和横断的系列扫查，常用的扫查方法主要有以下两种：

（1）直接扫查法：即探头和被扫查部位直接接触，在脑表面直接进行扫查。这种扫查方法探头移动灵活、操作简便，不受患者体位的影响；但由于脑表面凹凸不平，探头与被扫查部位间易有空气而影响扫查效果，同时也增加了由于操作导致脑损伤的风险。

（2）间接扫查法：探头和被扫查部位不直接接触，而是通过水等中间介质进行扫查。如在探头和被扫查部位之间放置水囊,或术后将手术残腔内注满水,将探头置于水中,不与残腔接触。主要适合于检查浅表部位的病变,但需要递质,操作不方便,易受患者体位的影响。需要注意的是,当在手术残腔内注入生理盐水或制作水囊时,操作需轻柔,以减少气泡的产生。

(三)超声造影

超声造影已成为影像诊断学领域的重要发展方向,在颅脑超声检查中也有广泛应用,经颅超声造影一方面可以改善 CDFI 显示,有利于颅内血管性疾病的诊断,另一方面在颅内动脉瘤、血管畸形等血管性疾病的诊断中具有重要价值,此外超声造影还对颅内出血性疾病及缺血性疾病的诊断具有一定帮助。在术中,超声造影可以反映肿瘤灌注情况,使其边界更清晰,有助于颅内损伤类型诊断及鉴别诊断,并可清晰显示颅内血管畸形的供血动脉及引流静脉。

四、正常颅脑声像图

(一)经颅超声扫查

1.经前囟冠状切面图

(1)经额叶层面:将探头置于前囟,最大限度的向前额方向探查。此切面可显示前颅窝、大脑前正中裂(纵裂)、双侧大脑额叶皮质及其深方的颅骨。

(2)经侧脑室前角及第三脑室层面:由额叶层面将探头向后偏转 10°～20°。此切面可显示:①侧脑室前角:呈裂隙状或羊角形的双侧对称的无回声暗区。②大脑前正中裂:为两侧大脑半球中间的条带状强回声。③尾状核头部:位于侧脑室前角下缘,为等回声或低回声(早产儿)。④透明隔腔:位于两侧侧脑室前角之间的无回声区,又称第五脑室。透明隔腔在妊娠3个月出现,近足月时多消失,故胎龄越小的早产儿透明隔腔越大。有少部分人透明隔腔可一直保存至成年。⑤胼胝体:为位于双侧脑室前角间的横向条带状高回声。探头略向后偏转,于两侧丘脑之间可见狭长的无回声缝隙,为第三脑室。位于丘脑下方的低回声区为脑干(图1-3)。

(3)侧脑室中央部-后角层面:此层面可见对称分布于中线两侧的"八"字形高回声,为侧脑室脉络丛。

2.经前囟矢状切面图

(1)正中矢状切面图:图像中央的无回声区为透明隔腔,其前方与之平行走形的等回声带为胼胝体,透明隔腔的下方为脑干,分别为中脑、脑桥和延髓。脑干背侧三角形无回声区为第四脑室(图1-4)。

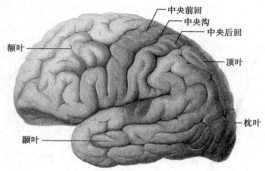

1.大脑前正中裂;2.胼胝体;3.侧脑室前角;4.尾状核头部;5.背侧丘脑;6.第三脑室;7.豆状核;8.脑干

图 1-3　经侧脑室前角及第 3 脑室层面

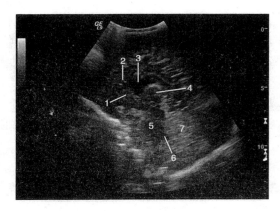

1.尾状核;2.胼胝体;3.透明隔腔;4.丘脑;5.脑干;6.第四脑室;7.小脑

图 1-4 经前囟矢状切面图

（2）旁正中矢状切面图：由正中矢状切面图向左或向右偏转，可显示侧脑室体部及其下方呈椭圆形低回声的尾状核和丘脑。

（二）术中超声扫查

1.经大脑皮质横切面

此切面以大脑镰为标志。大脑镰位于大脑纵裂内贯穿中线分隔两侧大脑半球，在声像图上表现为条带状强回声。当颅内肿瘤性疾病压迫大脑镰时，可引起受压处大脑镰偏离中线，形成弧形强回声。大脑镰旁为两侧大脑半球，切面图上可见沟回密布。脑沟表现为弯曲线样高回声，脑回为位于脑沟之间的低回声带，形态不规则。

2.经丘脑、基底节区横切面

此切面侧脑室体部消失，前角呈三角形，后角呈八字形或弯曲三角形伸入枕叶。侧脑室前角多表现为无回声，后角内因充满脉络丛组织常呈偏强回声，可在偏强回声周围见窄带样无回声。侧脑室前角的前上壁为胼胝体膝，后角的外侧壁为胼胝体压部，分别联系两侧大脑半球额叶及枕叶皮质。声像图中表现为均匀的偏低回声区，呈"八"字形。侧脑室前角的外侧壁可见长椭圆形的尾状核头，回声较周围脑回略高。前角与后角之间可见呈卵圆形的背侧丘脑，回声与尾状核头相似（图 1-5）。

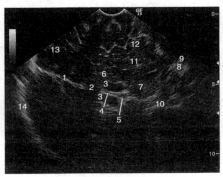

1.大脑镰;2.胼胝体膝;3.侧脑室前角;4.透明隔;5.穹窿柱;6.尾状核头;7.背侧丘脑;8.侧脑室脉络丛;9.侧脑室后角;10.胼胝体压部;11.豆状核;12.岛叶;13.额叶;14.颅骨

图 1-5 经丘脑、基底节区横切面

3.经中脑、第三脑室横切面

此切面以偏低回声的心形中脑为标志。中脑后方偏强回声区为小脑,小脑两侧及后方的条带状强回声分别为小脑幕和大脑镰。侧脑室下角位于颞叶底,少见无回声区,常只表现为偏强回声(脉络丛)。

4.经侧脑室前角、基底节区冠状切面

此切面以大脑镰和两侧侧脑室前角为标志。侧脑室前角呈三角形无回声,其顶为胼胝体干,表现为均匀的偏低回声,略呈"一"字形。侧脑室外侧为基底节区及岛叶(图1-6)。

5.经小脑正中矢状切面

此切面以清晰显示第四脑室为标志。第四脑室位于脑桥和延髓的背侧,形如帐篷,尖指向后。脑桥和延髓的腹侧邻枕骨大孔前方的斜坡。小脑蚓的前下方为小脑扁桃体,小脑与延髓之间可见呈无回声的小脑延髓池(枕大池)(图1-7)。

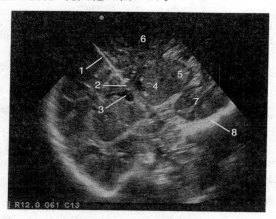

1.大脑镰;2.胼胝体干;3.侧脑室前角;4.基底节区;5.岛叶;6.额叶;7.颞叶;8.颅骨

图1-6 经侧脑室前角、基底节区冠状切面

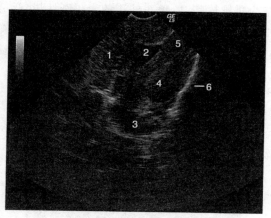

1.小脑;2.第四脑室;3.大脑脚;4.脑桥;5.延髓;6.斜坡

图1-7 经小脑正中矢状切面

五、颅脑疾病

(一)脑积水

1.概述

成人脑积水(hydrocephalus)主要由创伤或肿瘤梗阻引起,主要表现为颅内压增高症状。新生儿、婴幼儿脑积水多由先天畸形(如 Dandy-Walker 综合征)、产伤、出血和感染导致。重度脑积水的婴儿可见头颅显著增大,脑室扩张、脑组织萎缩变薄。两侧侧脑室多为对称性扩大,第三脑室扩大膨隆如气球状,可下压使蝶鞍扩大,后床突脱钙或变薄。

2.超声表现

(1)脑积水发生的早期,侧脑室枕角首先扩大,经囟门矢状旁扫查可以观察到枕角的早期扩大。

(2)随着积水量的增多,侧脑室前角、中央部、下角及第三脑室也增宽(图 1-8)。

(3)成人脑积水的超声诊断标准:侧脑室宽径>25mm,第三脑室宽径>10mm。

新生儿及婴幼儿脑积水超声诊断标准:正常侧脑室宽度应小于4mm,超过 4mm 即可确定为侧脑室扩张。侧脑室宽度 4~6mm 为轻度扩大;侧脑室宽度 7~10mm 为中度扩大;侧脑室宽度大于 10mm 为重度扩大。均于侧脑室体部测量侧脑室宽度。

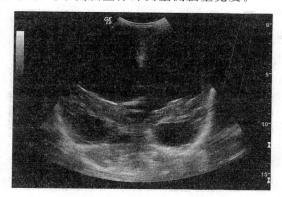

图 1-8　重度脑积水冠状位

3.诊断要点

脑室扩张为超声诊断脑积水的主要依据:①新生儿及婴幼儿脑积水:侧脑室宽度>4mm;②成人脑积水:侧脑室宽径>25mm,第三脑室宽径>10mm。

4.鉴别诊断

(1)脑积水病因鉴别:不同病因引起的脑积水治疗方法不同,故超声应进一步对脑积水的病因进行探查。如 Dandy-Walker 综合征所致脑积水常可见第四脑室囊性扩大,又称之为Dandy-Walker 囊肿;颅内肿瘤所致梗阻性脑积水常可发现颅内占位性病变;脑室内出血后梗阻性脑积水可在脑室内探及不规则高回声团块,即陈旧性出血。

(2)重度脑积水与积水性无脑畸形(水脑症)鉴别:重度脑积水发生在脑内,脑组织因严重受压而变得菲薄,头围或双顶径显著增大。水脑症是指脑组织未发育,积水在脑外,头围或双顶径正常或稍增大。

(3)化脓性脑室炎所致脑积水与颅内脑脓肿鉴别:化脓性脑室炎所致脑积水因炎性反应,

· 实用临床超声诊断学 ·

脑室壁增厚、回声增强,脑室分隔相互交通的多发囊腔,内见高回声絮状及点状脓性分泌物漂浮。脑脓肿发生于脑实质内,脓肿形成时脓腔壁表现为周边厚环状强回声带,脓腔内见密集点状回声及高回声絮状物漂浮,超声可根据病变形态及位置鉴别脑积水及脑脓肿。

5.临床价值

因超声具有简便无创等优点,是新生儿及婴幼儿脑积水首选检查方法,超声判断脑积水敏感、准确,并可用于随访复查,协助定位,引导穿刺治疗并评价疗效。但超声对脑积水病因的判断不如 CT、MRI 准确,MRI 可准确显示脑室和蛛网膜下腔的形态、大小及是否存在狭窄,显示先天性脑畸形及脑肿瘤的位置,并可区分交通性及非交通性脑积水。

(二)颅内出血

1.概述

颅内出血(intracranial hemorrhage)为新生儿期常见颅内病变,其病因有围产期窒息、产伤及出血性疾病等。根据出血部位不同可分为:脑室内出血、硬脑膜下出血、蛛网膜下隙出血以及小脑内出血等类型,其中脑室内出血是新生儿颅内出血最常见的类型,也是经颅超声检查较敏感特异的类型。脑室内出血有多种分级方法,Papile 分级法被国际上广泛采用,其将脑室内出血分为 4 级:

Ⅰ级:单或双侧室管膜下胚胎生发层基质出血;

Ⅱ级:室管膜下出血穿破室管膜进入脑室,但脑室尚未扩张;

Ⅲ级:脑室内出血并脑室扩张;

Ⅳ级:脑室内出血伴脑室周围出血性梗死。

轻度颅内出血可无明显临床症状,中重度颅内出血可表现为昏迷、癫痫、不同程度的神经功能障碍以致死亡。

2.超声表现

(1)脑室内出血:根据 Papile 分级法,不同级别的脑室内出血超声表现各不相同:

Ⅰ级脑室内出血冠状切面表现为侧脑室前角和体部团片状强回声区。

Ⅱ级脑室内出血在Ⅰ级脑室内出血的基础上可见无回声侧脑室内亦呈现高回声出血灶。

Ⅲ级脑室内出血在Ⅱ级脑室内出血的基础上合并脑室扩大。

Ⅳ级脑室内出血在Ⅲ级脑室内出血基础上可见额叶、顶叶甚至颅脑边缘及枕叶的高回声区,即发生脑室周围出血性梗死。

(2)硬脑膜下出血:经颅超声对硬膜下出血不敏感,只有大量出血才可被探及,典型表现为:位于颅骨内侧的半月形强回声区。

(3)蛛网膜下隙出血:经颅超声对蛛网膜下隙出血亦不敏感,只有大量出血导致蛛网膜下腔增宽并伴有蛛网膜下隙回声增强时才可诊断。

(4)小脑出血:经颅超声对小脑出血探查较为困难,小脑内异常强回声区及双侧小脑半球不对称性改变有助于诊断。

(5)大脑实质内出血:比较少见,为新生儿颅内出血最严重类型,多见于早产儿,常发生于产后第 1 天。早期超声表现为脑实质内强回声或混合回声团块,较大者可具占位效应引起脑中线移位;可伴发脑室扩张;随时间延长,出血灶回声逐渐减弱,8~10 周出血可完全吸收,形成无回声囊肿,如囊肿与脑室相通则称之为穿通性脑囊肿。

3.诊断要点

(1)脑室内出血量较少时可见侧脑室前角和体部下方团片状偏强回声区。

(2)出血量较多者可伴脑室内偏强回声团、脑实质内高回声区及脑室扩张。

4.鉴别诊断

(1)脑室内出血与脉络丛鉴别:正常脉络丛双侧对称,均匀一致,且多数不会出现在后角和室间孔以前的部位,如一处脉络丛增粗、增厚,或在正常脉络丛位置以外脑室内出现强回声团,多考虑脑室内出血。

(2)脑室内出血与室管膜下出血鉴别:脑室内出血块收缩变小后与室管膜下出血不易鉴别。脑室内出血常伴脑积水,室管膜下出血强回声区多局限于尾状核区,一般不出现脑积水。

5.临床价值

超声检查无创、价廉,可床旁进行,是早期筛查新生儿有无颅内出血的首选检查手段,并可对颅内出血患儿进行随访观察,了解血肿吸收情况,评价有无脑室扩张及囊肿形成等。CT、MRI检查准确性高,对颅内病变的整体结构显示清晰、全面,但具有检查时间长,费用高,需搬运患儿等缺点,仅在超声检查阴性,临床仍怀疑有颅内出血时应用,可发现超声诊断困难的蛛网膜下腔出血、硬脑膜下出血、后颅窝等颅脑边缘部位的出血性病变。

(三)脑血管性疾病

1.概述

颅内血管性疾病主要包括颅内动静脉畸形、海绵状血管瘤等。动静脉畸形(arteriovenous malformation,AVM)是由发育中的皮质表面原始血管丛内异常连接演变而来的,可发生于任何组织,包括供血动脉及引流静脉,血管内径不一,组成的致密程度也不相同,静脉血管常有节段性扩张,甚至呈囊状,发生于脑组织的动静脉畸形常引起脑出血为首发临床症状。颅内海绵状血管瘤(cavernous angioma)为先天性脑血管疾病,属脑血管畸形的一种,由微动脉延伸出来的大小不等的血管窦构成,血管窦壁仅由菲薄的单层内皮细胞和纤维细胞构成,窦腔内充满血液,异常血管间为疏松纤维结缔组织。

2.超声表现

(1)颅内动静脉畸形

1)病灶为回声不均匀的强回声,伴或不伴有低回声区,边界欠清,相邻脑组织回声稍增强,无明显边界。

2)在CDFI上表现为彩色镶嵌的血管团(图1-9),形态不规则,边界清晰。

3)供血动脉较正常动脉明显增粗,走行弯曲,流速增加,彩色血流信号明亮,血流方向指向畸形血管团。多普勒频谱呈高速低阻型,收缩期与舒张期流速均增高,以舒张期增高明显,频谱增宽,不规整,频窗消失;较正常血管RI值明显降低。

4)引流静脉粗大,流速增加,血流方向为离开畸形血管团;多普勒频谱于收缩期出现类动脉样波峰。

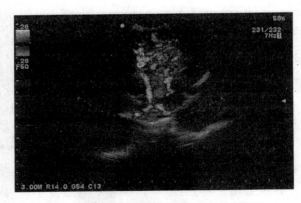

图 1-9　脑动静脉畸形彩色多普勒超声图像

5)术中超声造影可以实时获得 AVM 的血供信息,实时观察其充盈过程,从而区分供血动脉与引流静脉,明确供血动脉的数目,及其与正常血管的关系。

(2)颅内海绵状血管瘤

1)脑实质内均匀强回声,边界清,形态规则。

2)彩色多普勒一般不能探及其内的血流信号。

3)如伴有出血,则其周边可见脑组织水肿带。

4)如伴有钙化则后方可见声影。

3.诊断要点

(1)颅内动静脉畸形

1)不均匀的强回声区,边界不清。

2)彩色多普勒血流成像上表现为彩色镶嵌的血管团,边界清晰。

3)供血动脉较正常动脉明显增粗,血流方向指向畸形血管团。多普勒频谱呈高速低阻型,较正常血管 RI 值明显降低。

4)引流静脉粗大,多普勒频谱于收缩期出现类动脉样波峰。

(2)颅内海绵状血管瘤

1)脑实质内均匀强回声,边界清,形态规则。

2)CDFI 显示血流信号不丰富。

4.鉴别诊断

(1)颅内动静脉畸形需要与颅内胶质瘤、颅内海绵状血管瘤等进行鉴别。

(2)颅内海绵状血管瘤需要与脑膜瘤、胶质瘤、转移瘤等相鉴别。

5.临床价值

DSA 是颅内动静脉畸形的首选方法,可以准确反映颅内动静脉畸形的位置、范围、供血动脉及引流静脉,但是 DSA 为有创检查且在术中应用受限。术中超声可准确观察颅内动静脉畸形的范围、边界、供血动脉、引流静脉,同时可以观察病灶与周围大血管的关系,指导手术入径,并确定术后有无残余。

术中超声可以准确确定颅内海绵状血管瘤的大小、位置等。超声引导下置入定位针可准确切除病灶,并可减少不必要的颅脑损伤。

(四)脑胶质瘤

1.概述

脑胶质瘤(brain glioma)是最常见的颅内原发性肿瘤,占全部颅脑肿瘤的40%～50%,包括星形胶质细胞瘤、少突胶质细胞瘤、中枢神经细胞瘤、室管膜瘤和髓母细胞瘤等。脑胶质细胞瘤多呈浸润性生长,无明显边界,肿瘤周围常有不同程度脑水肿。

根据肿瘤的性质和生长部位不同其临床表现各不相同。主要为颅内压增高和局灶症状。颅内压增高典型表现为头痛,呕吐和视盘水肿(三联征)。

2.超声表现

胶质细胞瘤的级别和病理特征不同,其声像图表现亦不同。

(1)多表现为不均匀强回声,由于肿瘤浸润性生长,多显示为边界不清晰(图1-10)。

(2)恶性程度较高,生长速度较快的胶质瘤常见囊变及坏死,肿瘤生长活跃区可见较丰富血流信号。

(3)部分肿瘤周围可见指样水肿带,水肿组织回声较肿瘤组织回声略偏低,且沿脑回向外伸展表现为"手指样"。

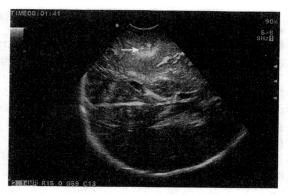

图1-10　脑胶质瘤超声图像

(4)术中超声造影可以提高反映肿瘤的灌注情况,并使肿瘤边界显示更清晰,可以精确实时显示肿瘤的位置、肿瘤内部血管与临近血管的关系,并有助于评估胶质瘤的分级。

3.诊断要点

(1)颅内偏强回声结节。

(2)内部回声不均。

(3)边界多不清。

(4)形态规则或不规则。

(5)伴坏死及囊变。

(6)肿瘤生长活跃区血供丰富。

(7)沿脑回向外伸展的"手指样"偏强回声水肿带。

4.鉴别诊断

(1)脑膜瘤:脑膜瘤同样为偏强回声,但边界清晰,形态多规则,且脑膜瘤多紧邻硬膜、大脑镰及小脑幕,位置相对固定。

（2）脑脓肿：脑脓肿不同时期超声表现不同，脓肿形成期病灶周边为增厚囊壁，中心为坏死液化组织，常见多发相邻脓腔；胶质瘤多为单发病灶，声像图表现多样，有时与脓肿不易区分，根据患者临床表现及症状多可鉴别。

（3）脑转移瘤：转移瘤一般为多发，形态较规则，瘤周水肿明显，多发生于幕上，以灰白质交界区多见，可见原发灶。

5.临床价值

CT、MRI可提示脑胶质瘤的类型并准确定位，是脑胶质瘤首选检查方法。经颅彩色多普勒超声可显示大部分幕上脑肿瘤，对颞窗透声不佳者及幕下肿瘤显示困难，因声衰减明显，经颅彩色多普勒超声（TCCS）对脑肿瘤难以定性，但可作为筛查颅内肿瘤性病变的初步检查手段，尤其是对透声窗佳的小儿患者。

术中超声在脑胶质细胞瘤定位、定性、确定肿瘤边界、引导手术入路、确定残余肿瘤及瘤周水肿方面具有重要作用。是手术中不可缺少的辅助检查手段。

（五）脑膜瘤

1.概述

脑膜瘤（meningioma）属颅内常见肿瘤之一，其发生率仅次于胶质瘤，可发生在颅内任何部位，幕上者占85％，其他部位包括嗅沟、蝶骨嵴、鞍旁、岩骨、小脑幕和后颅窝。但亦可与硬脑膜无关联，如发生在脑室内的脑膜瘤。根据脑膜瘤的病理学特点可将其分为：内皮型、纤维型、血管型、沙砾型、移行型脑膜瘤等多种类型。

临床表现主要为颅内压增高症状，局部神经功能障碍以及颅骨改变等。颅骨改变可表现为颅骨内板增厚，增厚的颅骨内可含肿瘤组织。也可表现为骨板受压变薄、被破坏，甚至穿破骨板侵蚀至帽状腱膜下，头皮局部可见隆起。

2.超声表现

（1）多表现为边界清晰的偏强回声结节，因肿瘤内部出血、坏死、囊变等改变。

（2）部分肿瘤内可见不规则无回声及低回声区。

（3）纤维型脑膜瘤超声表现为内部回声强、均匀，边界清晰，形态规则，部分可见病灶后方伴条带状声影（图 1-11）。

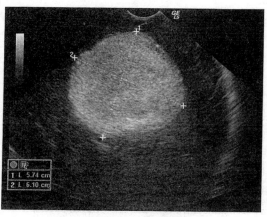

图 1-11　纤维型脑膜瘤

3.诊断要点

(1)颅内偏强回声结节,内部回声多均匀。

(2)多紧邻硬膜、大脑镰及小脑幕。

(3)多有包膜,边界清晰,形态规则。

(4)少数伴出血、坏死及囊变。

4.鉴别诊断

(1)胶质瘤鉴别要点参见脑胶质瘤。

(2)转移瘤位于矢状窦旁脑膜瘤应与转移癌鉴别,转移瘤边界不如脑膜瘤清晰,多发,肿瘤周围脑水肿明显,病史短,可在其他部位发现原发病灶。

5.临床价值

CT、MRI可准确定位脑膜瘤并明确诊断,尤其可发现经颅彩色多普勒超声难以显示的嗅沟、蝶骨嵴、鞍旁、岩骨、小脑幕以及后颅窝脑膜瘤,对于颞窗透声不佳患者亦应首选 CT 或 MRI 检查以明确诊断。

术中超声在定位位置较深且直径较小的脑膜瘤,实时引导手术入路发挥着重要作用,可减少手术对周围正常脑组织的损伤并大大缩减手术时间。对于多发性脑膜瘤,术中超声可实时定位并不受脑组织漂移的影响。

(六)颅脑外伤

颅脑损伤是常见的外伤类型之一,据统计,颅脑损伤的发生率居创伤的前三位,但其致死率及致残率处于第 1 位。外伤性脑内血肿以浅部血肿多见,是由于脑挫伤的脑皮质血管破裂出血所引起,超声多表现为团状高回声,内部及周边可伴不规则低回声区,边界不清。深部血肿多位于脑白质内,系深部血管破裂所致,可破入脑室。硬膜外血肿常为脑膜中动脉破裂所致,出血积聚于硬脑膜与颅骨内板之间,超声显示为靠近颅骨内板边缘清晰的梭形高回声(图 1-12),内可伴多发点状低回声。术中超声造影可判断病灶内脑组织的存活情况,即病灶内的造影增强区提示有

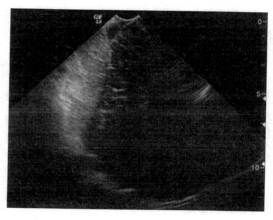

图 1-12　硬膜外血肿超声表现

脑组织存活,而无增强区提示该区无存活脑组织或该区无血流供应脑组织濒临坏死,进而可对病灶类型作出判断,并对外伤灶内的脑组织存活情况及分布范围作出判断,从而为术者确定是否完全清除损伤灶、及时调整手术方式、尽量减少不必要的损伤提供依据。同时,术中超声简单、便捷,可实时观察颅内出血情况,并可观察对侧的颅内出血,为术中医师提供便捷、准确的诊断。

(七)术中超声的其他应用

术中超声除了在脑胶质瘤、脑血管疾病、脑膜瘤、颅内转移瘤及颅脑外伤中的应用外,还可以应用于烟雾病中,同时术中超声可以实时引导穿刺引流、活检等操作,另外消融治疗是未来

医学进行脑胶质瘤治疗的一个方向。

第二节　眼疾病

一、解剖概要

眼分为眼球、视路和眼附属器三部分,为视觉器官。眼球近于球形,位于眼眶内,分眼球壁和眼内容两部分。

1.眼球壁

(1)纤维膜:角膜和巩膜组成眼球外膜,主要由纤维结缔组织构成。

(2)色素膜:分三部分,即虹膜、睫状体和脉络膜。虹膜为圆盘状,中央有孔状结构即瞳孔。睫状体前与虹膜根部相连,向后移行于脉络膜。脉络膜由视网膜锯齿缘开始,直到视神经孔,覆盖眼球后部。

(3)视网膜:为一透明薄膜,内含三级神经元,可简单地分为色素上皮层和神经上皮层两部分。

2.眼内容

(1)晶状体:为双凸面透明体,由悬韧带支撑在虹膜和玻璃体之间,由囊和纤维组成。

(2)玻璃体:为无色透明的胶体,其99%为水分,内没有血管和神经。

3.眼部血管

(1)动脉系统

1)眼动脉:是颈内动脉的第一分支。它通过视神经管与视神经相伴行进入眼眶。在眶外下方向前走行到视神经(第一部分),然后在眶中部穿越视神经到其鼻上方(第二部分);在视神经鼻侧(第三部分)眼动脉分出其末支。

2)视网膜中央动脉:离开眼动脉的第二部分,球后约12mm进入视神经下表面,然后在视神经实质中向前行走直到眼球为止。

3)睫状后长动脉和睫状后短动脉:包括6～8条短动脉和2条长动脉,均在视神经附近从后进入眼内。

(2)静脉系统:包括眼静脉、涡静脉、视网膜中央静脉等。

二、检查适应证

(一)玻璃体疾病

玻璃体积血、玻璃体后脱离、原始玻璃体增生症等。

(二)视网膜疾病

视网膜脱离、视网膜母细胞瘤、早产儿视网膜病变、Coats病等。

(三)脉络膜疾病

脉络膜脱离、脉络膜黑色素瘤、脉络膜血管瘤、脉络膜转移癌等。

(四)眼外伤

眼内异物、巩膜裂伤等。

（五）眼眶肿瘤

横纹肌肉瘤、神经胶质瘤、脑膜瘤、神经鞘瘤、神经纤维瘤等。

（六）眼眶炎症

眶蜂窝织炎、球筋膜炎、炎性假瘤等。

（七）全身疾病的眼部表现

甲状腺相关眼眶病、糖尿病视网膜病变等。

三、检查技术

（一）患者准备

检查前应通过与患者的密切交流消除其紧张、恐惧心理,配合医生的检查,如平稳呼吸、减少瞬目等。通过询问病史、阅读病历了解患者的基本病情。

（二）体位

一般为仰卧位检查,特殊情况下可以采用坐位检查。

（三）仪器

一般使用高频线阵探头、仪器内置的小器官条件即可,但需降低发射功率、尽量缩短多普勒检查的时间。

（四）检查方法

1.二维超声检查方法

首先将仪器的增益调整至最高,以免将细小的病变遗漏,一般将探头直接置于闭合的眼睑进行检查。依照如下顺序进行扫查:①横切扫描:将探头置于6点角巩膜缘,得到上方眼球后极部的图像,向下(穹隆部)移动探头,依次得到眼球后极部、赤道部、周边部的图像。应用相同的方法分别对眼球的下方、鼻侧、颞侧进行检查。②纵切扫描:如果应用横切扫描有异常发现,或者有不能详尽观察的盲区,可以进行纵切扫描。旋转探头90°(与横切扫描相垂直),同样自角巩膜缘向穹隆部移动探头,观察病变的情况。③轴位扫描:将探头置于眼球中央,得到自角膜顶点至视神经的眼球图像为轴位图,可以明确病变与视神经、黄斑之间的关系。

2.CDFI检查方法

这里主要介绍眶内血管的检查方法。

作眼球的轴位切面,在视神经的两侧找寻类似英文字母"S"形的粗大血管即眼动脉。视神经的低回声区内可以发现红蓝相间的血流信号即视网膜中央动脉和视网膜中央静脉。在视神经的两侧可以发现单一颜色的条带状血流信号为睫状后短动脉。

四、正常超声表现

（1）角膜为圆弧形带状回声(图1-13)。

（2）前房为半球形无回声区,虹膜显示为对称的带状回声,中央区回声局限缺如为瞳孔。

（3）晶状体囊呈类椭圆形中强回声,皮质一般为低回声。

（4）玻璃体为无回声区,与眼球壁回声之间界限清晰。

（5）球壁为类圆形带状强回声,与玻璃体回声形成明显的对比。

（6）眼眶内的血管根据其解剖及走行可观察到眼动脉、视网膜中央动脉和睫状后短动脉。血管频谱与颈内动脉类似。

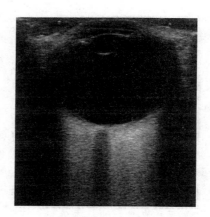

图 1-13　正常眼球二维轴位切面图像

五、常见疾病

(一)眼内异物

1.概述

异物(foreign body)占眼外伤的 2%～6%,但严重威胁患者的视功能。异物存留于眼内组织可以导致眼内感染,严重病例可以导致交感性眼炎。金属异物还对眼部组织产生化学损伤,形成金属沉着症等损害眼球。多数病例需要借助于影像学检查等方法寻找异物。

2.超声表现

(1)二维超声

1)首先在高增益状态下显示异物,然后将增益值降低约 50% 观察异物的回声强度是否随增益的变化而变。一般而言,异物始终为眼内的强回声。

2)异物的形态多样,不同的切面有不同的形态表现。

3)异物内部回声一般比较均匀,后方可见声影。部分病例其后的声波逐渐减低直至消失称为"彗尾征"(图 1-14A)。

4)CDFI 显示异物处呈五彩镶嵌(图 1-14B)。

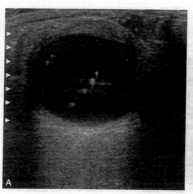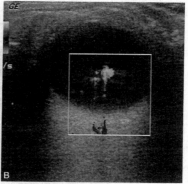

A.玻璃体内多个不规则形强回声即为异物;B.彩色信号是多普勒伪像

图 1-14　眼内异物

(2)诊断要点

1)明确的眼部外伤史。

2)眼部不规则形强回声,降低增益 50％后此强回声不随增益下降而减弱。

3)彗尾征及声影。

(3)鉴别诊断:眼部钙化:一些特殊的情况下如视网膜母细胞瘤、脉络膜骨瘤、眼球萎缩等疾病,可在病变内出现斑块状强回声,部分病例可以伴有声影等与异物类似的表现,需要结合病史、超声表现等进行鉴别。

(4)临床价值:超声检查不仅将眼球和异物置于一个平面上,可以准确显示异物的位置,而且可以对异物伴随的玻璃体积血、玻璃体积脓、视网膜脱离、脉络膜脱离等情况进行诊断。

(二)视网膜脱离

1.概述

视网膜脱离(retinal detachment)是视网膜色素上皮层与神经上皮层之间的分离。因为视杯的神经外胚叶的外层发育成视网膜的色素上皮层,视杯的神经外胚叶的内层高度分化增厚形成视网膜神经上皮层,二者之间存在一个潜在的间隙。本病多见于近视尤其高度近视的患者,其中男性多于女性且多为单眼发病。原发性视网膜脱离的发生与玻璃体及视网膜变性有关。由于视网膜变性产生裂孔与玻璃体后脱离相粘连形成牵拉,液化的玻璃体由裂孔积聚于视网膜下导致视网膜脱离。

2.超声表现

(1)二维超声(图 1-15)

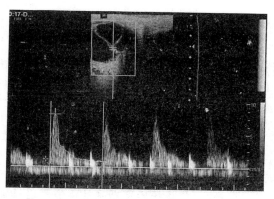

玻璃体内类"V"形与视盘相连的回声为脱离的视网膜,其上可见血流信号,频谱与视网膜中央动静脉相同

图 1-15　视网膜脱离

1)局限性视网膜脱离,表现为与视盘相连的带状强回声,表面光滑,与球壁回声的弧度一致,与视盘之间呈 15°～30°夹角,称为视盘斜入现象。

2)完全的视网膜脱离则表现为玻璃体内类似英文字母"V"形的条带状回声,其尖端与视盘回声相连,两端分别与周边部球壁回声相连。

3)运动试验一般为阳性,运动方向一般为以脱离的视网膜为中心的垂直轻微摆动。

4)如果视网膜下液为液化的玻璃体,则二者之间的回声表现为液性暗区;如果视网膜下液黏稠或视网膜下液为血性则视网膜与球壁回声之间可表现为均匀点状低或偏强回声。

(2)CDFI:脱离的视网膜上有点状、条带状血流信号,且与视网膜中央动脉的血流信号相延续。表现为与视网膜中央动、静脉相同的动、静脉伴行的血流频谱。

（3）诊断要点

1）玻璃体内条带状回声且至少有一端与视神经相连。

2）带状回声有轻度的动度，呈钟摆状，后运动一般阴性。

3）CDFI 检查带状回声上有视网膜中央动静脉向内延续，表现为动脉与静脉伴行的血流频谱。

（4）鉴别诊断：与视网膜脱离超声表现相似的常见疾病有玻璃体内积血、机化膜、玻璃体后脱离、脉络膜脱离等。一般而言，如果病变内没有血流信号，玻璃体内积血、机化膜、玻璃体后脱离的可能性较大；如果病变内的血流信号不与视网膜中央动脉相延续，且为单纯低速动脉型血流频谱，则脉络膜脱离的可能性较大。

（5）临床价值：如果患者的屈光间质欠清晰或不能确定继发性视网膜脱离的性质等特殊情况超声检查可为其诊断提供帮助。形态特征和血流特点的相互结合是准确诊断视网膜脱离的基本保证，建议有条件的情况下应使用 CDFI 进行诊断。

（三）脉络膜脱离

1.概述

由于脉络膜血管内皮细胞结合疏松，仅靠少量结缔组织和单层内皮细胞的窦腔连接，在外界因素的作用下，血管外压力突然下降导致血浆大量渗出，积聚于脉络膜上腔发生脉络膜脱离（choroidal detachment）。脉络膜脱离多见于外伤性眼病或眼内手术后，也可见于巩膜炎、葡萄膜炎等炎症疾病和眼局部循环障碍性疾病。

2.超声表现

（1）二维超声

1）轴位切面上可以探及至少两个弧形条带状强回声，一般在眼球的周边部，与眼球赤道附近的球壁回声相连。

2）带状回声凸面相对，其下一般为无回声区。

3）类冠状切面上可以探及多个弧形带状回声，有多个点与眼球壁回声相连，形态类似"花瓣"状，即花瓣征。

（2）CDFI：脱离的脉络膜上有较丰富的血流信号，但血流信号不与视网膜中央动脉的血流信号相延续，呈低速动脉型血流频谱，与睫状后短动脉的血流频谱特征相同（图 1-16）。

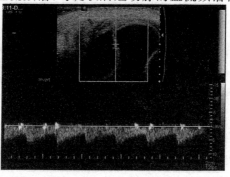

玻璃体内弧形带状回声为脱离的脉络膜，其上可见血流信号，频谱与睫状后短动脉相同

图 1-16　脉络膜脱离超声检查图像

（3）诊断要点

1）玻璃体内双弧形条带状回声，与赤道部或后极部球壁回声相连。

2）类冠状面可见"花瓣征"。

3）CDFI检查带状回声上可见较丰富的血流信号，血流频谱为低速动脉型。

（4）鉴别诊断：需与视网膜脱离进行鉴别，详见视网膜脱离部分。

（5）临床价值：脉络膜脱离由于一般继发于眼外伤或眼内手术之后，且患者一般没有显著的视力障碍在诊断上存在一定困难。超声检查结合其特殊的形态改变和血流特点一般可以得到准确诊断，对疾病的诊断和治疗有一定的帮助。

（四）玻璃体积血

1.概述

玻璃体积血（vitreous hemorrhage）为眼外伤或视网膜血管性疾病所致的常见并发症。眼球穿孔伤或眼球钝挫伤均可造成外伤性玻璃体积血，尤其角巩膜穿孔伤、巩膜穿孔伤和眼后节滞留性异物伤等玻璃体积血的发生率都很高。出血量少，患者可能无法察觉，或仅表现为"飞蚊症"；出血量多时，患者诉眼前暗影飘动，或似有红玻璃片遮挡感；反复出血的病例，患者可自觉"冒烟"，视力下降明显。

2.超声表现

（1）二维超声

1）少量积血表现为玻璃体局部点状低回声，以下方玻璃体多见；大量血表现为玻璃体内均匀点状回声，充满整个玻璃体腔。病程长的病例可以表现为带状回声。

2）玻璃体内点状回声不与眼球壁回声紧密相连，运动实验和后运动实验均阳性。玻璃体内积血运动一般无固定规律，为随眼球运动的随意运动。

（2）CDFI：由于血液积存于玻璃体腔无持续运动，病变内无血流信号（图1-17）。

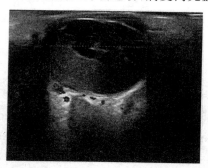

玻璃体内充满均匀点状回声为玻璃体积血，CDFI病变内未见异常血流信号

图1-17　玻璃体积血超声图像

（3）诊断要点

1）玻璃体内均匀的点状或条带状回声，一般不与眼球壁回声紧密相连。

2）运动试验和后运动试验均阳性。

3）CDFI病变内无血流信号。

（4）鉴别诊断：超声诊断时需要与玻璃体积脓、玻璃体变性等同样表现为玻璃体内点状回声的疾病相鉴别。玻璃体积血与积脓很难鉴别,尤其部分病例积血合并积脓,单纯依靠形态改变将二者完全鉴别有一定困难,需要紧密联系临床表现、病史等仔细鉴别。

(5)临床价值:超声诊断对玻璃体积血的诊断与眼底镜的观察同样重要,除非临床医生能够明确只有玻璃体积血而无其他并发症的存在,否则一般均需要进行超声检查除外玻璃体后脱离、视网膜脱离、脉络膜脱离等并发症。

(五)视网膜母细胞瘤

1.概述

视网膜母细胞瘤(retinoblastoma,RB)为婴幼儿常见的眼内恶性肿瘤,严重危害患儿的生命和视力。视网膜母细胞瘤的发病率为 0.05%,但近年有逐渐增高的趋势。约 40% 的病例为遗传型,其发病为合子前决定,为常染色体显性遗传。约 60% 的病例为非遗传型,为视网膜母细胞突变所致,不遗传。

2.超声表现

(1)二维超声

1)形状:肿瘤形状多样,可以为半球形、V 形、不规则形等;可以表现为眼球壁的广泛增厚;可以为单一病灶或多发病灶。

2)大小:大小不一,超过 1mm 即可被发现,也可充满部分或整个玻璃体腔。

3)位置:病变可以在眼球的任何部位,但以后极部病变居多。

4)边界:肿瘤边界清晰,与周围组织之间可以准确地区别。

5)内部回声:病变的内部回声不均匀,70%~80% 的病变内可探及不规则强回声,即"钙斑",钙斑之后可见声影。

6)继发改变:由于肿瘤为视网膜的肿瘤,因此受肿瘤生长的影响极易出现视网膜脱离。如果肿瘤蔓延至眶内,眶内发现与球内病变相延续且内部回声相似的病变。如果肿瘤生长过程中破坏了视网膜上的血管,可以并发玻璃体积血。

(2)CDFI:病变内可以呈树枝状广泛地分布的血流信号,与视网膜中央动脉、静脉相延续且与之完全一致的动、静脉伴行的血流频谱(图 1-18)。

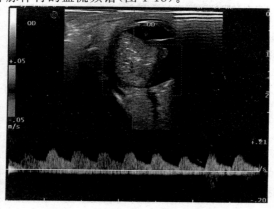

玻璃体内实性病变为肿瘤,CDFI 内可见血流信号,频谱与视网膜中央动脉静脉相同

图 1-18 视网膜母细胞瘤超声图像

（3）诊断要点

1）婴幼儿发病，临床表现为"白瞳"，可双眼发病，部分有遗传史。

2）二维超声：眼内实性病变，内回声不均匀，典型病例病变内可见斑块状强回声即"钙斑"。

3）彩色多普勒血流显像（CDFI）：病变内可见视网膜中央动静脉向内延伸，频谱为动脉与静脉伴行。

（4）鉴别诊断：本病主要需与其他同样表现为"白瞳"的疾病进行鉴别，如 Coats 病、原始永存玻璃体增生症、早产儿视网膜病变等相鉴别。视网膜母细胞瘤为婴幼儿多发的疾病，应用超声诊断有极高的价值。检查时应注意以下几点：

1）保持患儿安静以配合检查，必要时可以先进行麻醉后再进行超声检查；

2）一定要双眼均进行检查。避免漏诊；

3）"钙斑"是诊断视网膜母细胞瘤的基本条件；

4）检查中未发现"钙斑"的病例，一定要进行 CDFI 检查，通过病变的血流特征对病变进行鉴别；

5）特殊疑难的病例可以密切结合临床改变并随诊观察，以免误诊。

（5）临床价值：通过对肿瘤形态特征和血流特点的研究，可以准确地诊断视网膜母细胞瘤。此外，对于视网膜母细胞瘤，可以采用放射治疗、化学治疗、冷冻治疗等保存视功能疗法，超声检查可以了解治疗后病变的大小改变，血流变化等，为观察治疗效果提供依据。

（六）脉络膜黑色素瘤

1.概述

脉络膜黑色素瘤（choroidal melanoma）由恶性黑色素性瘤细胞组成的肿瘤，其组织发生于脉络膜基质内的黑色素细胞。典型病例眼底检查早期为结节状色素性肿物；随瘤体的增大突破 Bruch 膜和视网膜的色素上皮层，则病变沿破裂处向视网膜下生长呈典型的蕈状病变，引起继发浆液性视网膜脱离。

2.超声表现

（1）二维超声

1）半球形病变：肿瘤细胞未穿透 Bruch 膜时病变的形状。病变位于视网膜下，呈半球形平坦状，可见声衰减。可以继发视网膜脱离，一般视网膜在病变的中央与病变连接紧密，周边可见隙状回声。病变的隆起度不高，一般不超过 5mm。

2）蕈状病变：为肿瘤突破 Bruch 膜后所形成的典型表现。一般有如下特征：

①形状：典型的蘑菇状，即头膨大，中央有缩窄区，基底较宽大；

②边界：边界清晰，当肿瘤表面有完整的视网膜时，病变的边缘光滑；

③内部回声：病变内回声不均匀，以中低回声为主。由于肿瘤边缘血管呈窦样扩张，故声像图上前缘回声强，向后回声逐渐减少，接近球壁形成无回声区，即所谓"挖空"现象；

④脉络膜：肿瘤所在部位的脉络膜被瘤细胞浸润，形成局部脉络膜无回声区，呈盘状凹陷带，一般在病变的基底部可探及此征；

⑤声影：因声衰减显著，肿瘤后眼球壁及球后脂肪回声较低或缺乏回声。

3）继发改变：超声可显示玻璃体混浊及继发视网膜脱离。肿瘤穿破巩膜后，可见相邻眶脂肪内出现低或无回声区。

（2）CDFI：肿瘤的内部可探及丰富的血流信号，可以呈树枝状分布在整个瘤体内，为单纯动脉型血流频谱，与睫状后短动脉的血流特征相同（图1-19）。

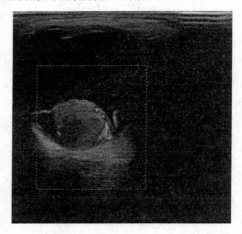

玻璃体内蕈状病变为肿瘤，CDFI病变内可见血流信号

图1-19　脉络膜黑色素瘤超声图像

（3）诊断要点

1）本病成年人多见。

2）二维超声：典型病例呈蕈状，内回声不均匀，可见"挖空征"和脉络膜凹陷。

3）彩色多普勒血流显像（CDFI）：病变内可见血流信号，频谱为低速动脉型血流频谱。

（4）鉴别诊断

1）脉络膜血管瘤：血管瘤呈橘红色圆形实性病变，表面可有色素沉着。但内回声均匀，为中等强度，无脉络膜凹陷和声衰减等特点。

2）脉络膜转移癌：为视网膜下结节状扁平隆起，边界欠整齐。内部回声较均一，回声强度介于血管瘤和黑色素瘤之间。

应用超声检查诊断脉络膜黑色素瘤有一定的优势，典型蕈状病例具有上述声学特点，但一般6条特点中有4点相吻合就已经满足超声诊断的要求了，不必追求每一个点都满足要求。检查时不要将增益值设置过高，以免将"挖空征"等声学特点掩盖。

（5）临床价值：超声检查可以及时了解病变的形态、内部回声、测量病变的大小以及继发改变等，为治疗提供基本条件。此外，病变内血流信号的变化也是诊断和治疗的指标之一。

第三节　甲状腺和甲状旁腺

一、解剖概要

(一)甲状腺

甲状腺（thyroid）位于颈前下方软组织内，紧抱于喉和气管的前面和侧面，上端达甲状软骨中部,下端抵第六气管软骨环。甲状腺呈"H"形,由左右两侧叶和连接两侧叶的较窄的峡部组成。峡部位于第二至第四气管环之间。很多人峡部向上伸出一个锥体叶,其为甲状腺发育过程的残余,随年龄增加而逐渐萎缩。

甲状腺表面覆盖有两层被膜,外层称甲状腺假被膜,它是疏松的气管前筋膜的一部分,只覆盖甲状腺的前面和两侧;内层称甲状腺真被膜,贴于腺体组织表面,并伸入腺体实质内,将腺体组织分隔为若干小叶。

甲状腺的血液供应十分丰富。甲状腺动脉供应有左、右甲状腺上动脉和左、右甲状腺下动脉。甲状腺上动脉是颈外动脉的第一分支,向下、内方向行走,在近甲状腺上极时分为前、后、内三支。甲状腺下动脉起自锁骨下动脉的分支甲状颈干,沿前斜角肌内缘上升至颈动脉结节下方约 2cm 处,即向内侧走行于颈总动脉深面,到达甲状腺后缘下部分为上、下两支。甲状腺静脉有三对,分别为甲状腺上静脉、中静脉和下静脉。

(二)甲状旁腺

甲状旁腺(parathyroid)位于甲状腺侧叶的后方,90%的人群有四个甲状旁腺,每侧上、下两个,分别称为上甲状旁腺和下甲状旁腺。上一对甲状旁腺与甲状腺侧叶共同来源于第四咽囊,在胎儿期移行甚小,位置比较恒定,多位于甲状腺侧叶后缘上中 1/3 交界处。下一对甲状旁腺与甲状腺峡部及胸腺共同来源于第三咽囊,在胎儿期甲状旁腺也可随胸腺降入纵隔,因此位置变化较大。大约有 60% 紧靠着甲状腺侧叶下极的后缘;26%～39% 异位于甲状腺胸腺韧带中或胸腺舌叶;更为罕见的异位于纵隔内的胸腺中和沿颈总动脉的行程分布。

上一对甲状旁腺由甲状腺上动脉或甲状腺下动脉或两者的吻合支供应,下一对甲状旁腺由甲状腺下动脉发支供应。甲状旁腺的静脉回流同甲状腺的静脉回流,分别回流至颈内静脉和头臂静脉。

二、检查适应证

(1)对于甲状腺功能亢进患者,通过测量甲状腺体积及血流指导治疗方式的选择、帮助计算[131]I用量和判断疗效。

(2)甲状腺弥漫性肿大与甲状腺结节的区分。

(3)甲状腺结节的物理性质的判断(如囊性、实性或囊实性)。

(4)甲状腺结节的定性(如鉴别良、恶性)。

(5)超声引导下甲状腺囊性结节硬化治疗。

(6)甲状腺结节的超声引导下经皮穿刺细胞学检查。

(7)甲状腺结节的超声引导下经皮穿刺组织学检查。

(8)甲状旁腺功能亢进的病灶定位诊断。

(9)超声引导经皮穿刺活检甲状旁腺肿块和治疗甲状旁腺功能亢进。

三、检查技术

(一)患者准备

检查前患者无特殊准备。

(二)体位

一般取仰卧位,颈后垫一小枕使头略向后仰,充分暴露颈部。

(三)仪器

使用高频彩色多普勒超声仪直接对甲状腺和甲状旁腺进行探测。一般使用线阵宽频带高频探头(5～10MHz)。有时需采用扇形探头结合患者做吞咽动作对锁骨后或胸骨后甲状腺肿或异位甲状旁腺病变进行观察。

(四)检查方法

1.甲状腺

首先,测量甲状腺大小。从上至下横切扫查,取得最大横切面测量横径和前后径;沿左、右两侧叶纵切扫查,取最大切面测量上下径。用同样的方法测量峡部的横径、前后径和上下径。

然后,从上向下、从外向内做一系列横切和纵切扫查,仔细观察甲状腺的形态、边界及内部回声。对结节的个数、大小、边界、内部回声、有无钙化及钙化类型、后壁回声等进行观察和描述。判断甲状腺实质回声水平,应以邻近胸锁乳突肌回声作参照;而判断甲状腺结节回声水平,应与周围正常腺体回声进行比较。

最后,进行彩色多普勒超声检查。嘱患者尽可能不吞咽和保持浅呼吸(必要时屏气)。检查者保持探头稳定,以探头接触颈部皮肤为宜,避免探头挤压甲状腺,以正确评价甲状腺及其结节的血流信号状况。

对于甲状腺上动脉的彩超探测,应先横切颈总动脉,探头向上移动,在颈外动脉起始部发出的第一分支即为甲状腺上动脉,然后顺动脉的走行探头向内下方追踪观察。

对于甲状腺下动脉的彩超探测,可先显示甲状颈干,其发出的甲状腺下动脉先向上行走,后转向内侧从颈总动脉深面穿过而入甲状腺内,或先横切在颈总动脉深部找到一横向走行的动脉,然后追踪观察其近段与甲状颈干相连接,其远段在甲状腺下极背侧分为上、下两支。

2.甲状旁腺

正常位置甲状旁腺的超声检查方法与甲状腺的基本相似,只不过由于甲状旁腺位置更深,使用的探头频率更低,特别是甲状旁腺明显增大时。

异位于颈部的甲状旁腺病变的扫查:颈部的常见异位部位为甲状腺内、颈动脉鞘内、食管后、胸骨上窝等处,对这些可能异位的部位均应仔细扫查,并尽可能扩大颈部的扫查范围。

锁骨或胸骨遮盖的异位甲状腺病变的扫查:嘱患者做吞咽动作,使病灶提升,同时采用扇形探头(扫查方向朝向足侧)在胸骨上窝和锁骨上方进行探测,有可能发现异位于该处的病灶。但应注意,超声对这些异位部位的甲状旁腺病变的诊断能力有限。

四、正常超声表现

(一)甲状腺

正常甲状腺侧叶上下径 4～6cm,左右径 1.5～2.0cm,峡部前后径 0.2～0.4cm。正常甲状腺大小有较大个体差异,但侧叶前后径的个体差异相对较小,若侧叶前后径大于 2cm,可诊断甲状腺肿大。

纵切时甲状腺呈锥体状,上极较尖小而下极较平整。横切时甲状腺呈蝶形,两侧叶基本对称。甲状腺被膜为一薄而规整的高回声带。甲状腺实质的回声水平明显高于邻近的胸锁乳突肌回声(图1-20),呈细而密集的中等回声,且分布均匀。二维超声可以显示甲状腺内较粗的血管,常位于上、下极及两侧旁,静脉较动脉粗大,最宽处可达 7～8mm。高档彩色多普勒超声仪显示腺体内弥漫分布的较为丰富的点状、条状血流信号(图 1-21)。

甲状腺上、下动脉的平均内径约 2mm,为搏动性动脉频谱,收缩期峰值流速为 30～50cm/s。甲状腺的三对静脉为连续性低振幅频谱。

(二)甲状旁腺

由于正常甲状旁腺体积过小(平均大小 5mm×3mm×1mm),且与周围组织不能形成良好的反射界面,故超声很难显示。有作者报道,正常甲状旁腺回声与甲状腺相近或略低,多为边界清楚的卵圆形或圆形均匀的实性低回声。

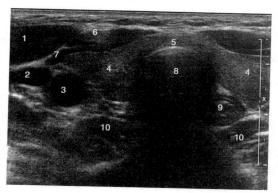

1.胸锁乳突肌;2.颈内静脉;3.颈总动脉;4.甲状腺左、右叶;5.甲状腺峡部;6、7.颈前肌肉;8.气管;9.食管;10.颈长肌

图 1-20　正常甲状腺及其周围关系的灰阶图像

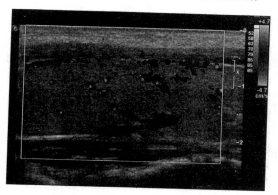

腺体内见稀疏分布的点状、条状血流信号

图 1-21　正常甲状腺腺体的 CDFI 图

五、常见疾病

(一)甲状腺先天发育异常

甲状腺先天发育异常包括一侧或整个甲状腺发育不全、异位甲状腺和甲状舌管囊肿。

1.甲状舌管囊肿

(1)概述:甲状腺的发生开始于胚胎第 3～4 周,在咽底部(相当于舌盲孔处)的内胚胎层增生,形成甲状舌管后下降到正常甲状腺处,发育成甲状腺峡部及左、右叶,而甲状舌管在胚胎 5～6 周时,即开始退化、闭锁、消失。若甲状舌管退化停滞,可在出生后有不同程度的保留,部分扩张形成甲状舌管囊肿(thyroglossal cyst)。尚有一部分病例在甲状舌管或囊肿中残留有功能或无功能的甲状腺组织。囊肿有时因发生感染或被切开,形成甲状舌管瘘。

发生部位为颈前区中线上部(舌骨下方),能随吞咽或升舌、缩舌运动而上下活动。

(2)超声表现

1)通常表现为无回声区,包膜完整,与周围界限清晰,后方回声增强。

2)当囊肿内部液体黏稠时,可表现为类实样低回声;当囊肿合并感染时,内部回声不均匀;当囊肿内残留甲状腺组织时,可探及类甲状腺实质结构;文献报道,囊肿内也可发生乳头状癌,表现为其内实性低回声。

3)一般内部无明显血流信号,合并乳头状癌常在实性部分探及血流信号。

(3)诊断要点

1)发生部位为颈前区中线、舌骨下方。

2)触诊肿块边界清晰,表面光滑,有囊性感,无压痛,并能随吞咽或升舌、缩舌运动而上下活动。

3)超声显示肿物大小为1~2cm,为边界清晰的囊肿或囊肿样图像,内部无血供。

(4)鉴别诊断:通常,无特殊疾病需要与本病相鉴别。需要注意的是,当内部液体黏稠时,不要误诊为肿瘤;合并残留正常甲状腺组织或在此基础上发生各类甲状腺病变,应警惕误诊。

(5)临床价值:超声常常能够明确提示本病,并有助于对合并残留正常甲状腺组织或在此基础上发生各类甲状腺疾病的诊断。

2.异位甲状腺

(1)概述:异位甲状腺(ectopic thyroid gland)是一种胚胎发育异常的疾病。由于某种原因使甲状腺部分或全部未下降到颈部正常解剖位置而形成。女性是男性的4倍。异位甲状腺常常合并有正常解剖部位甲状腺缺如;少数为正常解剖部位甲状腺与异位腺体并存。异位的甲状腺腺体绝大多数(90%)位于舌根部。异位甲状腺的功能取决于腺体发育状况,可不产生任何症状,或表现为甲状腺功能减退。

(2)超声表现

1)正常解剖部位未能探及甲状腺组织,或发现甲状腺明显较正常小,但声像图无明显异常改变。

2)在可能发生异位的部位显示类似正常解剖部位的甲状腺组织回声,如表现为实性均匀的中等回声,边界清晰,CDFI显示内部血流信号丰富。

3)异位的甲状腺也可并发各种甲状腺疾病而具有相应声像图表现。

(3)诊断要点

1)超声在可能发生异位的部位探及类甲状腺组织。

2)正常解剖部位甲状腺缺如或发育不良。

3)可合并甲状腺功能低下。

(4)鉴别诊断

1)异位甲状腺与肿物的鉴别:前者表现为类似正常解剖部位的甲状腺回声,如边界清晰的均匀高回声,分布规则的血流信号。而后者具有各类新生肿物、炎症等表现。

2)正常解剖部位甲状腺缺如与颈前肌肉的鉴别:正常解剖部位无甲状腺组织十分少见,可见于甲状腺缺如和异位甲状腺。应慎防将颈前肌肉误诊为甲状腺组织。

3)甲状腺先天发育不全与后天性甲状腺萎缩的鉴别:后天性甲状腺萎缩常常见于病程后期桥本甲状腺炎,表现为腺体回声减低、不均,并可见许多条状高回声;而甲状腺发育不全和异位甲状腺均可出现甲状腺小,但腺体回声常无明显异常。

(5)临床价值:当在颈部、口腔内或其他可能发生甲状腺异位的部位探及实性"肿物",同时发现正常解剖部位未探及甲状腺或发现甲状腺明显较正常小但声像图无明显异常时,应该想到甲状腺发育不全和异位甲状腺,切不可轻易做出诊断,导致将异位甲状腺切除而造成甲状腺功能低下的严重不良后果。核素显像是发现和诊断异位甲状腺的最佳影像检查方法,可以对甲状腺缺如和异位甲状腺的部位、数量做出明确诊断。

(二)甲状腺弥漫性疾病

甲状腺弥漫性疾病(diffuse thyroid disease)是指腺体弥漫性肿大和未能触甲状腺结节的一类疾病,包括毒性弥漫性甲状腺肿、单纯性甲状腺肿、桥本甲状腺炎、亚急性甲状腺炎和侵袭性纤维性甲状腺炎等。

1.毒性弥漫性甲状腺肿

(1)概述:毒性弥漫性甲状腺肿(toxic diffuse goiter)又称弥漫性甲状腺肿伴甲状腺功能亢进症、突眼性甲状腺肿或 Graves 病,病因迄今仍不是很清楚。本病多见于 20～40 岁青年女性,男:女约 1:5,其临床特征为多器官受累和高代谢状态。甲状腺的主要病理变化是实质组织的增生和肥大。滤泡的上皮细胞明显增高,由立方形变为柱状;滤泡壁也因此而增厚。细胞的原形质也有活跃的表现,线粒体增多,Golgi 氏器肥大,胶质中有空泡出现。

(2)超声表现

1)二维超声:甲状腺呈对称性、均匀性肿大,被膜规则。腺体回声明显受病程和治疗的影响。对于未经治疗的初发者,腺体回声可分为两种类型:弥漫回声减低型与散在回声减低型。前者表现为双侧腺体弥漫性回声减低、不均,腺体弹性好(图 1-22);后者可见于年龄较大者,表现为双侧腺体多发散在、局灶性回声减低,边界模糊,探头挤压后回声减低区回声增强和范围缩小。而对于病程较长或反复发作者,腺体回声水平可与正常腺体回声相当或稍强;部分治疗后患者腺体内可见稍强回声带。

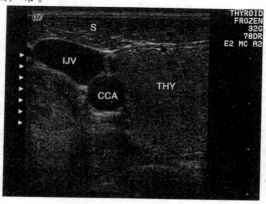

右侧甲状腺弥漫性肿大,实质回声稍高于同侧胸锁乳突肌回声 THY.甲状腺;CCA.颈总动脉;IJV.颈内静脉;S.胸锁乳突肌

图 1-22　毒性弥漫性甲状腺肿(弥漫回声减低型)声像图

2)CDFI:弥漫回声减低型表现为整个腺体内布满搏动性的彩色血流信号,密集如一片火的海洋,Ralls 称之为"火海征"。散在回声减低型表现为回声减低处血流信号尤为丰富,其内动脉流速加快。甲状腺上、下动脉内径增宽,流速明显加快,阻力减低。

(3)诊断要点

1)常见于 20～40 岁青年女性患者,具有甲亢的临床症状和体征。

2)触诊甲状腺肿大、质地松软,实验室检查 T3 和 T4 升高。

3)声像图表现为双侧腺体弥漫性回声减低。

4)CDFI 呈现"火海征",或散在性低回声伴低回声处血供尤为丰富。

(4)鉴别诊断:弥漫回声减低型毒性弥漫性甲状腺肿需与早期桥本甲状腺炎和单纯性甲状腺肿相鉴别(表 1-1),散在回声减低型毒性弥漫性甲状腺肿需与亚急性甲状腺炎、结节性甲状腺肿相鉴别(表 1-2)。病程后期或病程较长的桥本甲状腺炎虽也表现为双侧腺体回声弥漫性减低,但腺体萎缩、纤维化改变更明显,血流信号仅轻度或无明显增加,与毒性弥漫性甲状腺肿声像图表现有较大差异,此时,两者较易鉴别。

表 1-1   弥漫回声减低型毒性弥漫性甲状腺肿、早期桥本甲状腺炎与单纯性甲状腺肿的超声鉴别要点

	毒性弥漫性甲状腺肿	早期桥本甲状腺炎	单纯性甲状腺肿
肿大特点	以侧叶长径增大为主	以侧叶前后径和峡部增大为主	以侧叶长径增大为主
腺体回声	弥漫性减低,较均匀	弥漫性减低,许多条状高回声,或伴有许多散在细小低回声	正常水平、不均
腺体血供	火海征	火海征或中度增加	正常或轻度增加
甲状腺上动脉	流速明显加快(多数>100cm/s)	流速中度加快(多数<100cm/s)	流速正常或轻度加快
腺体弹性(探头挤压前后径缩短)	显著	不显著	中度
症状和体征	甲亢	无或甲减	常无自觉症状
甲功检查	T_3、T_4 升高	T_3、T_4 正常或降低	T_3、T_4 正常
甲状腺微粒体抗体和球蛋白抗体	(-)	(+)	(-)

此处毒性弥漫性甲状腺肿患者是指表现为弥漫性回声减低者,且未经抗甲亢药物治疗

(5)临床价值:仅依靠超声检查较难对本病做出明确诊断,需结合临床症状和体征及实验室检查结果方能做出明确诊断。另外,超声能够准确测量甲状腺体积,了解腺体的血供状况,从而帮助选择治疗方式、计算 [131] I 用量和判断疗效。

表 1-2　散在回声减低型毒性弥漫性甲状腺肿、亚急性甲状腺炎与结节性甲状腺肿的鉴别要点

	毒性弥漫性甲状腺肿	亚急性甲状腺炎	结节性甲状腺肿
病灶回声	类实性低回声，边界模糊	类实性低回声，边界模糊	回声水平不一，边界清晰或模糊
CDFI	回声减低区尤为明显	病变区无或轻度增加	病变区丰富程度不一
病灶占位效应	无，原有血管穿行	无，原有血管穿行	有，原有血管绕行
甲状腺上动脉	流速明显加快（多数＞100cm/s）	流速正常或轻度加快	流速正常或轻、中度加快
探头挤压后	回声减低区缩小	病变区无明显变化	实性结节无明显变化
症状和体征	甲亢	局部肿痛，压痛明显	常无自觉症状
甲功检查	T_3、T_4 升高	T_3、T_4 正常	T_3、T_4 正常
甲状腺微粒体抗体	(-)	(+)	(-)

此处毒性弥漫性甲状腺肿患者是指表现为散在、局灶回声减低者，且未经抗甲亢药物治疗

2.单纯性甲状腺肿

（1）概述：单纯性甲状腺肿（simple goiter）是一种慢性、对称性的甲状腺肿大症，一般不伴有甲状腺的功能变化和全身症状。女性发病率略高于男性。因本病常集中发生在某一地区，因此有时称为地方性甲状腺肿。其病因主要是由于饮用水或食物中缺碘，故亦可称为缺碘性甲状腺肿。缺碘引起甲状腺素分泌不足，促使脑垂体分泌较多的促甲状腺激素，并转而导致甲状腺肥大。患者常无明显自觉症状。甲状腺过度肿大者可压迫周围器官组织而产生相应的症状。

（2）超声表现

1）二维超声

①甲状腺呈弥漫性、对称性肿大，表面平整。腺体明显增大时，可观察到压迫气管、颈部血管等现象。

②病程早期腺体内部回声可类似正常，或仅密集增粗；病程后期除腺体实质回声普遍不均、增粗外，由于滤泡内充满胶质而高度扩张，腺体内还显示弥漫分布的多发薄壁无回声区伴囊内点状强回声。

2）CDFI：一般腺体内血流信号无明显增加，有的患者可轻度增加。甲状腺上动脉内径正常或稍增宽，血流频谱形态无异常改变，流速参数在正常范围内或轻度增高。

（3）诊断要点

1）患者无明显自觉症状，甲状腺功能正常。

2）双侧甲状腺弥漫性、对称性肿大，实质回声正常或增粗伴多发薄壁无回声区。

3）腺体内血流信号正常或弥漫性轻度增加。

（4）鉴别诊断

1）本病需与毒性弥漫性甲状腺肿和结节性甲状腺肿相鉴别，见本节"毒性弥漫性甲状腺肿"。

2）本病应与结节性甲状腺肿相鉴别。后者两侧叶不对称，表面不光滑，腺体内有许多大小不等、回声水平不一的结节。

（5）临床价值：依据甲状腺声像图表现和甲状腺功能正常，较易诊断本病，但有时与结节性甲状腺肿较难鉴别。超声能够准确测量甲状腺大小，是本病随访和判断疗效的良好工具。

3.亚急性甲状腺炎

（1）概述：亚急性甲状腺炎（subacute thyroiditis）是一种可自行缓解的非化脓性甲状腺炎性疾病。本病的真正病因至今尚不确定。因为本病常发生在上呼吸道感染或扁桃腺炎之后，一般认为系病毒感染或变态反应所致。患者以女性占多数，年龄在 20～50 岁。病理切片上可见亚急性和慢性炎症表现，并有实质组织的退化和纤维组织的增生，在退化的甲状腺滤泡周围见有肉芽组织形成，所以又称为肉芽肿性甲状腺炎。受累甲状腺局部有肿痛，质坚韧，压痛明显，但甲状腺的活动度良好。病程一般持续 2～3 个月，可自行缓解消失。

（2）超声表现

1）二维超声

①甲状腺对称性肿大，有的患者患侧甲状腺与颈前肌之间的间隙模糊、消失。

②双侧腺体内可见数处回声减低区，形态不规则，边界模糊；部分患者可表现为单侧腺体内单个低回声区。病程初期低回声区处常有压痛。

③腺体内散在性或融合性低回声带被称为"冲洗过"征（"wash-out"sign）（图 1-23），此为本病的特征表现，其数目和大小因人和病期而异。

④病变回声随病程而改变，恢复期回声逐渐增强、不均质，部分病灶可见局灶性增强（钙化）。

2）CDFI：病灶内部血流信号轻度或无明显增加，周边无明显环绕血管。仔细观察，病灶内部可显示正常甲状腺血管穿行。病灶外腺体血供基本正常。

（3）诊断要点

1）常见于 20～50 岁的女性患者，常有上呼吸道感染或扁桃腺炎病史。

2）受累甲状腺局部有肿痛，质坚韧，压痛明显。实验室检查显示血液中甲状腺微粒体抗体和球蛋白抗体的滴度明显升高。

3）双侧或单侧腺体内散在性或融合性低回声，无明显占位效应。声像图表现随病程而变化明显，直至最后恢复正常。

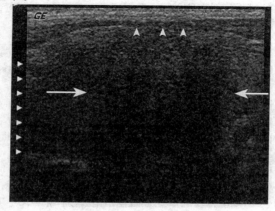

大箭头所指为融合性低回声带（"冲洗过"征），小箭头所指为甲状腺与颈前肌之间的间隙模糊

图 1-23 亚急性甲状腺炎声像图

（4）鉴别诊断：亚急性甲状腺炎主要应与甲状腺癌和局限性桥本甲状腺炎相鉴别（表1-3）。

表1-3　甲状腺癌、局限性桥本甲状腺炎与亚急性甲状腺炎的鉴别诊断

	甲状腺癌	局限性桥本甲状腺炎	亚急性甲状腺炎
数量	单发多见	单发多见	多发多见,分布于双侧叶
占位效应	有	无	无
内部回声	实性不均质低回声	可见正常纤维组织	散在点状、条状高回声
钙化	微小钙化	无	无
晕环	常无	常无	无
环绕血管	<1/2圈	常无	常无
内部血流	血供丰富,分布不规则,无正常穿行血管	血供丰富,正常穿行血管	血供随病程有变化,正常穿行血管
触诊	质硬肿物	触诊肿物大小小于超声测值	质硬肿物
局部疼痛	常无	无	发病初期常有
颈部淋巴结转移	可伴有	无	无

（5）临床价值：超声结合患者临床症状和体征不仅能明确诊断本病,而且是随访的良好手段。

4.桥本甲状腺炎

（1）概述：桥本甲状腺炎又称为慢性淋巴细胞性甲状腺炎,由日本桥本（Hashimoto,1912）根据组织学特征首先报道,故命名桥本甲状腺炎（Hashimoto's thyroiditis）。其为一种自身免疫性疾病,多发生于40岁左右的妇女,男性少见,男女之比为1:20左右。大体检查甲状腺多呈弥漫性肿大,质地坚硬,表面呈结节状。镜检可见病变甲状腺组织中淋巴细胞和浆细胞呈弥漫性浸润。此外,还有中等结缔组织增生。病程后期腺体纤维化明显,腺体萎缩。本病起病隐匿,常无特殊症状。80%～90%的患者主要表现为甲状腺弥漫性、不对称性肿大。甲状腺质地坚韧如橡皮样。

（2）超声表现

1）二维超声

①甲状腺两侧叶弥漫性肿大,以前后径改变最为明显,峡部也明显增厚;病程后期可表现为腺体变小。

②甲状腺包膜清晰,平整,病程后期表面可呈分叶状。

③双侧腺体回声弥漫性减低、不均,内有许多条状高回声（图1-24）。有时,可见许多散在细小低回声而呈网络状改变（图1-25）。也可表现为局限性桥本甲状腺炎。

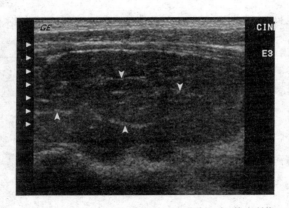

左叶腺体弥漫性回声减低,内见许多条状高回声(箭头所指)

图 1-24　桥本甲状腺炎声像图(弥漫性回声减低)

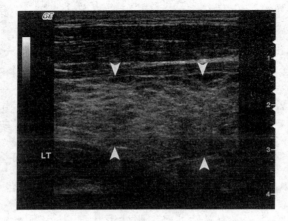

左叶腺体内见许多散在分布的细小低回声和许多条状高回声

图 1-25　桥本甲状腺炎声像图(散在细小低回声)

2)CDFI:病程早期腺体内血流信号弥漫性增加,有的患者甚至与未经治疗的 Graves 病的血供程度无明显差异;病程后期由于腺体纤维化,其内血流信号仅轻度增加或无明显增加。病程早期甲状腺上动脉流速明显加快,血流量增多。

(3)诊断要点

1)常见于 40 岁左右的女性患者,无特殊自主症状。

2)触诊甲状腺质地坚韧如橡皮样,血液中甲状腺微粒体抗体和球蛋白抗体的滴度明显升高。

3)声像图表现为弥漫性回声减低伴许多条状中强回声,或网络样改变。

4)腺体内血流信号丰富。

(4)鉴别诊断:本病鉴别诊断见本节"亚急性甲状腺炎"。

(5)临床价值:仅依赖超声表现常不能对本病做出明确诊断。超声检查结合患者症状和体征,尤其实验室检查甲状腺微粒体抗体和球蛋白抗体的滴度明显升高,方能做出明确诊断。

(三)甲状腺结节性疾病

临床上桥本甲状腺炎被描述为正常大小或弥漫性肿大的甲状腺腺体中的单发或多发结

节。在美国约 4%～7%的成年人有可触及性甲状腺结节,女性较男性多见。在所有甲状腺结节性疾病中,绝大多数为结节性甲状腺肿(占 80%),其次为腺瘤(占 5%～10%),其余的为甲状腺癌等。

1.结节性甲状腺肿

(1)概述:结节性甲状腺肿(nodular goiter)多在地方性甲状腺肿的基础上反复增生和不均匀的复原反应所致。大约 5%的人群有结节性甲状腺肿。疾病的高峰年龄为 35～50 岁,女性发病率是男性的三倍多。按病理性质,可将结节分为潴留性和增生性(腺瘤样)两种,前者是由胶质潴留使滤泡高度肿大所致,后者因压迫周围组织而形成不完整包膜,有时与腺瘤难以区分。结节进一步发展,压迫结节间血管,使结节血供不足而发生变性、坏死、出血等病变。出血和坏死组织可逐渐纤维化,形成不规则瘢痕,其中可发生钙盐沉积。本病一般无明显症状,但肿大的甲状腺可压迫周围组织如气管和食管而产生相应的症状。

(2)超声表现

1)二维超声

①甲状腺两侧叶呈不对称性增大,表面不光滑。

②腺体内有多个大小不等的结节,结节回声强弱不一,结节周边和(或)内部可见弧形或颗粒状钙化所致的强回声伴声影(图 1-26)。

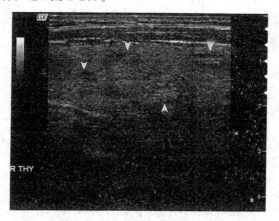

一侧甲状腺腺体可见数个结节,较大者周边有颗粒状钙化(箭头所示)

图 1-26　结节性甲状腺肿伴钙化声像图

③腺瘤样增生类似腺瘤的声像图表现,可有声晕、钙化、囊性变和清晰的边界。

④结节以外的甲状腺腺体回声尚均匀、不均或可见散在的点状或条状高回声,为纤维组织增生的表现。

2)CDFI:结节的血流表现取决于结节的结构。

①为增生结节,则内部可见轻度或明显增加的血流信号,甚至呈彩球状;结节周边及内部均可探及动脉血流信号。

②以退化为主(如囊性变、液化、坏死等),则结节内部无血流信号或仅可见少许血流信号。结节外腺体血供无明显增多。甲状腺上动脉内径正常或稍增宽,流速在正常范围内或稍加快。

(3)诊断要点

1)双侧甲状腺不对称性肿大。

2)腺体内探及多个大小不等的结节,结节声像图表现因病程、继发性改变而表现为复杂多样。

3)结节外腺体组织回声不均。

4)对不典型甲状腺结节应重视结合核素扫描检查。

(4)鉴别诊断:本病需与单纯性甲状腺肿、毒性弥漫性甲状腺肿和甲状腺肿瘤相鉴别,见本节相应疾病。

(5)临床价值:超声不仅是本病的首选检查方法,而且较易诊断本病,多数患者能够避免进行其他影像学检查。但是,超声对结节是否合并癌变,是否合并甲状腺功能亢进症的判断存在一定困难。

2.甲状腺腺瘤

(1)概述:甲状腺腺瘤(thyroid adenoma)系良性肿瘤,起自腺上皮组织,可分为滤泡型腺瘤、乳头状腺瘤和混合型三种。前者又分为胶样腺瘤、胚胎型腺瘤、胎儿型腺瘤及嗜酸细胞性腺瘤。以 20～40 岁女性多见,女性是男性的 7 倍。多数为单发结节,包膜完整,肿瘤组织结构与周围甲状腺组织明显不同,肿瘤常合并囊性变、出血、坏死等。患者一般无明显自觉症状。肿瘤生长缓慢,若肿瘤内突然出血,则肿块迅速增大,伴局部疼痛。少数病例可发生功能自主性甲状腺腺瘤,出现甲亢症状。10%的腺瘤可以癌变。体检时多见单发性肿块,质韧,表面光滑,边界清楚,呈圆形或椭圆形,无压痛,可随吞咽而活动。

(2)超声表现(图 1-27、图 1-28)

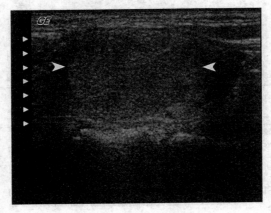

箭头所指腺瘤呈椭圆形,内部均匀等回声,边界规则、清晰,部分周边见窄晕,后方回声无明显变化

图 1-27　甲状腺腺瘤声像图

1)数量:单发肿瘤多见,多发少见。

2)形态:肿瘤呈圆形或椭圆形,一般长径＞前后径。

3)内部回声:肿瘤实质结构类似正常腺体回声,70%肿瘤回声均匀,多为等或高回声,少数为低回声。

4)常合并囊性变。

5)钙化少见。

6)边界:肿瘤边界清楚,整齐,有高回声包膜,80%肿瘤有晕环(宽 2～3mm)。

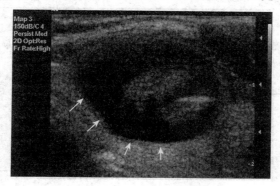

箭头所指腺瘤包膜为带状高回声,椭圆形,边界清晰、规则,内部大部分囊性变,后方回声增强

图 1-28 甲状腺腺瘤囊性变声像图

7)后壁及后方回声增强或无变化。

8)CDFI 显示内部血供程度不等,周边环绕血管＞1/2 圈。

9)肿瘤周围为正常甲状腺组织。

(3)诊断要点

1)多见于中年女性患者。

2)体检触及质韧、表面光滑及随吞咽活动良好的单发结节。

3)二维超声显示单发、形态规则和边界清晰是本病的主要诊断依据。

4)CDFI 显示周边较为完整的环绕血流和内部分布规则血流具有一定辅助诊断价值。

(4)鉴别诊断:主要应与结节性甲状腺肿和甲状腺癌相鉴别(表1-4)。

表 1-4 甲状腺癌、甲状腺腺瘤与结节性甲状腺肿的超声鉴别要点

	甲状腺癌	甲状腺腺瘤	结节性甲状腺肿
数量	单发多见	单发多见	多发多见
形态	不规则	椭圆形或圆形	规则或不规则
边界	模糊,不整	清晰,整齐,有高回声包膜	清晰或模糊、整齐或不整齐
内部回声	多为实性不均质低回声	均匀,多为等或高回声,少数为低回声	回声水平不等
囊性变	少见	常见	常见
晕环	多数无晕环,少数不规则晕环	常有规则晕环	有或无
环绕血管	无或小于 1/2 圈	常有,大于 1/2 圈	有或无
钙化	微小钙化	少见,粗大	常见,弧形、颗粒状
后方回声	衰减或无变化	无变化或增强	无变化、增强或衰减

（续表）

	甲状腺癌	甲状腺腺瘤	结节性甲状腺肿
CDFI	癌灶血供丰富，分布不规则	实性部分血供丰富，分布尚规则	血供程度不一
其余甲状腺组织	正常	正常	欠均或不均匀
侵犯甲状腺被膜或周围结构	有	无	无
颈部淋巴结转移	可伴有	无	无

（5）临床价值：多数甲状腺腺瘤仅凭超声即可做出明确诊断，但少数腺瘤与边界清晰的恶性病变较难区分。另外，超声对腺瘤恶变和功能自主性腺瘤的诊断价值有限。

3.甲状腺癌

（1）概述：甲状腺癌（thyroid cancer）占各种癌的 1%～3%，好发年龄 40～50 岁，女性多见。常分为乳头状癌、滤泡癌、髓样癌和未分化癌四种，其中，乳头状癌占所有甲状腺癌的 75%～90%。一般来说，分化良好的甲状腺癌发展缓慢，尤其是乳头状癌，可多年缓慢生长而无任何症状。未分化癌和少数髓样癌发展迅速，很快浸润周围组织，出现晚期症状。癌肿一般都很硬，但迅速生长的髓样癌有时较软。位于甲状腺组织之中的癌肿可随吞咽与甲状腺同步上下移动。有的癌肿已侵及气管或周围组织，以致肿块比较固定，甚至不能移动，临床上表现为发音困难、呼吸困难和吞咽困难等。

（2）超声表现

1）实性不均质低回声：小的癌灶回声常低于颈前肌肉回声，较大的癌灶回声有所增强，但低于正常腺体回声。

2）较大癌灶常表现为边界模糊，但髓样癌和微小癌（＜1.0cm）可表现为边界清晰（图 1-29）。

3）形态不规则：较大的恶性肿瘤常出现此征象，而较小者可表现为形态规则。

4）周边不规则晕环：表现为晕环厚薄不均、不完整。

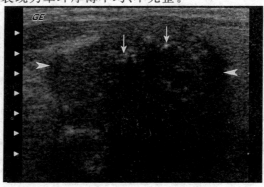

横切扫查癌肿前后径大于横径，形态规则，边界清晰，内部回声低于颈前肌肉（M），并见微小钙化（长箭头所指）

图 1-29　甲状腺微小髓样癌声像图

5)微小钙化(针尖样钙化):表现为小于1～2mm的点状强回声,后方常无声影,但聚集分布可有声影,呈散在性或局限性分布于癌肿内部和(或)其颈部转移性淋巴结中。此为恶性肿瘤的特征性表现之一,为砂粒体所致(图1-30)。

6)癌灶内部血流信号分布不规则,可见穿支血管,周边环绕血管小于1/2圈。

7)病灶侵犯甲状腺被膜、周围肌肉和脏器,表现为被膜、肌肉群回声中断,颈内静脉癌栓等(图1-31)。

8)颈部淋巴结转移:二维超声表现为淋巴结门消失或部分消失、出现囊性回声、钙化或局限性高回声。CDFI显示血流丰富紊乱,周边血流信号。

(3)诊断要点

1)二维超声显示的上述恶性超声征象是本病的主要诊断依据。

2)CDFI依据内部血流分布不规则能够提供一定帮助。

3)典型颈部转移性淋巴结或颈静脉内癌栓。

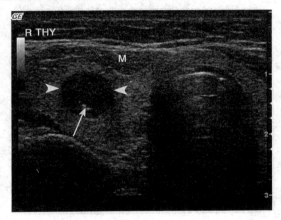

大箭头指向癌肿,其边界模糊、形态不规整,周边见宽窄不一的不完整"晕环",内部见许多微小钙化小箭头)

图1-30 甲状腺乳头状癌声像图

4)超声结合核素扫描和降钙素测定,有助于做出更为可靠的诊断。

(4)鉴别诊断:甲状腺癌经常需与结节性甲状腺肿、腺瘤相鉴别(表1-4),有时需与甲状腺炎相鉴别(表1-3)。

(5)临床价值:超声是甲状腺癌较为可靠的首选影像学检查方法,诊断符合率为80%～94%。但是,甲状腺癌具有多种不同病理类型和生物学特征,可表现为多种不同类型的复杂图像,造成单独应用超声进行鉴别存在一定困难,应注意超声检查的局限性。必要时,应与核素显像或CT成像结合起来应用。如多种检查方法仍无法明确诊断时,可进行超声引导下细针穿刺抽吸活检。

(四)甲状腺细针穿刺抽吸活检

甲状腺细针穿刺抽吸活检(Fine Needle Aspiration Biopsy,FNAB)是术前评估甲状腺结节良恶性敏感度和特异度最高的方法。超声引导下FNA可进一步提高取材成功率和诊断准确率,诊断敏感性及特异性均在85%以上。术前FNAB有助于减少不必要的甲状腺结节手术,并帮助确定恰当的手术方案。适应证包括:直径>1cm的具有高危及中危超声征象的甲状腺结节推荐进行 FNA。高危超声征象包括:低回声实性结节或囊实性结节实性成分为低回声,并包括以下一项以上超声表现:边缘不规则(浸润或小分叶)、微钙化、纵横比>1、边缘不完整环状钙化、甲状腺外侵犯证据。中危超声征象包括边界清晰的低回声实性结节,不伴有微钙化、甲状腺外侵犯及纵横比>1。直径>1.5cm 的具有低危超声征象的甲状腺结节可考虑FNA。低危超声征象包括:等回声及高回声实性结节,或实性成分偏心的囊实性结节,不伴有微钙化、边缘不规则、甲状腺外侵犯及纵横比>1。颈部淋巴结如有可疑甲状腺癌转移征象,推荐进行 FNA。淋巴结可疑超声征象包括:微钙化、淋巴结内囊性成分、周边血流、淋巴结内高回声及呈圆形。禁忌证包括:①有严重出血倾向,凝血机制有障碍者;②超声显示病变不清晰者;③患者不能配合者。

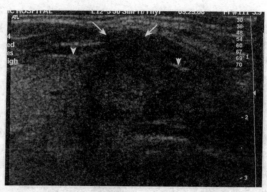

中间两个箭头所指处癌灶已突破甲状腺被膜侵犯颈前肌,外侧两个箭头指向正常甲状腺被膜,其间的正常高回声带(甲状腺被膜)中断

图 1-31　乳头状癌侵犯甲状腺被膜和颈前肌肉

(五)原发性甲状旁腺功能亢进

1.概述

80%~90%原发性甲状旁腺功能亢进患者由单发腺瘤引起,其他患者由增生或多发腺瘤引起,腺癌非常少见。实验室检查有甲状旁腺素增高及高血钙(>11mg/dl)和低血磷(<3mg/dl)。临床表现为疲乏、恶心、呕吐、骨骼疼痛、身高变矮、易发生病理性骨折以及尿路结石或肾实质钙盐沉积。

2.超声表现

(1)甲状旁腺腺瘤

1)肿瘤位于甲状腺与颈长肌、颈总动脉与气管之间,属正常位置(图1-32)。肿瘤形态为椭圆形、三角形或不规则形,其长轴与身体矢状面平行。

2)与甲状腺实质回声相比,肿瘤为均匀低回声,边界清晰、规则,可见包膜回声,少数内部可伴有钙化灶。

3)肿瘤与甲状腺之间可见双层中强回声带,这可能是由于紧密相邻的甲状腺被膜与甲状旁腺腺瘤的包膜所致。

4)肿瘤前缘常有明显的血管绕行,并可见多条动脉分支进入瘤体内,内部一般可见丰富的血流信号。有时可显示肿瘤的蒂部。

（2）甲状旁腺增生：可显示数个甲状旁腺不同程度增大，形态呈椭圆形或不规则形，内部为均匀低回声或等回声，一般无囊性变或钙化灶，血供不如腺瘤丰富（图1-33）。

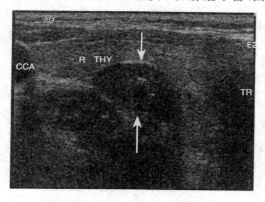

THY.甲状腺；TR.气管；CCA.颈总动脉

图1-32　正常位置的甲状旁腺腺瘤（箭头所指）

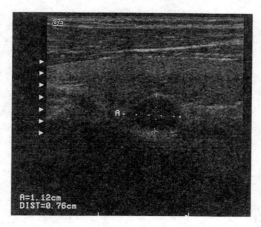

颈部纵切灰阶图像，测量标记之间为增生结节，病灶大小1.1cm×0.8cm，THY.甲状腺

图1-33　甲状旁腺增生

（3）甲状旁腺癌

1）肿瘤较大，形态不规则或呈分叶状。

2）内部为不均匀低回声，可伴有囊性变或钙化灶。

3）肿瘤可侵犯邻近的解剖结构，如甲状腺、血管或肌肉等。

4）CDFI显示癌灶内部及周边血供丰富，分布不规则。

5）可发现同侧颈部淋巴结转移。

3.诊断要点

（1）患者具有甲状旁腺功能亢进的临床表现，实验室检查有甲状旁腺素升高及高血钙（＞11mg/dl）和低血磷（＜3mg/dl）。

（2）超声在甲状腺后方或可疑异位甲状旁腺病变的部位发现实性或囊实性病变。

（3）CDFI显示病灶内可见血流信号，恶性者血流丰富。

4.鉴别诊断

甲状旁腺腺瘤与增生的鉴别:腺瘤常为单发,而增生常为多发;腺瘤一般大于 2cm,而增生一般小于 2cm。

甲状旁腺腺瘤与腺癌的鉴别:根据肿瘤内部回声明显不均、有钙化灶、侵犯邻近解剖结构和颈部淋巴结转移灶有助于提示腺癌。

5.临床价值

高频超声可显示 5mm 左右的甲状旁腺病灶,诊断敏感性达 90% 以上,已成为甲状旁腺功能亢进肿物术前定位的首选检查方法。如在颈部反复探测未发现肿大甲状旁腺,基本上能排除正常位置的甲状旁腺病变,但可遗漏小的增生病灶;如甲状旁腺功能亢进诊断明确,而超声在颈部未发现异常增大的甲状旁腺,则需辅以 CT 成像、核素显像技术等检查手段寻找异位甲状旁腺病变。

第二章 心脏疾病

第一节 超声心动图总论

一、解剖概要

(一)心脏位置和毗邻

正常人心脏呈前后稍扁的圆锥体,位于胸腔内的前下中纵隔内。正常成人心脏平均大小为前后径 6～7cm,横径 9～11cm,长径 12～14cm。成人男性心脏平均重量为 276g,成人女性心脏平均重量为 247g。心脏体积 2/3 位于胸骨正中线左侧,1/3 位于胸骨正中线右侧。心脏长轴与正中矢状面呈 450 夹角。

在心脏前方大部分有肺和胸膜覆盖,仅左心房(left atrium,LA)壁部分未被覆盖。在下部有一个三角形心包(pericardium)裸区。三角形心包裸区位于心包下份左侧和与其相邻的左侧第 4～6 肋软骨(rib cartilage)后方。

右心室(right ventricle,RV)和右心室流出道(right ventricular outlet,RVOT)前方为胸骨;左心房、食道(esophagus)后方为左主支气管、左迷走神经和胸主动脉(thoracic aorta);左心室(left ventricle,LV)和右心室下方为膈肌;心脏左右两侧为肺脏和隔纵胸膜及其关联血管、气管和神经。

(二)心脏大体解剖

1.心包解剖结构

心包由脏层和壁层构成,心包为包绕心脏房室及其进出大血管的囊袋状结构,其间有少量心包液均匀分布。

2.心腔解剖结构

(1)左心系统

1)肺静脉(pulmonary vein,PV):四支左右肺静脉(左右各两支上下肺静脉)分别开口于左心房后壁左右两侧。

2)左心房:由位于前方较小的牛角状左心耳和位于后方的固有心房构成。上述结构间有一肌性嵴状突起分隔。左心耳(left atrial auricle,LAA)内壁为平行排列的梳状肌。

3)二尖瓣(mitral valve,MV):二尖瓣前叶(anterior mitral leaflet,AML)和二尖瓣后叶(posteriormitral leaflet,PML)呈帆状,分别与二尖瓣瓣环(mitral annulus)前部和后部相连接。二尖瓣前叶宽大呈三角形、二尖瓣后叶呈半月形,其瓣沿发出腱索(chorda tendineae)与左心室前后两组乳头肌(papillary muscle,PM)相连接。二尖瓣前叶和后叶的交界处为瓣膜联合部(leaf let commissure)。二尖瓣瓣环前份纤维结构缺如,二尖瓣前叶结构与主动脉无冠瓣结构连续形成铰链状结构。

4) 左心室：内腔形态呈圆锥形。左心室壁厚，内膜表面较右心室光滑。以二尖瓣前叶为界将其分为左心室流入道(left ventricular inlet)和左心室流出道(left ventricular outlet,LVOT)。

5) 主动脉瓣(aortic valve,AV)和冠状动脉(coronar arter,CA)：三个半月形纤维瓣膜附着于该纤维环上。分别为：左冠瓣(left coronary cuspid,LCC)、右冠瓣(right coronary cuspid,RCC)和无冠瓣(non-coronary cuspid,NCC)。三个半月瓣交界处为瓣膜联合部。半月瓣对应主动脉根部管壁膨大，形成冠状动脉窦(coronary sinus)。左冠状动脉(left coronary artery,LCA)直接开口于左冠状动脉窦窦壁；右冠状动脉(right coronary artery,RCA)通过一漏斗状结构开口于右冠状动脉窦窦壁。无冠状动脉窦窦壁没有冠状动脉开口。

6) 主动脉(aorta,Ao)：为主动脉口及主动脉瓣上方延续连通的动脉管状结构，向左上后方延伸逐步形成升主动脉(ascending aorta,AAo)、主动脉弓(aorta arch,AoAr)及其头臂动脉分枝和降主动脉(descending aorta,DAo)等。胎儿时期，降主动脉与肺动脉间存在一生理性动脉导管(arterial duct,DA)管道结构。

(2) 右心系统

1) 上腔静脉(superior vena cava,SVC)和下腔静脉(inferior vena cava,IVC)：分别位于右心房后部上份和下份与腔静脉窦相连通。上腔静脉与腔静脉窦连接处有一静脉间嵴。上腔静脉前壁与右心耳上嵴交界外膜下为窦房结。

2) 右心房：由前方右心耳、后方固有心房和腔静脉窦构成。右心耳(right atrial auricle,RAA)与固有心房间有一自上而下的界嵴(crista terminalis)。右心房后内侧为房间隔(interatrial septum,IAS)分隔左右心房，其下部有一卵圆形薄层浅窝，为卵圆孔(foramen ovale)。由冠状静脉窦口(coronarvein sinus orii:ice)、三尖瓣隔瓣(septal tricuspid leaflet,STL)瓣环和 Todaro 腱构成的 Koch 三角位于右心房左下后壁。心脏传导系统(cardiac conductive system)房室交界区位于此三角形结构心内膜(endocardium)下和中心纤维体浅面间。

3) 三尖瓣：三个三角形膜状结构附着于三尖瓣环上，分别为附着于右心房室口与肺动脉圆锥间三尖瓣前方瓣环的较大三尖瓣前瓣(anterior tricuspid leaflet,ATL)、附着于右心室室间隔面瓣环的三尖瓣隔瓣和附着于三尖瓣后方瓣环的三尖瓣后瓣(posterior tricuspid leaflet,PTL)。

4) 右心室：心室壁薄，心腔形态类似三角形。心内膜面肌性条带状结构丰富。上述肌性肉柱中有一粗大条索状节制束(moderator band)由室间隔中份和室上嵴(superventricular crista)下方发出，斜跨右心室下壁，止于右心室前乳头肌根部。流入道部为后方的右心房室口至右心室心尖部分；流出道部为前方的右心室心尖至肺动脉圆锥和肺动脉口部分。其中流出道部与流入道部间有一弓形肌性隆起称为室上嵴，为室间隔缺损(ventricular septal defect,VSD)定位的重要解剖标志。右心室左后方为分隔左右心室的室间隔。

5) 肺动脉瓣(pulmonary arter valve,PAV)：为三个半月形纤维膜状结构，分别为：肺动脉瓣前瓣、肺动脉瓣左瓣和肺动脉瓣右瓣。三个半月瓣交界处为瓣膜联合部。

6) 肺动脉(pulmonary artery,PA)：肺动脉为与肺动脉口及肺动脉瓣上方延续连通的动脉管状结构，向右后延伸进一步分叉为左右肺动脉主干。见图 2-1。

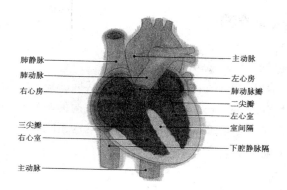

肺静脉 —— 主动脉
肺动脉 —— 左心房
右心房 —— 肺动脉瓣
—— 二尖瓣
三尖瓣 —— 左心室
右心室 —— 室间隔
主动脉 —— 下腔静脉隔

图 2-1 心脏解剖结构示意图

二、超声心动图检查适应证

所有临床医师认为有必要或需要进行超声心动图检查的临床情况,包括需要确诊或除外心血管疾病,以及正常人群体检,均为超声心动图检查适应证。

(一)心脏疾病相关症状体征的超声心动图适应证

1.杂音(murmur)

2.胸痛(chest pain)

3.心脏增大(cardiomegaly)

4.气短或呼吸困难(short breath or dyspnea)

5.晕厥(syncope)

6.水肿(edema)

(二)已知心脏疾病的超声心动图适应证

1.冠心病(coronary artery heart disease)

2.瓣膜狭窄(stenosis)与瓣膜反流(regurgitation)

3.感染性心内膜炎(infective endocarditis,IE)

4.人工瓣膜(artificial valve)置换

5.心肌病(cardiomyopathy)

6.心包疾病(pericardial disease)

7.心脏肿瘤(cardiac tumor)

8.大血管疾病(great artery disease)

9.肺部疾病(pulmonary disease)

10.高血压(hypertension)

11.心律失常(arrhythmia)

12.胸部钝击伤(Blunt chest wounded)

13.严重外伤(wound)

14.胎儿、儿科及成人先天性心脏病(congenital heart disease)

15.胎儿及儿科心血管疾病

(三)常规体检超声心动图适应证

(1)有心脏疾病家族遗传史

(2)潜在的心脏移植(heart transplantation)捐献者

(3)有 Marfan 氏综合征(Marf an's syndrome)或其他结缔组织相关疾病史或临床表型

(4)有使用心脏毒性(cardiac toxicity)化疗药物史病例的基础状态和心脏毒性随访观察

(5)不能确定病因的扩张型心肌病(dilated cardiomyopathy,DCM)一级亲属

(6)患有可能影响心脏的系统性疾病

(7)一般体检人群

(8)无症状的竞技运动员(athlete)

(9)无心脏疾病史、心电图和体格检查正常的竞技体育运动参与人员的常规筛查(screening)

三、检查方法

(一)体位

1.检查前准备

经胸超声心动图(transthoracic echocardiography,TTE)检查受检者,着装应为上下两截,上衣应为胸前正中可解开式。经食管超声心动图(transesophageal echocardiography,TEE)前 8 小时应当禁食和禁水。

2.体位

主要常规检测体位是:仰卧位、左侧卧位和头后仰平卧位。

(二)探查部位

胸骨左缘检测区、左侧心尖检测区、胸骨上凹检测区和剑下或肋下检测区。其中以胸骨左缘检测区和左侧心尖检测区最为常用。见图 2-2。

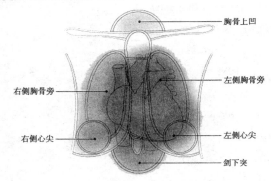

图 2-2　经胸超声心动图检测区域

四、正常超声心动图

(一)二维超声心动图标准切面

1.左侧胸骨旁检测区

(1)胸骨旁左心室长轴切面(parasternal long-axis vlew of left ventricle):探头置于胸骨左缘第3、4肋间,检查声束平面与右胸锁关节和左乳头的连线平行。见图 2-3 和图 2-4。

(2)胸骨旁四腔心切面(parasternal four-chamber view):探头置于胸骨左缘第3、4肋间,

声束指向右胸锁关节。室间隔由心尖向心底延伸,与三尖瓣隔瓣、二尖瓣前叶及房间隔交汇,形成十字交叉。

(3)胸骨旁主动脉短轴切面(parasternal short-view of aorta):探头置于胸骨左缘第2、3肋间,在左心室长轴切面的基础上,将探头顺钟向旋转90°,使声束与左肩和右肋弓的连线平行。见图2-5。

(4)胸骨旁二尖瓣水平左心室短轴切面(parasternal short-axls vlew of left ventricle at mitral orificelevel):探头置于胸骨左缘第3、4肋间。此切面右心室呈月牙形位于近场,室间隔呈弓状凸向右心室侧,二尖瓣口呈鱼口状高回声位于左心室短轴圆环状结构内。

(5)胸骨旁乳头肌水平左心室短轴切面(parasternal short-axis wew of left ventricle at papillarymuscle level):探头置于胸骨左缘第3、4肋间。此切面右心室腔更小,呈月牙形位于近场,室间隔呈弓状凸向右心室侧,两组强回声乳头肌位于左心室短轴圆环状结构之内。见图2-6。

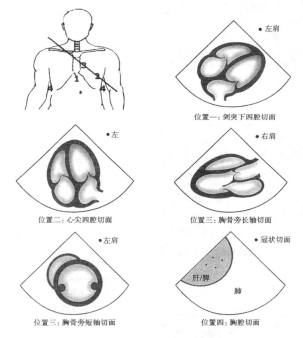

图 2-3　主要的经胸心脏超声切面、体表方位和扫查顺序

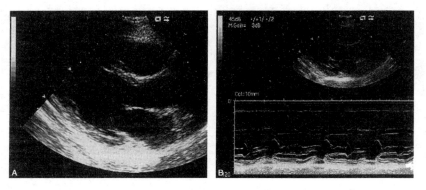

图 2-4　胸骨旁左心室长轴切面(A)及其引导获取的 M 型超声心动图 2a 区图像(B)

（6）胸骨旁心尖水平左心室短轴切面（parasternal short-axis view of left ventricle at apical level）：探头置于胸骨左缘4、5肋间。此切面右心室腔消失，左心室为圆环状结构。

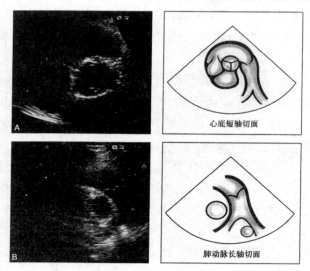

心底短轴切面

肺动脉长轴切面

图 2-5　心底短轴切面显示收缩期开放的主动脉口（A）和舒张期肺动脉瓣关闭状态的肺动脉长轴（B）图像

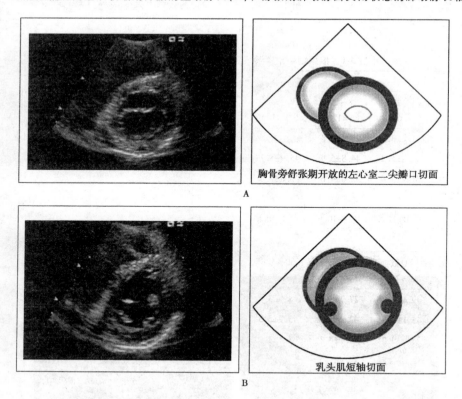

胸骨旁舒张期开放的左心室二尖瓣口切面

A

乳头肌短轴切面

B

图 2-6　胸骨旁舒张期开放的左心室二尖瓣口（A）和乳头肌短轴切面（B）

2.心尖检测区

（1）心尖四腔心切面（apical four-chamber view）：探头置于心尖搏动处，声束指向右胸锁关节,室间隔由心尖向心底延伸,与三尖瓣隔瓣及二尖瓣前叶及房间隔交汇,房间隔向心底延伸止于房顶的心房穹隆。见图 2-7。

（2）心尖五腔心切面(apical five-chamber view)：在心尖四腔心切面的基础上,轻度将探头顺钟向旋转 15°～20°后向胸壁方向前翘,左心室侧出现左心室流出道及主动脉根部结构。

（3）心尖左心室长轴切面(apical long-axis view of left ventricle)：在心尖四腔心切面的基础上,将探头逆钟向旋转 120°,此切面与胸骨旁左心室长轴切面相似,可清晰显示心尖部结构。

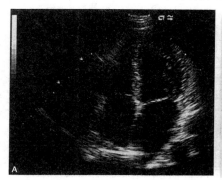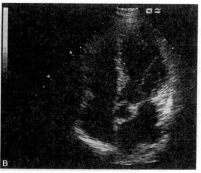

图 2-7　心尖四腔心(A)和五腔心(B)切面

3.剑下检测区

剑突下四腔心切面(sub-xyphoid or costal four-chamber view)：探头置于剑突下,声束指向左肩,超声平面与标准左心室长轴切面垂直,可以显示心脏的四个房室腔、两组房室瓣及房间隔和室间隔等结构。

4.胸骨上凹检测区

胸骨上窝主动脉弓长轴切面(suprasternal fossa long-axis view of aorta arch)：探头置于胸骨上窝,指向心脏方向,探头上的方向标志对向患者的左耳垂。可见一弓状大血管结构,起始段为升主动脉,弓部的上端依次可见无名动脉、左颈总动脉及左锁骨下动脉,弓向左下后走行为降主动脉。

（二）M 型超声心动图

M 型超声心动图(M-mode echocardiography)主要用于观察快速运动的心脏结构,心脏瓣膜及心内膜的结构和运动情况等。

在标准胸骨旁左心室长轴切面基础上,调节 M 型超声心动图取样线(sample line)分别通过左心室心尖水平、二尖瓣腱索水平、二尖瓣尖前后叶水平、二尖瓣前叶水平和主动脉瓣口水平取得五个基本 M 型超声心动图波群(wave pattern),从心尖至心底部按顺序分别命名为 1区至 4 区。其中 2 区分为二尖瓣腱索水平和二尖瓣尖前后叶水平,分别命名为 2a 区和 2b 区。见图 2-8。

1.心底波群(4 区)

（1）主动脉根部曲线：心底波群中可见两条平行走行的较高回声曲线,前面的较高回声曲线是右心室流出道后壁及主动脉前壁的运动曲线,后面的较高回声曲线是主动脉后壁及左心房前壁的运动曲线。

（2）主动脉瓣曲线：收缩期主动脉瓣开放，显示为位于主动脉根部前后壁的两条曲线之间的六边形盒状曲线，舒张期为主动脉瓣闭合后的一条曲线。

（3）左心房后壁曲线：在心底波群的后方，呈一运动幅度较平直的曲线。

2.二尖瓣波群

（1）二尖瓣前叶曲线（3区）：3区是声束通过二尖瓣前叶水平时所获心室波群，从前向后依次可见右心室前壁、右心室、室间隔、左心室流出道、二尖瓣前叶、左心房后壁及左心室房室交界区等。

二尖瓣前叶曲线呈双峰形，曲线各点分别命名为 A、B、C、D、E、F 和 G 点或峰。

A 峰：心室舒张晚期左心房主动收缩形成。

B 点：心房收缩之后，左心房压力下降，左心室内压力升高，推动二尖瓣前叶再次回到半关闭状态。

C 点：代表二尖瓣前后叶关闭。

CD 段：二尖瓣前叶曲线自 C 点开始到 D 点成为一段缓慢上升的曲线，此段二尖瓣前后叶合拢关闭，CD 段的前部主要为心室收缩期，后段为心室等容舒张期。CD 段形成与收缩期左心室后壁的向前运动对二尖瓣的带动有关。

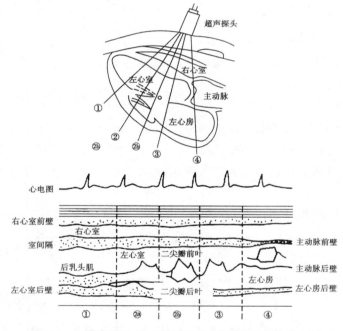

图 2-8　二维超声心动图引导下的 M 型超声心动图分区

D 点：是心室舒张期的开始，二尖瓣前后叶即将开放。

DE 段：二尖瓣前叶曲线自 D 点开始到 E 峰之间成为一段快速上升的曲线，此曲线的形成机理为：左心室等容舒张期（isovolumetric relaxing period，IVRT）之后，左心室内压力明显下降，当低于左心房压力时，左心房内的血液推动二尖瓣前后叶开放，前叶前向运动，直至达到最高点 E 峰。

E峰:二尖瓣前叶曲线的最高点,表示二尖瓣开放达到了最大幅度。此时二尖瓣前叶距离室间隔距离最小。

(2)二尖瓣前后叶及腱索曲线(2区):2a区是声束通过二尖瓣腱索水平时所获心室波群。2b区是声束同时通过二尖瓣前后叶水平时所获心室波群,二尖瓣后叶M型运动曲线形态与前叶相似,运动幅度较小、方向相反,与前叶曲线呈镜像。上述波群是M型超声心动图定量测量室间隔厚度和幅度、左心室舒张末期内径(left ventricular dimension at end-diastole,LVEDD)和左心室收缩末期内径(left ventricular dimension at end-systole,LVESD)、左心室后壁厚度(thickness of left ventricular posteriorwall,LVPWT)与活动幅度的标准波群。见图2-9。

3.心室波群(1区)

1区是声束通过腱索以下心室壁获得心室波群,自前向后依次可见右心室前壁、右心室腔、室间隔、左心室腔及左心室后壁等结构。

(三)多普勒超声心动图

多普勒超声心动图(Doppler echocardiography)包括彩色多普勒血流显像(color Doppler flow imaging,CDFI)和频谱多普勒显像(spectral Doppler imaging)两种主要技术。频谱多普勒技术又包括脉冲波多普勒(pulse wave,PW)和连续波多普勒(continuous wave,CW)两种技术。采用多普勒超声心动图可检测并获取心脏及血管腔内血流的起源、方向、路径、时相、流速、流量、压差和血流性质等信息。

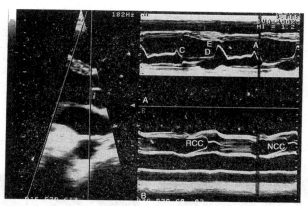

A图和B图分别显示二尖瓣及主动脉瓣心动周期中各命名点的位置

图2-9　在左心室长轴切面引导下两条M型取样线分别获取二尖瓣口(A)和主动脉瓣(B)M型图像

1.彩色多普勒血流显像(CDFI)

(1)正常二尖瓣口血流:心尖四腔心切面,舒张期(diastole)二尖瓣开放以红色为主的血流信号由左心房通过二尖瓣口进入左心室,收缩期(systole)二尖瓣关闭无血流通过。

(2)正常三尖瓣口血流:心尖四腔心切面,舒张期三尖瓣开放以红色为主的血流信号由右心房通过三尖瓣口进入右心室。收缩期三尖瓣关闭无血流通过。成年人血流速度低于二尖瓣过瓣血流速度。

(3)正常主动脉瓣血流:心尖五腔心切面,收缩期主动脉瓣开放以蓝色为主的高速血流信号由左心室流出道通过主动脉瓣口进入主动脉主干腔内。舒张期瓣膜关闭无血流通过。

（4）正常肺动脉瓣血流：胸骨旁右心室流出道或肺动脉长轴切面，收缩期肺动脉瓣开放瓣口，以蓝色为主的血流信号由右心室流出道通过进入肺动脉主干腔内。舒张期肺动脉瓣关闭无血流通过。

（5）正常腔静脉血流：在心尖四腔心切面和心底短轴切面可见上腔静脉内红色持续的血流信号进入右心房，剑突下下腔静脉和上腔静脉长轴切面可见下腔静脉和上腔静脉内持续的血流信号进入右心房。

（6）正常肺静脉血流：四腔心切面，显示红色的右上肺静脉血流信号进入左心房，为双期连续性。

2.频谱多普勒显像

（1）正常二尖瓣口血流：在心尖四腔心切面或心尖左心室长轴切面将 PW 取样容积置于二尖瓣口，舒张期获得呈双峰的血流速度频谱（velocity spectrum），第一峰称 E 峰，为舒张期左心室快速充盈所致；第二峰较低，称 A 峰，为舒张晚期左心房收缩所致。见表 2-1，图 2-10A。

（2）正常三尖瓣口血流：在右心室流入道切面或心尖四腔心切面将 PW 取样容积置于三尖瓣口，舒张期获得双峰血流速度频谱。

（3）正常主动脉瓣血流：心尖五腔心切面或心尖三腔心切面将 PW 取样容积置于主动脉瓣口，探及收缩期为负向血流，呈单峰，上升支速率略大于下降支速率。见表 2-1，图 2-10B。

（4）正常肺动脉瓣血流：心底短轴切面将 PW 取样容积置于肺动脉腔内，探及收缩期负向为血流，呈单峰，类似主动脉瓣口血流频谱（表 2-1）。

表 2-1 正常成人频谱多普勒超声心动图峰值速度参考值（m/s）

	测值
主动脉瓣	1.00～1.70（收缩期）
二尖瓣	E 峰：0.60～1.00；A 峰：0.30～0.70（舒张期）
肺动脉瓣	0.60～0.90（收缩期）

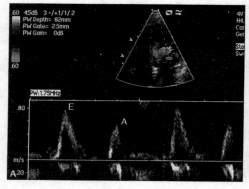 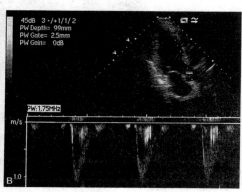

图 2-10 正常状态舒张期二尖瓣口（A）和收缩期主动脉瓣口（B）血流速度频谱

（5）腔静脉血流：上腔静脉和下腔静脉血流频谱相似，呈双峰，第一峰为收缩期 S 峰，第二峰为舒张期 D 峰。

(6)正常肺静脉血流:呈三相波,第一峰为收缩期 S 波,第二峰为舒张期 D 波,正常时 S>D,S、D 波均为正向波,基底较宽,心电图 P 波后是一负向低振幅 a 波。

(四)经食管超声心动图

经食管超声心动图(TEE)是一种半侵入性的超声心动图检查方法。通过食管插管,微型化的超声探头从食管腔内贴近心脏由后向前扫描心脏结构。由于其避开了胸骨、肋骨和肺部气体干扰能够获取高质量的心脏图像。

1.TEE 检查适应证

所有经胸超声心动图检查不能进行(开胸心脏手术术中)或经胸超声心动图检查未能获得满意诊断信息时,TEE 均可作为适当的检查方式。

(1)复杂型先天性心脏病的诊断;

(2)后天获得性心脏病(acquired heart disease)的诊断;

(3)心脏肿瘤的诊断;

(4)感染性心内膜炎的诊断;

(5)心脏病术中监测(intra-operation monitoring):术前评估、术中监测与引导、术中心脏功能及心脏病手术疗效的即刻评估;

(6)介入性心脏病治疗中监测引导及疗效的即刻评估;

(7)非心脏病术中心血管系统血流动力学监测与心脏功能评估;

(8)人工瓣膜功能及并发症的评估;

(9)中心静脉压升高、心房扩大、发绀加重或出现心律失常的患者进一步评估是否存在心房间隔病变(房间隔缺损、卵圆孔未闭或房间隔膨胀瘤等);

(10)长期血管内或心腔内置管(intracardiac catheter)或植入起搏电极、封堵器(occlusion-device)等患者,怀疑血栓(thrombus)或赘生物(vegetation)形成;

(11)人工瓣膜置换患者,怀疑血栓或赘生物形成;

(12)ICU、CCU 及急诊室中的应用。

2.TEE 检查的禁忌证

(1)食管狭窄或畸形(esophageal stenosis or malformation);

(2)食管-气管瘘(esophageal-tracheal fistula);

(3)中重度食管静脉曲张(esophageal varices)、食管及胃溃疡(esophageal or gastric ulcer)、食管及胃肿瘤(esophageal or gastric tumor);

(4)食管及胃穿孔(esophageal or gastric perforation)或急性出血(bleeding);

(5)严重心功能不全(heart dysfunction);

(6)严重心律失常;

(7)严重呼吸道疾患气道未获得满意处理者;

(8)持续高热(fever);

(9)严重感染;

(10)体重低于 2.8 千克的新生儿。

3.TEE 检查的准备与操作方法

TEE 检查必须在空腹条件下进行,一般要求禁食(fast)8 小时以上,禁水 4 小时以上。非术中 TEE 检查患者,应通过局部麻醉(local anesthesia)减少插入 TEE 探头时患者局部不适,TEE 探头插入前先将咬口垫(oral pad)置于患者口腔,嘱患者恰当咬住。

4.经食管超声心动图常用切面

TEE 检查常用的切面有:食管上段切面(transesophageal views at upper-section)、食管中段切面(transesophageal views at middle-section)及经胃切面(trans-gastric views)。

(1)经食管上段切面:探头进入食管的上段,在左心房的后方,可以获得主动脉、肺动脉、上腔静脉及冠状动脉的切面图。

(2)经食管中段切面:探头进入食管的中段,可以获得五腔心、四腔心、主动脉根部短轴、主肺动脉长轴切面以及房间隔、左心耳、右心耳及肺静脉等结构的多个不同角度的切面图。将 TEE 探头向背侧旋转 180°,使探头前端晶片对向患者背侧的胸主动脉,可以取得胸主动脉的长轴(探头角度为 90°时)及短轴切面(探头角度为 0°时)。

(3)经胃切面:探头进入胃底,向前弯曲探头,使探头前端晶片对向左心室,可以获得五腔心、四腔心、左心室短轴切面。

新近出现的经食管实时三维超声心动图可获取实时三维的心脏解剖和血流图像。

(五)三维超声心动图

30 多年来三维超声心动图经历了静态三维超声心动图(static three-dimensional echocardiography)、动态三维超声心动图(dynamic three-dimensional echocardiography)和实时三维超声心动图(real-time three dimensional echocardiography)三个技术发展阶段,现有实时三维超声心动图技术已经能够为临床提供实时无创的心脏解剖结构及其功能、血流和容量变化等全新的三维信息。其中经食管实时三维超声心动图能够获取较经胸三维超声心动图更为清晰的三维心脏图像。

与静态三维超声心动图和动态三维超声心动图依据静态二维超声心动图通过计算机技术进行重建获取三维图像的原理不同,实时三维超声心动图通过直接实时获取心脏组织超声回波信号的容积数据实时显示心脏的解剖结构、血流和功能的三维心脏立体图像。

目前三维超声心动图已经被应用于以下几个方面心血管疾病的临床诊断和治疗:

1.心脏与大血管解剖结构三维超声显像

显示正常心脏结构与病变结构的整体形态、大小、程度、范围、毗邻结构的复杂解剖位置关系以及动态结构变化,从而能够更为直观与准确地对心脏结构病变进行定性诊断与定量分析。其主要应用于房室间隔缺损的观察和量化评价、心脏瓣膜病变的结构观察和功能评价、心腔内结构异常观察、心脏占位病变的准确空间位置及邻近结构解剖显示。

2.心腔内血流三维显像

可直观显示心腔内血流束的立体形态,确定血流束的位置、时相、方向、长度、宽度、面积、流程、起止点和严重程度(图 2-11)。其中对显示偏心性瓣膜反流和评估其反流程度,三维超声心动图较二维超声心动图更为直观、准确。

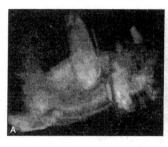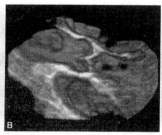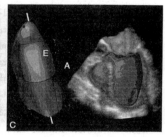

图 2-11 三维超声心动图显示心腔内三维血流(A)、解剖结构(B)及节段和整体容积变化(C)等信息

3.心脏容积与心肌体积测量

能直接显示心腔容积在不同时相的立体形态,无须借助假设的几何模型对心腔容积和结构的体积进行准确计算。利用三维容积数据库,采用同样的方法可以计算心室壁心肌,心脏占位病变的体积与重量。

4.负荷试验

将负荷超声心动图技术与三维超声技术结合,能更全面准确的观察心肌缺血和梗死区域及其心腔容量变化,同时实现左室整体与局部功能的准确定量评价。

5.超声造影

能够实现心肌灌注区域的三维超声造影显像,观察和定量分析正常心肌灌注造影区和缺血心肌的造影缺失区域,更准确评价肌缺血或梗死区所在部位、范围大小以及正常、异常灌注造影区的体积和比率。

6.心脏生物力学功能评价

将实时三维成像技术和组织多普勒和斑点跟踪超声成像相结合,可观察心肌活动顺序,进而推演心肌电机械兴奋过程。在立体三维解剖结构图像上显示与分析心脏正常与异常的电机械激动起源、传导顺序,寻找心律失常时异位起搏点与传导途径,判断有无预激综合征、期前收缩、起搏效应和束支传导阻滞,为临床诊断心力衰竭与心律失常提供新的力学指标。见图2-12。

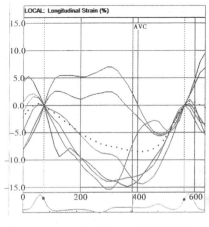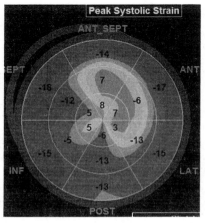

清晰显示左心室前壁缺血心肌导致的应变方向反向和应变值减低区域(蓝色区域)

图 2-12 急性左心室前壁心肌缺血收缩期三维峰值长轴应变牛眼图

第二节　心脏功能测定

心脏是推动血液循环的动力装置,其功能是不断做收缩和舒张交替的活动,舒张时容纳静脉系统血液返回心脏,收缩时把血液射入动脉系统,以满足机体代谢需要。心脏功能测定包括左、右心室收缩功能和舒张功能。超声心动图是目前临床上应用最广泛的评价心脏功能的无创性检查技术。

一、左心室收缩功能测定

超声评价左心室收缩功能的基础是分析心室大小及容积的变化。因此观察和测量重点应包括心脏大小、面积、容积、质量和收缩功能等参数。

(一)M型超声心动图

1.左心室大小和容积测定

取胸骨旁左心室腱索水平,即2a区进行测量(图2-13)。测量指标有:左心室舒张末期和收缩末期内径LVEDd、LVEDs;舒张期室间隔(IVS)和左心室后壁(LVPW)厚度。若无节段性室壁运动异常存在时,根据上述测值可计算出左心室收缩功能。

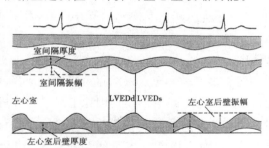

LVEDd.左心室舒张末期内径;LVEDs.左心室收缩末期内径

图2-13　左、右心室定量测量示意图

目前通用的M型超声计算容积的方法为Teichholtz校正公式:

$$V=[7.0/(2.4+D)]\times D^3 \tag{3-1}$$

式中,V为左心室容积,D为左心室内径,根据LVEDd、LVEDs分别计算出左心室舒张末期容积(LVEDV)和收缩末期容积(LVESV)。

2.每搏量(SV)= LVEDV-LVESV

3.心排血量(CO)= SV×HR

4.左心室短轴缩短率(LVFS)

=(LVEDd-LVEDs)/LVEDd,FS正常范围为25%～45%。

5.左心室射血分数(LVEF)

=(LVEDV-LVESV)/LVEDV;LVEF的正常值为55%～65%。LVEF<50%表示左心室收缩功能减退。

6.左心室质量测定

根据 Penn 公式可较为可靠地估测左心室质量(LVM):

$$LVM=1.04[(LVEDd+IVS+LVPW)3-(LVEDd)3]-13.6 \qquad (3-2)$$

式(3-2)估测的 LVM 与体表面积相关,LVM 正常值:男性为$(93\pm22)g/m^2$,女性为$(76\pm18)g/m^2$。

7.左心室室壁张力测定

通过计算相对室壁厚度(RWT)估测室壁张力:

$$RWT=2\times LVPW/LVEDd \qquad (3-3)$$

该指标有助于评价左心室肥厚。正常值:男性为0.34 ± 0.07,女性为0.35 ± 0.08。

8.其他评价左心室收缩功能的 M 型指标

(1)左心室收缩时间间期:射血前期(PEP),心电图 Q 波起点至主动脉瓣开放点的时间;射血期(LVET),主动脉瓣开放至关闭的时间(图 2-14)。PEP 的正常值为 95ms;LVET 的正常值为 300ms;PEP/LVET 为 0.35。

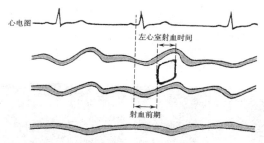

图 2-14 主动脉根部 M 型超声示意图

(2)EPSS:即舒张末期二尖瓣前叶 E 峰和室间隔的距离,正常值为 0～5mm。

(3)主动脉根部前后运动幅度以及主动脉瓣的开放幅度等。

(4)左心室室壁收缩期增厚率(AT%):室间隔及左心室后壁收缩末期厚度(Ts)与舒张末期(Td)之差,除以舒张末期厚度。$\triangle T\times$正常值$>35\%$。

$$\triangle T\%=(Ts-Td)/Td\times100\% \qquad (3-4)$$

(5)室壁收缩运动幅度:室间隔收缩运动幅度是指室间隔左心室面舒张末期位置到其收缩期运动最大幅度间的垂直距离,正常值 4～8mm。左心室后壁收缩运动幅度是指左心室后壁心内膜舒张末期位置到其收缩期运动最大幅度间的垂直距离,正常值 9～14mm。

(6)左心室周径平均缩短速度(mVCF):

$$mVCF=\pi(Dd-Ds)/ET\pi Dd \qquad (3-5)$$

ET:射血时间。mVCF 的正常值:1.1 周/秒。

局限性:M 型超声心动图缺乏二维或三维空间相关信息为其一主要限制,不适用于室壁瘤以及存在显著节段性运动异常等患者。

(二)二维超声心动图

二维超声心动图观察的是左心室的切面,可实时显示心腔形态、结构和功能的变化,美国超声心动图协会推荐应用二维超声心动图测量左心室大小和评估其功能。

1.左心室容积的几何模型

左心室容积为一不规则的几何形态,为便于计算,需假设一接近于左心室腔形态的规则的几何模型。扁椭圆体是计算左心室容积常用的几何学形态。

2.左心室容积测定

目前临床常用的扁椭圆体容积计算方法有:长度面积法和 Simpson 法。

(1)长度面积法:

1)心尖双平面法:A_1 为心尖四腔切面左心室面积,A_2 为心尖二腔切面左心室面积,L 为心尖双平面共同长轴(心尖至二尖瓣环水平),左心室容积(V)计算公式为:

$$V=8 \times A_1 \times A_2 / 3\pi L \tag{3-6}$$

2)单平面法:假设 $A_1 = A_2$,此时只需测量心尖四腔切面左心室面积即可计算左心室容积。其计算公式可简化为:

$$V=8 \times A_1^2 / 3\pi L \tag{3-7}$$

(2)Simpson 法:Simpson 法计算左心室容积的数学原理是物体的容积等于该物体切割成多个等分切面的容积总和,将左心室切割成若干个等高椭圆形圆柱体,分别计算每个圆柱体体积,左心室容积(V)等于所有圆柱体体积之和。其计算公式为:

$$V=\pi/4 \times H \times \sum_{0}^{N} D_1 D_2 \tag{3-8}$$

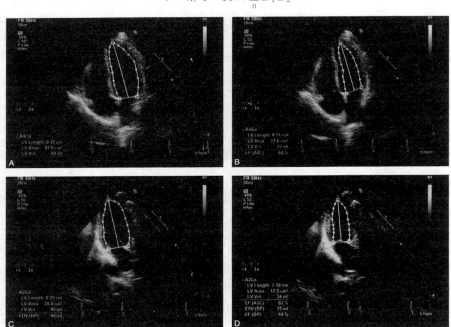

A 示在心尖四腔切面上估测左心室舒张末期容积;B 示在心尖四腔切面上估测左心室收缩末期容积;C 示在心尖二腔切面上估测左心室舒张末期容积;D 示在心尖二腔切面上估测左心室收缩末期容积

图 2-15 双平面简化 Simpson 法估测左心室射血分数

H 为左心室长径,D 为短轴切面的直径(D_1 为前后径,D_2 为左右径)。

目前超声诊断仪上普遍应用简化 Simpson 法,即取心尖相互垂直的两切面(四腔和二腔),沿左心室长轴(二尖瓣环水平至心尖)将左心室分成20等分椭圆形圆柱体(图2-15),各圆柱体容积之和即为左心室容积。

左心室容积正常值:左心室舒张末期容积(LVEDV)为(70 ± 20)mL/m^2,收缩末期容积(LVESV)为(24 ± 10)mL/m^2。

3.左心室收缩功能测定

与M型超声心动图计算左心室射血分数一样,根据二维超声心动图测定的LVEDV和LVESV,计算出左心室射血分数(LVEF)。二维超声心动图测定的LVEF≥55%。静息状态下,LVEF小于50%可认为存在左心室收缩功能减退。

(三)多普勒超声心动图

1.每搏输出量测定

脉冲多普勒测定主动脉瓣口血流速度时间积分(VTI),结合二维超声测量主动脉瓣口面积(A),可计算出通过主动脉瓣口的血流量:

$$SV = VTI \times A \tag{3-9}$$

2.左心室收缩时间间期(STI)

射血前期(PEP)指心电图Q波起点至主动脉血流频谱起始点的时间;射血期(LVET)指主动脉血流频谱的起始点到终止点的时间(图2-16)。

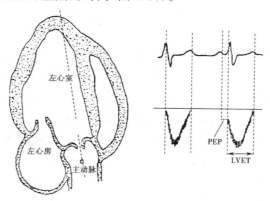

PEP.射血前期;LVET.射血期

图2-16　脉冲多普勒在心尖五腔切面上获取主动脉瓣口收缩期血流频谱

3.左心室压力变化速率(dp/dt)为评价左心室收缩功能的指标之一

由于等容收缩期内左心房压无明显改变,故等容收缩期内二尖瓣反流速度的变化,可用于估测左心室压力变化速率。dp/dt正常值不小于1200mmHg/s,临界值为1000~1200mmHg/s,dp/dt小于1000mmHg/s提示左心室收缩功能减退。

4.心肌做功指数(index myocardium performance,IMP,Tei指数)

1995年Tei等提出可用于评价心脏收缩和舒张功能的多普勒指数即Tei指数,又称心肌做功指数,其计算方法为等容舒张时间(IRT)和等容收缩时间(ICT)之和除以左心室射血时间(LVET)。左心室收缩功能不全导致等容收缩时间(ICT)延长和射血时间(ET)的缩短;收缩和舒张异常均可引起心肌迟缓异常而延长等容舒张期(IRT)(图2-17)。

$$IMP = (ICT + IRT)/LVET \tag{3-10}$$

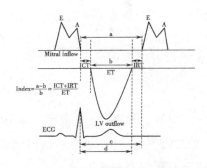

图 2-17　心肌做功指数计算方法

二、左心室舒张功能

左心室舒张功能异常在临床上十分常见,约 2/3 的充血性心功能不全由左心室收缩功能异常和舒张功能异常所致,另有 1/3 的充血性心功能不全为左心室舒张功能异常,而左心室收缩功能基本正常。由此可见,左心室舒张功能检测在左心功能评价中有着重要作用。

左心室舒张功能包括左心室主动松弛功能(relaxation)和被动充盈功能(filling)。舒张早期心室的舒张与左心室主动松弛有关;舒张中、晚期心室的舒张与左心室被动充盈密切相关。心室被动充盈取决于心室顺应性和心室负荷状态。左心室顺应性即左心室僵硬度,为左心室扩展的弹性度,左心室僵硬时充盈少量血液即可造成左心室舒张压迅速上升,左心室柔顺性好时,心室充盈并不引起左心室舒张压的升高。

目前常用的评价左心室舒张功能的方法有:

(一)M 型超声心动图

1.二尖瓣前叶 EF 斜率

取 M 型超声 2b 区,获得清晰的二尖瓣前后叶运动曲线,直接测量 EF 斜率,即二尖瓣前叶 E 点至 F 点的垂直距离与两点间时间的比值(图 2-18)。二尖瓣前叶 EF 斜率反映左心室舒张早期的充盈速率,其正常值大于 60mm/s。

2.AC 斜率

取 M 型超声 2b 区,获得清晰的二尖瓣前后叶运动曲线,测量 A 峰顶点至 C 点的斜率,即 AC 斜率。AC 斜率反映舒张晚期左心室的功能。AC 斜率降低提示左心室顺应性减退和左心房压力增高。

(二)多普勒超声心动图

1.左心室等容舒张期指标

(1)等容舒张期时间(IRT):取心尖五腔心切面,将取样容积置于左心室流出道,同时获取收缩期左心室流出道血流频谱和舒张期二尖瓣血流频谱,测量左心室流出道血流频谱终点至二尖瓣血流频谱起点的时间,该时间为 IRT。正常值为(75±11)ms。

IRT 是指从主动脉瓣关闭到二尖瓣开放所需的时间。IRT 延长提示左心室松弛性减低。心率、主动脉压、左心房压均影响 IRT。

(2)左心室压力最大下降速率(-dp/dt):连续波多普勒记录二尖瓣反流频谱,在反流频谱减速支上每隔 20ms 测量反流速度,并根据简化 Benoulli 方程换算成反流压差,测量每两点间的压差下降速率,即两点间的压差除以 20ms。比较各点压差下降速率,其中最大值为-dp/dt_{max}。

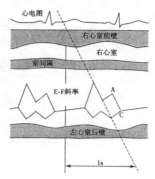

图 2-18 二尖瓣前叶振幅及 EF 斜率测量法

-dp/dt_{max}反映左心室心肌的舒张速度。其绝对值愈大,表示心室心肌松弛速度愈快。其正常值为 1825～2922mmHg/s。

(3)左心室心肌松弛时间常数(T):有两种测量方法:①通过主动脉瓣反流进行测量,取心尖五腔心切面,将取样容积置于主动脉瓣下,记录主动脉瓣反流频谱,测量从主动脉瓣反流开始到主动脉瓣反流最大速度的(1-1/e)1/2 倍点的时间间期,该间期即为左心室心肌松弛时间常数;②通过二尖瓣反流进行测量,T= Po/(-dp/dt_{max});PO 为-dp/dt_{max}点的左心室压力;P0= PGi+LAP,PGi 为-dp/dt_{max}点求得的最大瞬时压差,LAP 为左心房压。

左心室心肌松弛时间常数反映等容舒张期左心室压力下降的速率,其不受心脏负荷和心率的影响,是评价左心室松弛功能的较好的指标。其正常值<40ms。

2.左心室充盈期指标

左心室充盈是指舒张期血液进入左心室,其受左心室弹性回缩、心肌松弛、左心室顺应性和左心房压等诸多因素的影响。左心室充盈主要发生于舒张早期和心房收缩期,当左心室压力下降低于左心房压力时,便形成舒张早期的压力梯度;当心房收缩压增加,左心房压力超过左心室压力时,形成了舒张晚期压力梯度。

(1)二尖瓣口舒张期血流频谱:取心尖二腔心或心尖四腔心切面,声束与血流方向平行,取样容积置于舒张期二尖瓣瓣尖,即可获得二尖瓣口舒张期血流频谱。二尖瓣口舒张期血流频谱由舒张早期血流快速充盈产生的 E 峰和舒张晚期左心房收缩血流充盈产生的 A 峰组成(图2-19);测量频谱可得到下列参数:

舒张早期最大血流速度(E):正常成人参考值 0.6～1.3m/s。

舒张晚期最大血流速度(A):正常成人参考值 0.4～0.7m/s。

E/A 比值:正常 1<E/A<2。E/A<1,提示左心室松弛功能受损,但此时左心室充盈压基本正常;E/A >2,提示左心室限制性充盈异常,顺应性减退,此时左心室舒张末压、充盈压及左心房压增高。在一部分心脏病患者中,其左心室舒张功能减退,但 E/A 比值正常,称之为假性正常化。假性正常化是左心室松弛功能异常和限制性充盈异常之间的过渡形式,故临床上若出现二尖瓣口血流频谱 E/A 比值正常时,应结合其他评价左心室舒张功能的指标,排除假性正常化。

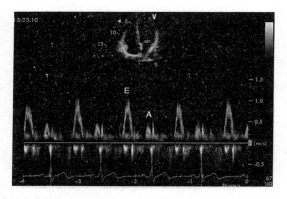

E 为舒张早期血流快速充盈产生的峰;A 为舒张晚期血流充盈产生的峰

图 2-19 二尖瓣口舒张期血流频谱

E 峰减速时间(DcT):二尖瓣 E 峰顶点至 E 峰降至最低点的时间。正常成人为 16～240ms。DcT 延长提示左心室松弛功能减退;DcT 缩短提示左心室顺应性减退,左心室充盈压增高。

A 峰充盈时间(ETA):A 峰起点至 A 峰终点的时间。正常值为 60～180ms。

舒张早期充盈分数(RFF):二尖瓣口血流频谱中舒张早期血流的速度时间积分与全舒张期血流的速度时间积分之比。正常>55%。

舒张晚期充盈分数(AFF):二尖瓣口血流频谱中舒张晚期血流的速度时间积分与全舒张期血流的速度时间积分之比。正常约 30%。

(2)肺静脉血流频谱:取心尖四腔心切面,CDFI 引导多普勒取样线与肺静脉血流方向一致,取样容积置于右上肺静脉内距心房入口处 1～2mm,记录肺静脉血流频谱。肺静脉血流频谱由收缩期波(S)、舒张早期波(D)和舒张末期心房血流逆向波(AR)组成。S 波系左心室收缩,左心房舒张,肺静脉血流向心房产生的顺向波;D 波系舒张早期肺静脉血流向心房产生的顺向波,AR 波系舒张末期左心房收缩,部分血液向后逆流进入肺静脉产生的逆向波(图 2-20)。分析肺静脉血流频谱可得到以下指标:收缩期峰值速度(S)、舒张早期峰值速度(D)、S/D 比值、AR 峰值速度以及 AR 持续时间。

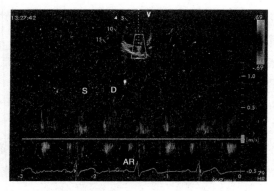

S、D、AR 分别出现在收缩期、舒张早期及心房收缩期

图 2-20 肺静脉频谱

左心室舒张功能正常者,左心室充盈大部分在舒张早期完成;故肺静脉血流频谱形态表现为 S 波、D 波基本相等,或 D 波略大于 S 波,AR 波<30cm/s,AR 持续时间小于二尖瓣口舒张期血流频谱 A 峰充盈时间(ETA)。

左心室松弛功能减退,顺应性正常,见于左心室舒张功能减退早期。肺静脉血流频谱形态表现为 D 波降低,S 波代偿增加,AR 正常或轻度增大。

左心室松弛性及顺应性均下降时,D 波增大,S 波降低,D/S>1,AR 波增大,时限延长。此阶段,二尖瓣口舒张期血流频谱可表现为假性正常化。

左心室限制性充盈异常时,D 波进一步增大,S 波降低甚至缺如,AR 波增大,时限延长,大于二尖瓣口舒张期血流频谱 A 峰充盈时间(ETA)。

(3)二尖瓣环运动速度:采用组织多普勒成像(TDI)技术,观察二尖瓣环运动状态。取心尖四腔心切面,将取样容积置于二尖瓣环,记录二尖瓣环运动的多普勒频谱。其频谱由收缩期 S'峰、舒张早期 E'峰以及舒张晚期 A'峰组成(图 2-21)。分析频谱图可获得二尖瓣环运动速度、不同波峰之间的速度比值以及加速度、减速度等。

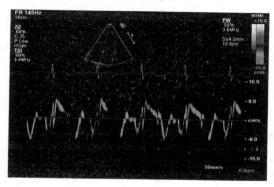

图 2-21　多普勒组织成像显示二尖瓣环运动速度

左心室舒张功能正常时,e'峰>a'峰;当舒张功能减退时,e'峰<a'峰;随着舒张功能减退的不断加重,e'峰进一步减低,a'峰增大。与二尖瓣口舒张期血流频谱相比,该法无假性正常化。

(4)二尖瓣口舒张早期峰值血流速度/组织多普勒二尖瓣环舒张早期峰值速度(E/e'):获取二尖瓣口舒张期血流频谱中舒张早期血流快速充盈产生的 E 峰,测定其最大流速(E),再获取二尖瓣环运动(间隔部或侧壁)的多普勒频谱中舒张早期 e'峰,测定其最大运动速度(e'),两数值之比,正常值<8,>15 为异常。

(5)M 型彩色血流评价左心室舒张功能:取心尖四腔心或二腔心切面,用 CDFI 显示左心室舒张期血流束,调整 M 型取样线与血流束平行,并通过血流束中心,记录 M 型彩色多普勒图像。沿图像前缘选择一段颜色发生变化的线性节段,其起点为血流进入左心室的人口处,终止在左心室腔内线性节段达最低血流速度处,测量该线性节段的斜率作为舒张早期左心室血流传播速度(FVP)(图 2-22),单位 m/s。

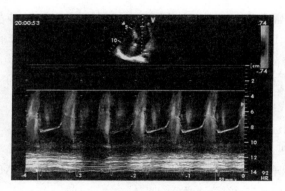

图 2-22　M 型彩色多普勒血流显像

　　舒张早期由于房室之间存在动力性压力阶差,驱动血流进入心室并迅速向心尖部传播,舒张早期心室内压力愈低,血流自二尖瓣口传播到心尖的速度愈快,FVP 愈大;舒张功能减退时,左心室舒张早期压力增高,FVP 减低。FVP 正常值大于 70mm/s。

　　目前,评价左心室舒张功能尚无公认的"金标准",且存在诸多影响因素,如年龄、呼吸、心率等生理因素,超声束与血流方向的夹角、取样容积位置等技术因素的影响;同时心室舒张是一个极为复杂的生理过程,有多种因素共同参与,如心室松弛、舒张期心室腔的抽吸作用、心肌的柔顺性、心脏的负荷状态、心房的收缩、心包的限制、冠状动脉的充盈以及右心室的协同作用等。因此判断左心室舒张功能是否异常,需结合临床,对比多项舒张功能检测指标进行综合评定。

三、右心室收缩功能测定

　　由于右心室腔形态不规则,很难有接近的几何模型与之匹配,因此临床上很少用测量右心室容积来评价其收缩功能。更多地采取间接的方法对右心室收缩功能进行判定。

　　1.右心室收缩时间间期

　　①右心室射血前期(RVPEP):同步心电图上 Q 波起点至 M 型超声心动图肺动脉瓣曲线开放点的时间,或同步心电图上 Q 波起点至多普勒超声心动图肺动脉血流频谱起点的时间。正常参考值为 77～115 ms。②右心室射血期(RVET):M 型超声心动图肺动脉瓣曲线开放点至关闭点的时间,或多普勒超声心动图肺动脉血流频谱起点至终点的时间。正常参考值 269～365ms。③右心室射血前期/右心室射血期比值(RVPEP/RVET):是反映右心功能较敏感的指标,正常值 0.28±0.06。右心功能不全或肺动脉高压时,该比值增高。

　　2.右心室心肌做功指数即右心 Tei 指数

　　包括脉冲多普勒 Tei 指数和组织多普勒 Tei 指数。右心 Tei 指数是指(右心室的等容收缩时间 ICT＋等容舒张时间 IRT)/射血时间,代表右心室的舒张和收缩功能。右心室心肌做功指数不依赖于前后负荷及心率的改变,能较准确的评价先天性心脏病及肺动脉高压患者的右心功能。脉冲波多普勒 Tei>0,40,组织多普勒 Tei>0.55,提示右心室功能不全(图 2-23)。

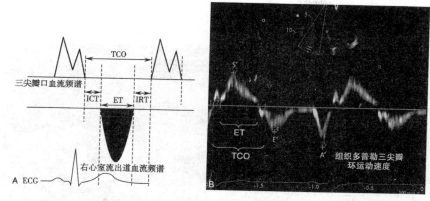

图 2-23　用右心室脉冲波多普勒(A)和组织多普勒(B)分别计算 Tei 指数

3.三尖瓣环收缩期位移(TAPSE)

反映的是收缩期三尖瓣环在长轴方向上的位移,通常是通过 M 型超声心动图在四腔心上测量,TAPSE<16mm,提示右心室收缩功能不全(图 2-24)。

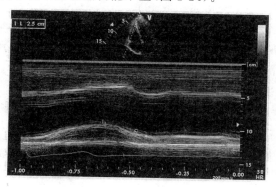

图 2-24　三尖瓣环收缩期位移

4.右心室面积变化率(FAC)

右心室面积变化率代表右心室收缩期至舒张期面积的变化,即(舒张期面积.收缩期面积)/舒张期面积。FAC<35%,提示右心室收缩功能不全(图 2-25)。

5.组织多普勒三尖瓣环收缩期峰值速度(S')

S'<10cm/s,提示右心室收缩功能不全。

四、右心室舒张功能测定

(一)右心室等容舒张时间(IRT)

系指从肺动脉瓣关闭到三尖瓣开放所需的时间。正常值为 40~90ms。

(二)三尖瓣口血流频谱

取心尖四腔心或大血管短轴切面,声束与血流方向平行,取样容积置于舒张期三尖瓣瓣尖,即可获得三尖瓣口舒张期血流频谱。三尖瓣口舒张期血流频谱由舒张早期血流快速充盈产生的 E 峰和舒张晚期右心房收缩血流充盈产生的 A 峰组成;测量频谱可得到下列参数:

舒张早期最大血流速度(E):正常成人参考值为 0.6m/s。

舒张晚期最大血流速度(A):正常成人参考值为 0.4m/s。

E/A 比值:正常 0.8<E/A<2.1。E/A<0.8,提示右心室松弛功能受损;当右心室顺应性减退时,又可表现为 E/A>0.8,称为假性正常化。

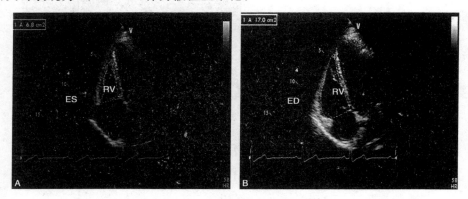

图 2-25　右心室收缩面积改变率测量

(三)三尖瓣口舒张早期峰值血流速度/组织多普勒三尖瓣环舒张早期峰值速度(E/e')

三尖瓣 E/e'>6,提示右心室舒张功能不全。

右心室舒张功能不全分级:

E/A<0.8,提示舒张功能受损;0.8<E/A<2.1 且 E/e'>6,提示假性正常化;E/A>2.1 且 E 峰减速时间<120ms,提示限制性充盈。

(四)肝静脉血流频谱

取肋下斜切面,彩色多普勒血流显像显示下腔静脉和肝静脉,将多普勒取样容积置于肝静脉内,超声束与血流平行,记录肝静脉血流频谱。

肝静脉血流频谱由收缩波(S)、舒张早期波(D)和右心房逆向反流波(AR)组成。右心室舒张功能正常者,肝静脉血流频谱形态表现为 S 波、D 波基本相等,或 D 波略大于 S 波,AR 波<30cm/s,AR 持续时间小于三尖瓣口舒张期血流频谱 A 峰充盈时间(ETA)。右心室舒张功能减退时,D 波增大,S 波降低甚至消失,D/S>1,AR 波增大,时限延长,大于三尖瓣口舒张期血流频谱 A 峰充盈时间(ETA)。三尖瓣反流明显时,S 波呈反向。

第三节　先天性心脏病

一、房间隔缺损

(一)概述

房间隔缺损(atrial septal defect,ASD)分为原发孔型和继发孔型缺损两大类。原发孔型 ASD 发病率较低,多数为继发孔型 ASD,发生率占先天性心脏病的 10%～20%。ASD 通常单独存在,也可为复杂性心血管畸形的组成部分。

1.病理解剖

原发孔型 ASD 位置低,缺损位于房间隔的前下部,下缘至二、三尖瓣隔瓣根部,并常合并二尖瓣、三尖瓣隔瓣裂。继发孔型 ASD 位置和大小各异,缺损可为单发或多发,多数为单发,呈椭圆形或圆形,常见缺损大小为 1.0～3.0cm。根据缺损的部位不同,继发孔型 ASD 可分为四种类型:①中央型:是继发孔型 ASD 中最常见类型,占 70%～75%。缺损位于房间隔中部,相当于卵圆窝部位,缺损周缘多数有较完整的房间隔结构。②下腔型:较少见,占 7%～12%。缺损位于房间隔的后下部,缺损后下方没有完整的房间隔边缘,与下腔静脉入口相延续。可伴右下肺静脉异位引流。③上腔型:又称静脉窦型,占 4%～15%。位于房间隔的后上方,缺损与上腔静脉口之间没有明确界限,此型常合并右上肺畸形引流。④混合型:占 7%～8.5%。此型为巨大 ASD,缺损位置涵盖中央型和下腔型或上腔型 ASD,可占据房间隔的绝大部分。

2.血流动力学

正常生理状态下,左心房压力高于右心房。存在 ASD 时,心房水平发生左向右分流,部分左心房血液经 ASD 进入右心房,使肺循环血流量增加,导致右心房、右心室和肺动脉容量负荷增加,引起右心房、右心室扩大、肺动脉增宽。长期的肺循环血流量增加,促使肺小动脉逐渐出现痉挛、纤维化,最终导致肺动脉高压,使右心室、右心房压力升高,房水平出现双向分流或右向左分流。

3.临床表现

该病起病缓慢,多数患者青、中年以前无明显症状,较大缺损的患者体力活动能力降低。根据缺损大小的不同,随病程延长至 20～40 年,部分患者逐渐出现心慌、气短。晚期肺动脉高压,可发生发绀、右心衰竭。心脏听诊时,于胸骨左缘二、三肋间可闻及 Ⅱ～Ⅲ/Ⅳ 级柔和的收缩期杂音,伴第二心音固定性分裂,肺动脉高压时第二心音亢进。

(二)超声心动图表现

1.二维超声心动图

(1)ASD 声像图:经胸超声心动图(TTE)显示房间隔回声连续中断(图 2-26A)。原发孔型 ASD 于四腔心切面显示缺损下缘紧邻二、三尖瓣根部。继发孔型 ASD 根据类型的不同,在不同切面 ASD 相应部位出现回声连续中断。中央型 ASD:于四腔心切面及剑下腔静脉长轴切面显示缺损位于房间隔中央;下腔型 ASD:剑下腔静脉长轴切面显示缺损下缘紧邻下腔静脉入口处;上腔型 ASD:剑下腔静脉长轴切面显示缺损上缘紧邻上腔静脉入口处。

(2)ASD 大小:ASD 大小多数在 1.0～3.0cm,小者可仅 0.2～0.3cm,最大者达 4.0～5.0cm。

(3)ASD 数目:多数缺损为单发,亦可两个或多发呈小筛孔状缺损。

(4)右心容量负荷过重表现:①右心房扩大:四腔心切面显示右心房短径及长径增大。②右心室扩大:四腔心切面显示右室短径及长径增大;左心室长轴切面显示右室前后径增大;左心室短轴切面显示室间隔较平坦,左心室前后径变小,失去正常的圆。③右室流出道及肺动脉内径增宽:大血管短轴切面显示右室流出道前后径增大,肺动脉环部、主干及左、右肺动脉内径增宽。④肺动脉高压时,右室壁增厚。

2.M 型超声心动图

(1)右心室扩大。

(2)室间隔与左室后壁呈部分或完全同向运动。

(3)肺动脉高压时,肺动脉瓣曲线 a 波消失,e～f 平坦,c～d 段呈 V 形或 W 形。

3.CDFI

(1)房水平左向右分流,表现为红色或红黄色血流束经 ASD 口进入右心房,分流血流多数朝三尖瓣口方向走行(图 2-26B)。M 型超声心动图于彩色分流处取样,显示分流由收缩早中期持续至舒张晚期。

(2)肺动脉高压时出现右向左分流,为暗蓝或蓝色血流束经 ASD 口进入左心房。

4.频谱多普勒

(1)脉冲波多普勒:房水平左向右分流时,取样容积置于 ASD 处记录到双峰或三峰的正向连续性双期的分流频谱,常于收缩早中期开始,持续至舒张晚期。分流速度通常在 0.8～1.5m/s。肺动脉高压出现右向左分流时,可记录到负向分流频谱。

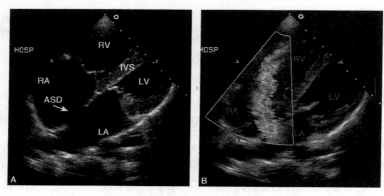

图 2-26　房间隔缺损二维超声和彩色多普勒血流图

(2)连续波多普勒:出现三尖瓣关闭不全时,可根据测量的三尖瓣反流速度计算反流压差,进而估算肺动脉收缩压。在无肺动脉狭窄或右室流出道狭窄的前提下,肺动脉收缩压等于右心室收缩压:

$$PASP= PG_{TR}+RAP \qquad (3-11)$$

PASP:肺动脉收缩压;PGTR:三尖瓣反流压差;RAP:右房压,一般以 10mmHg 估算,大量反流时以 15mmHg 估算。

5.经食管超声心动图(TEE)

经食管超声心动图可清楚显示 ASD 的大小、数目和类型,明确缺损与周边组织结构的关系。尤其是检测筛孔状和较小缺损明显优于经胸超声心动图。TEE 表现为:①ASD 处回声中断(图 2-27A);②CDFI 显示房水平蓝色左向右分流(图 2-27B);肺动脉高压时,红或红黄色右向左分流。

(三)诊断要点

(1)房间隔回声中断

(2)CDFI 房水平红色或红黄色左向右分流

(3)右心系统扩大

(4)肺动脉高压时,房水平双向分流或暗蓝色、蓝色右向左分流

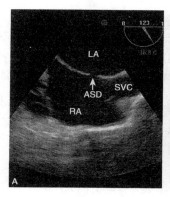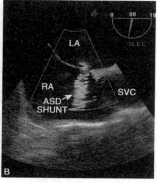

图 2-27　房间隔缺损 TEE 图像和 CDFI 图像

(四)鉴别诊断

1.法洛三联症

该病除 ASD 外,还并有肺动脉瓣狭窄及右心室肥大。超声心动图发现 ASD 后,还应注意有无肺动脉瓣狭窄的表现。此外,较重的法洛三联症房水平为双向分流或右向左分流。

2.原发性肺动脉高压

超声心动图亦可表现为右心系统扩大,肺动脉增宽,但房间隔连续完整,彩色多普勒显示房水平无分流,常伴有肺动脉瓣反流。多普勒频谱和 M 型超声心动图呈肺动脉高压特征。但需注意房间隔假性回声失落及彩色多普勒溢出,误诊为 ASD。

3.肺静脉异位引流

肺静脉异位引流(肺静脉畸形引流)超声心动图可表现为右心系统扩大。①完全型肺静脉异位引流:超声心动图表现为左心房内无肺静脉开口,根据肺静脉引流的类型不同,肺静脉血流进入相应的部位。左心房及左心室程度不同的缩小,房间隔连续中断,CDFI 显示房水平右向左分流。②部分型肺静脉异位引流:左心房仅见部分肺静脉开口,右心系统的扩大与 ASD 大小不成比例。

(五)超声心动图在 ASD 介入封堵术方面的作用

ASD 介入封堵术是新近发展起来的 ASD 微创治疗技术。超声心动图在 ASD 介入封堵术方面具有以下作用:

1.选择合适的适应证

(1)中央型继发孔 ASD。

(2)外科手术后的残余 ASD。

(3)ASD≤32mm。

(4)ASD 距上腔静脉、下腔静脉二尖瓣及冠状静脉窦≥5mm;距主动脉后壁可无房缺缘,但对侧房缺缘需>5mm,且为硬缘。

(5)房水平左向右分流,无明显肺动脉高压。

(6)无其他需外科手术矫治的合并心内畸形。

其他类型及不符合上述适应证的 ASD 应选择外科手术治疗。

2.术前扫查及观测内容

准确观察 ASD 的类型位置、大小、个数,并排除相关合并畸形。重点观察 ASD 周缘的情况,包括房缺边缘长短、软硬及与二尖瓣、上下腔静脉、冠状静脉窦的距离;判断周缘对封堵器的支撑力,测值时剔除无支撑力的软缘。应正确选择不同的切面来显示 ASD 不同部位;删除原发孔型房缺和边缘过短、过软的房缺。扫查中尽可能用较高频率探头及利用组织谐波功能,提高分辨率。注意多切面、多角度、连续摆动扫查,以求尽可能地观测最大径并减少假性回声失落。

3.指导封堵器大小的选择

ASD 伸展径加 2mm(放射+球囊,TEE+球囊,球囊实测)。我院采用 TTE 测量直接选择封堵器。较硬缘 ASD:封堵器比 ASD 直径大 1～6mm;较软缘 ASD:封堵器较 ASD 直径大 7～13mm。Y=1.03 X+4.72(Y:封堵器,X:TTE 测 ASD)。

4.术中监测

封堵器双盘释出后观察封堵器的位置正确与否,并检测有无残余分流及二尖瓣反流(图 2-28)。进行推拉实验对封堵器的牢固性进行确定后再释放封堵器。及时发现有无新出现的心包积液及封堵器脱落等特殊情况。

(六)临床价值

二维超声心动图可直观地显示 ASD 的部位和大小,CDFI 可清楚显示房水平分流方向,是 ASD 的首选诊断方法。

对于较小的、位置较偏缺损,如不进行多切面仔细扫查可发生漏诊。部分肥胖、声窗不佳的患者经胸超声可发生卵圆窝处回声失落,经验不足的超声医生可造成误诊。ASD 合并部分型肺静脉异位引流,有时可漏诊后者。必要时可行经食管超声心动图检查。

超声心动图对 ASD 封堵术的术前选择病例、术中监测以及术后随诊方面具有重要的临床价值。

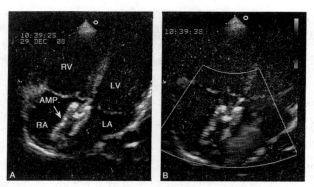

图 2-28　房间隔缺损封堵术后超声心动图

二、室间隔缺损

(一)概述

室间隔缺损(ventricular septal defect,VSD)是常见先天性心脏病之一,发生率占 12%～25%。VSD 通常可单独存在,亦可是某种复杂性心血管畸形的组成部分。

病理解剖根据室间隔胚胎发育情况及分布部位,VSD 分为漏斗部、膜部及肌部缺损三种类型,其中以膜部 VSD 最多见,肌部缺损最少见。

1.漏斗部 VSD

分为:①干下型:缺损位于室上嵴上方,并且紧邻主动脉右冠瓣和肺动脉瓣;②嵴上型:缺损位于室上嵴上方,但与肺动脉瓣环之间有肌肉组织相隔,缺损四周为完整的肌肉缘。

2.膜部 VSD

分为:①嵴下型:位于室上嵴下缘以下,缺损上缘为肌缘,下缘可部分累及膜部间隔;②单纯膜部型:仅限于膜部室间隔的小缺损,缺损四周为纤维组织;③隔瓣下型:位于三尖瓣隔瓣下方,缺损后缘为三尖瓣环构成。

3.肌部 VSD

可发生在肌部室间隔的任何部位,多位于心尖部和调节束后方,可为单发或多发。

(1)血流动力学 VSD 时,室水平发生左向右分流。小缺损左向右分流量小,心脏大小可无明显变化。当缺损较大时,左向右分流量大,肺循环血流量增加,左心回心血量增加,从而引起左心容量负荷增大,导致左心房、左心室增大;长期分流导致肺小动脉痉挛、纤维化,肺血管阻力增加,右心室压力升高,左向右分流量逐渐减少,进而出现双向分流,最终形成右向左分流,临床出现发绀,称为艾森门格综合征。

(2)临床表现缺损较小者(<3~4mm)可无明显临床症状。缺损较大者可有心慌、气短、乏力,体力活动能力明显降低。晚期肺动脉高压后,可发生发绀,左心、右心衰竭等。心脏听诊时,于胸骨左缘三、四肋间可闻及Ⅲ/Ⅳ级以上收缩期吹风样杂音,伴细震颤,肺动脉高压时第二心音亢进。

(二)超声心动图表现

1.二维超声心动图

(1)VSD 声像图:室间隔回声连续中断(图 2-29A)。由于缺损部位不同,应选择不同切面进行扫查;①干下型:胸骨旁左室长轴切面显示缺损紧邻主动脉右冠瓣下方,大血管短轴切面显示缺损紧邻肺动脉后瓣下方;②嵴上型:胸骨旁左室长轴切面显示缺损位于主动脉右冠瓣下方,大血管短轴切面显示缺损与肺动脉后瓣之间有肌缘相隔,缺损位于 1 点左右;③嵴下型:大血管短轴切面显示缺损位于 11~12 点,缺损上缘为肌缘;④单纯膜部型:大血管短轴切面显示缺损位于 10 点左右,周缘为薄的膜部间隔;⑤隔瓣下型:心尖四腔切面显示缺损紧邻三尖瓣隔瓣下方;⑥肌部 VSD:胸骨旁左室长轴、心尖四腔、左室系列短轴切面显示缺损位于肌性间隔中上部至心尖部的区域内,以中下部多见。

(2)缺损口大小:差异较大,小的缺损可为 2mm 左右,大的缺损可达 2cm。

(3)左室容量负荷增加:①小缺损分流量少,左、右心室大小可正常。中等以上大小的缺损左向右分流量较大,可出现左心房、左心室扩大。②室间隔、左室壁运动幅度增强。③二尖瓣活动幅度增大。

(4)右心容量负荷增加:缺损较大且位于流入道附近时,可出现右室扩大。

2.M 型超声心动图

(1)室间隔及左室壁运动幅度增大。

（2）二尖瓣前叶 EC 幅度增大，EF 斜率加快。

（3）肺动脉高压时，显示肺动脉后瓣曲线 a 波消失，收缩期 c～d 段提前关闭，呈 V 形或 W 形。

3.CDFI

（1）收缩期红色为主五彩镶嵌的血流束由左心室经缺损口进入右心室（图 2-29B）。

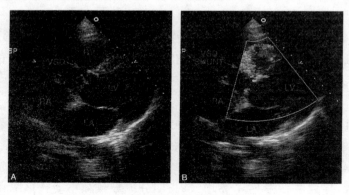

图 2-29　室间隔缺损二维超声图和 CDFI 图

（2）伴有肺动脉高压时，出现室水平分流速度降低，表现为收缩期红色左向右分流或双向分流，甚至出现收缩期室水平蓝色右向左分流。

4.频谱多普勒

（1）VSD 较小者，左、右心室压差大，表现为缺损口收缩期高速正向血流频谱。缺损较大者，左、右心室压差较小，分流速度减低。

（2）定量分析：应用频谱多普勒可以测量 VSD 分流和三尖瓣反流压力阶差：$PG = 4V^2$（PG：压力阶差，V：VSD 分流或三尖瓣反流速度）。

应用 VSD 分流和三尖瓣反流压差法可以测定肺动脉收缩压，以判断患者是否适合手术治疗。

VSD 分流压差法：

$$PASP = SBP - PG_{VSD} \qquad (3-12)$$

PASP：肺动脉收缩压，SBP：收缩期血压，PG_{VSD}：VSD 分流压差。

三尖瓣反流压差法：

$$PASP = PG_{TR} + RAP \qquad (3-13)$$

PASP：肺动脉收缩压，PG_{TR}：三尖瓣反流压差，RAP：右房压，一般以 10mmHg 估算，大量反流时以 15mmHg 估算。

（三）诊断要点

（1）室间隔回声中断。

（2）彩色多普勒室水平红色为主五彩镶嵌或红黄色左向右分流。

（3）左心系统扩大，部分患者合并右心系统扩大。

（4）肺动脉高压时，室水平双向分流或收缩期暗蓝色、蓝色右向左血流。

(四)鉴别诊断

1.主动脉右冠窦破入右室流出道

破口位于主动脉右冠窦,彩色多普勒分流为双期连续性分流,该病的典型超声心动图表现与 VSD 不难区别。但需注意干下型 VSD 可合并主动脉右冠窦破入右室流出道,并且右冠窦部分或大部分遮挡 VSD 口,造成 VSD 漏诊。检查时,应注意分别观察有无室水平收缩期左向右分流和主动脉窦水平的连续性左向右分流。

2.左室右房通道

左室右房通道亦可认为是隔瓣下型 VSD 的一种特殊类型。超声心动图检查选择四腔心切面可显示二尖瓣前瓣下方与三尖瓣隔瓣上方之间回声失落,CDFI 显示分流束收缩期由左心室经该处进入右心房。膜部 VSD 与三尖瓣隔瓣及腱索粘连时,可导致 VSD 分流进入右心室后即反流入右房,需注意与前者相鉴别。

3.完全性心内膜垫缺损

该病于四腔心切面同时显示室间隔上方和房间隔下方间隔缺损,两者连为一体,房室之间为共同瓣。

(五)超声心动图在 VSD 介入封堵术方面的作用

VSD 缺损介入封堵术是新近发展起来的 VSD 微创治疗技术。超声心动图在 VSD 介入封堵术方面具有以下作用:

1.选择合适的适应证

(1)膜部、嵴下、部分肌部、部分嵴上 VSD。

(2)VSD 直径:左室面 2.0～15mm,右室面≥2.0mm;左室面较大者,右室面应≤5.0mm。

(3)距主动脉瓣之间的距离≥2.0mm,并且无主动脉瓣脱垂及反流。

(4)距三尖瓣距离≥2.0mm,无中度以上的三尖瓣反流。

(5)左心室增大。

(6)嵴上型 VSD:左室面≤8mm,右室面≤4.0mm。

(7)肌部 VSD≤10mm,距右室与室间隔前、后联合处及心尖的距离≥5.0mm。

(8)无其他需外科手术治疗的合并心脏畸形。

不符合上述封堵治疗适应证的、较大的 VSD 以及与主动脉瓣和三尖瓣关系密切的 VSD 应选择外科手术治疗。

2.术前扫查及观测内容

(1)明确 VSD 的分类:VSD 可分为干下型、嵴内、嵴下型、膜(周)部、隔瓣下型、肌部 VSD。应根据缺损不同类型,选择不同的观察切面和扫查方式,以明确 VSD 类型。干下型、隔瓣下型 VSD 为封堵禁忌证。

(2)扫查内容:①左心室长轴切面:残端距主动脉右冠瓣距离;②大血管短轴切面:残端距三尖瓣隔瓣的距离及缺损口左、右室侧大小;③心尖五腔切面:残端距主动脉右冠瓣及无冠瓣的距离及缺损口左、右室侧大小;④多切面:观察三尖瓣瓣叶及腱索与缺损关系,彩色分流束的多少、宽度及瓣膜反流情况;⑤嵴上型 VSD:测量左、右室面缺损残端距主动脉右冠瓣之间的距离,并注意有无右冠瓣脱垂;⑥肌部 VSD:注意观察 VSD 残端与调节束、腱索和肌小梁的关系及 VSD 残端距左右室的前、后联合处及心尖的长度。

3.封堵器大小的选择

(1)膜部型 VSD:原则上按左室侧缺损口大小选择封堵器大小。较小的缺损加 1～2mm 选择封堵器。缺损口较大、右室侧周缘粘连不牢固或为多出口者,加 2～4mm。管型或漏斗型、右室侧分流孔为单孔、缺损口周缘粘连牢固,选用对称型或偏心型封堵器;缺损口呈瘤型者可选用"小腰大边"的特殊封堵器,大小以左室侧伞盘能够占据整个瘤腔为原则。

(2)嵴上型 VSD:应选择主动脉侧伞盘无边的偏心性封堵器类型。若缺损口＜4mm 时,通常在测量最大缺损径或分流束宽度基础上选择大 2～4mm;若缺损口≥4mm 时,则选择大 4～6mm 的封堵器。

(3)肌部 VSD:较小的肌部 VSD,在超声所测舒张期缺损口径基础上大 3～4mm;较大的肌部 VSD 加 5～6mm,甚至更多。

4.术中监测

(1)判断封堵器左、右室侧伞盘是否分别位于 VSD 两侧(图 2-30)。

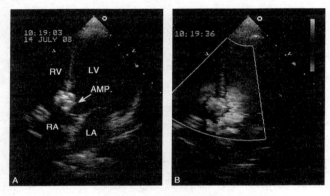

图 2-30　室间隔缺损封堵术后超声心动图

(2)观察封堵器与三尖瓣叶和其腱索以及主动脉瓣的关系。

(3)判断有无残余分流:伞盘边缘与缺损残端之间有残余分流,且残余分流速度≥3m/s,可能发生溶血,考虑更换较大的封堵器。

(4)检测主动脉瓣和三尖瓣有无反流:如为封堵器影响且较严重,则应撤出封堵器。

(5)及时发现有无新出现的心包积液及封堵器脱落等特殊情况。

(六)临床价值

二维超声心动图可直观地检测 VSD 部位、大小和缺损口形态。彩色多普勒可清楚显示室水平分流方向、分流口数目、频谱多普勒可测量分流速度、压力阶差等血流动力学变化特征,是 VSD 的首选诊断方法。

对于肌部小缺损,特别是合并高位大 VSD 伴肺动脉高压时,如不仔细扫查,可发生漏诊。肺动脉压力过高时,采用三尖瓣反流压差法评估肺动脉收缩压可导致高估。

超声心动图对 VSD 封堵术的术前选择病例、术中监测以及术后随诊等方面具有重要的临床价值。

三、动脉导管未闭

(一)概述

动脉导管未闭(patent ductus arteriosus,PDA)是常见先天性心血管畸形之一,发生率占先天性心脏病的 15%～20%。可单独存在,亦可与其他心血管畸形并存。

1.病理解剖

动脉导管位于主动脉峡部与左肺动脉根部之间。未闭导管直径、长短差异较大,直径 1～20mm,多数为 4～10mm 之间。根据导管未闭的解剖形态分为四种类型:①管型:细而长,多为中、小导管,主动脉端和肺动脉端直径相似,形如管状,此型多见。②漏斗型:导管主动脉端较粗呈漏斗样膨大,肺动脉端较细。较管型少见。③窗型:导管短而粗大,临床较少见。④动脉瘤型:导管中部呈瘤样膨大,此型少见。

2.血流动力学

PDA 时,降主动脉血流连续性流入肺动脉内,导致肺循环、左心房及左心室容量负荷增加。血流长期从体循环向肺循环分流,使肺动脉压升高,右心室排血受阻及压力负荷增加,导致右心室肥厚。当肺动脉压力明显升高时,则出现动脉导管水平双向分流或右向左分流。

3.临床表现

PDA 较小时(<2mm)可无明显临床症状。PDA 较大时,可有心慌、气短、乏力,体力活动能力明显降低。晚期肺动脉高压后,可发生发绀,左、右心衰竭等。心脏听诊时,于胸骨左缘二肋间可闻及Ⅲ/Ⅳ级以上连续性机器声样杂音,伴第二心音亢进。

(二)超声心动图表现

1.二维超声心动图

(1)PDA 声像图:胸骨旁大血管短轴切面和胸骨上窝主动脉弓长轴切面显示降主动脉与左肺动脉根部之间相通(图 2-31A)。

(2)肺动脉增宽:主肺动脉及左、右肺动脉分支内径不同程度增宽。

(3)左心容量负荷增加:左心房、左心室程度不同扩大。

2.M 型心动图

(1)室间隔及左室壁运动幅度增强。

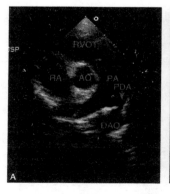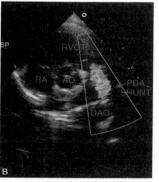

图 2-31　动脉导管未闭二维超声和 CDFI 图

(2)二尖瓣前叶 EC 幅度增大,EF 斜率加快。

(3)肺动脉高压时,显示肺动脉后瓣曲线 a 波消失,收缩期 c~d 段提前关闭,呈 V 形或 W 形。

3.CDFI

(1)大血管水平分流:胸骨旁大血管短轴切面显示红色为主五彩镶嵌的血流束自降主动脉经导管进入主肺动脉,多沿主肺动脉左侧走行,持续整个心动周期(图 2-31B)。胸骨上窝主动脉弓长轴切面显示红色为主五彩镶嵌血流束经左锁骨下动脉远端水平的降主动脉进入主肺动脉内。

(2)肺动脉高压:未闭的动脉导管处出现双向分流,或收缩期肺动脉向降主动脉的蓝色右向左分流。

4.频谱多普勒

(1)分流频谱:连续波多普勒取样线置于未闭导管开口处,可获得连续性正向高速分流频谱。

(2)定量分析:根据测量的主动脉与肺动脉之间的压力阶差可计算肺动脉收缩压、舒张压。

$$PASP = SBP - SPG_{PDA} \tag{3-14}$$

PASP:肺动脉收缩压,SBP:收缩压,SPG_{PDA}:PDA 收缩期分流压差。

$$PADP = DBP - DPG_{PDA} \tag{3-15}$$

PADP:肺动脉舒张压,DBP:舒张压,DPG_{PDA}:PDA 舒张期分流压差。

(三)诊断要点

(1)降主动脉与主肺动脉末端左肺动脉根部之间相通。

(2)CDFI 见动脉导管水平红色为主五彩镶嵌连续性左向右分流。

(3)左心系统扩大。

(4)肺动脉高压时,动脉导管水平双向分流或暗蓝色、蓝色右向左血流。

(四)鉴别诊断

1.肺动脉瓣狭窄

肺动脉瓣狭窄蓝色为主五彩镶嵌血流沿肺动脉左侧壁至肺动脉分叉处后,可折返呈红色血流信号朝向肺动脉瓣口方向走行,为收缩晚期血流信号。而 PDA 分流束为朝向肺动脉瓣口方向走行的双期连续性红色为主五彩镶嵌血流信号。

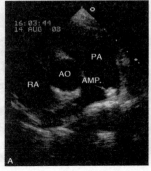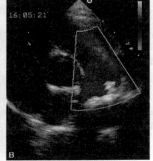

图 2-32　动脉导管未闭封堵术后超声心动图

2.冠状动脉-肺动脉瘘

CDFI在肺动脉内可出现连续性红色为主五彩镶嵌血流信号,并误诊为PDA。但该病异常血流信号在肺动脉发生的位置通常与PDA发生的位置不同,并且可发现冠状动脉近端内径增宽,内有连续性血流信号。

3.主动脉缩窄及主动脉弓离断

该两种疾病均可合并PDA,前者PDA分流仍多为由降主动脉至肺动脉的连续性红色为主五彩镶嵌血流信号;后者多为收缩期肺动脉至降主动脉的蓝色血流信号。胸骨上窝主动脉弓长轴切面显示前者主动脉峡部或(和)弓部狭窄,后者显示主动脉弓中断。

(五)临床价值

单纯PDA彩色多普勒分流特征明确,检出敏感性高。患者无须进行心血管造影和心导管检查即可明确诊断。

较大的PDA,伴有明显肺动脉高压彩色多普勒分流不明显时,如不注意观察二维图像或成像质量较差,可能造成漏诊。

CDFI发现的绝大多数连续性左向右分流的PDA均可进行封堵治疗(图2-32)。对于小儿患者,如PDA较大,应注意未闭的动脉导管内径与该水平降主动脉内径的比例,以免置入的封堵器过大、导致降主动脉狭窄。

四、心内膜垫缺损

(一)概述

心内膜垫缺损(endocardial cushion defect,ECD)又称房室管畸形、房室间隔缺损等。胚胎期由于心室流入道的心内膜垫融合过程发育障碍所致,累及下部房间隔、流入道室间隔和房室瓣等结构,占先天性心脏病的4%~8%。除常合并Down综合征外,还常合并法洛四联症、右室双出口等心血管畸形。

1.心内膜垫缺损一般分为以下三型

(1)部分型ECD:原发孔型房间隔缺损伴(不伴)房室瓣畸形。具有两组独立的房室瓣,瓣下无室间隔缺损。包括单纯原发孔型ASD;原发孔型ASD伴二尖瓣前叶裂和(或)三尖瓣隔瓣发育不良。

(2)过渡型ECD:介于完全型和部分型之间。即存在原发孔型ASD和小的流入道VSD,两组发育异常的房室瓣。

(3)完全型ECD:由原发孔型ASD、流入道VSD伴房室瓣畸形构成。心内的十字交叉结构消失,二尖瓣和三尖瓣形成共同房室瓣。本型又分为A、B、C三种:

Rastelli A:共同房室瓣前瓣可区分二尖瓣和三尖瓣部分,前桥叶借腱索附着于室间隔嵴或室间隔顶端,占75%。

Rastelli B:共同房室瓣前瓣可区分二尖瓣和三尖瓣部分,前桥叶部分跨越室间隔,其腱索附着在室间隔右心室面的异常乳头肌之上。

Rastelli C:共同房室瓣无二尖瓣和三尖瓣之分,无腱索附着点,瓣膜呈漂浮状。

2.血流动力学

部分型ECD类似于继发孔型ASD,右心容量负荷增加,右心房、右心室扩大。如合并房室瓣关闭不全,加重心脏的容量负荷。完全型 ECD 四个心腔彼此相通。由于同时存在心房和心室水平的左向右分流,使肺循环血流量增加,可继发动力性肺动脉高压,进而发展为梗阻性肺动脉高压,房、室水平双向分流,患者出现发绀和心力衰竭。过渡型 ECD 血流动力学改变介于部分型与完全型之间。

3.临床表现

随病变类型及程度的不同,差异明显。

(1)单纯原发孔型 ASD 临床表现与继发孔型 ASD 类似。

(2)原发孔型 ASD 伴房室瓣畸形且房室瓣关闭不全明显的患者,发育一般较差,婴幼儿可有喂奶进食困难,经常患呼吸道感染。心界扩大,肺动脉瓣区第二心音亢进,多有固定性分裂,胸骨左缘第 2、3 肋间可闻及吹风样收缩期杂音。伴二尖瓣关闭不全者,心尖部有收缩期反流性杂音。伴三尖瓣关闭不全者,三尖瓣区有收缩期反流性杂音。

(3)完全型 ECD 的患者症状较重,发育营养差,反复呼吸道感染,通常有发绀,往往较早出现心力衰竭。肺动脉瓣区第二心音亢进、固定性分裂,胸骨左缘第二、三肋间和心尖部均可闻及收缩期杂音。

(二)超声心动图表现

1.二维超声心动图

(1)部分型 ECD:四腔心切面显示房间隔下部回声失落,二、三尖瓣位于同一水平,三尖瓣隔瓣发育短小(图 2-33)。左心室短轴切面见二尖瓣前叶裂,舒张期呈"八"字形(图 2-34)。右心房、右心室增大。

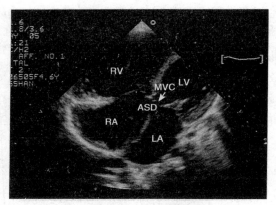

图 2-33 部分型 ECD 四腔心切面图

(2)完全型 ECD:四腔心切面显示心内十字交叉处房、室间隔回声失落,四个心腔相互交通且均有扩大(图 2-35、图 2-36)。左心室短轴切面仅见一组共同房室瓣,舒张期开放近似椭圆形。

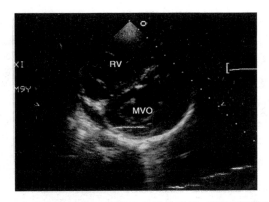

图 2-34　左心室短轴切面显示二尖瓣前叶裂,舒张期呈"八"字形

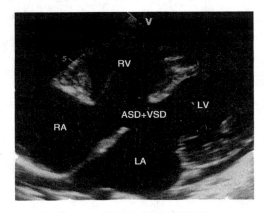

图 2-35　四腔心切面(舒张期)

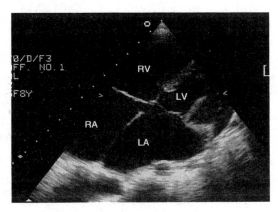

图 2-36　四腔心切面(收缩期)

（3）过渡型 ECD:四腔心切面显示房间隔下部和室间隔上部回声失落,室间隔缺损通常很小,两组房室瓣,常合并二尖瓣前叶裂和三尖瓣隔瓣发育短小。

2.M 型超声心动图

（1）右室流出道增宽。

（2）右心室明显增大,室间隔与左室后壁呈同向运动。

（3）伴有二尖瓣前叶裂者,二尖瓣前叶 CD 段呈多重回声,瓣叶附着点下移。

3.彩色多普勒血流显像(CDFI)

(1)部分型 ECD:CDFI 显示心房水平收缩晚期至舒张早期左向右红色分流束,合并肺动脉高压者可出现双向分流束(图 2-37)。

(2)伴有二尖瓣前叶裂、三尖瓣隔瓣发育短小时,双心房内显示源于两房室瓣口的收缩期蓝色为主五彩镶嵌反流束(图 2-38)。

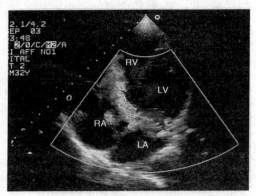

图 2-37 CDFI 显示左心房的血流通过下部房间隔缺损进入右心房,呈红色

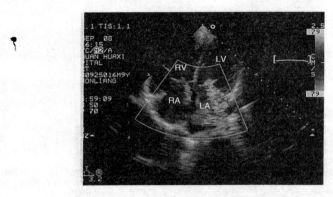

图 2-38 CDFI 显示收缩期左心房内蓝色为主五彩镶嵌反流束,右心房内亦可见蓝色反流束

(3)完全型 ECD:CDFI 显示舒张期四个房室腔的血流相通,呈红色(图 2-39);合并肺动脉高压者,房、室水平可出现收缩期右向左分流束;双心房内显示收缩期源于共同房室瓣口的蓝色为主五彩镶嵌反流束(图 2-40)。

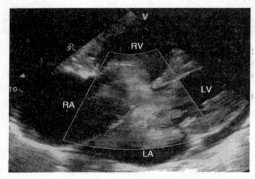

图 2-39 CDFI 显示四个房室腔的血流相通,呈红色鲜艳血流

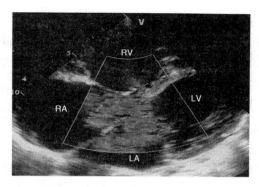

图 2-40　CDFI 显示收缩期双心房内源于共同房室瓣口的蓝色为主五彩镶嵌反流束

4.频谱多普勒

可探及房、室水平分流频谱以及房室瓣反流频谱。通过测量三尖瓣反流压差,可评估肺动脉收缩压。

5.实时三维超声心动图(RT-3DE)

RT-3DE 显示本病解剖结构的改变更为直观,可清晰显示原发孔型房间隔缺损形态,从右心房侧观,缺损呈椭圆形或新月形(图 2-41);并可显示房室瓣畸形,如二尖瓣前叶裂、三尖瓣隔瓣发育短小或共同房室瓣的数目和形态等。

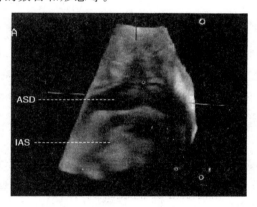

图 2-41　RT-3DE 显示原发孔型房间隔缺损(右心房侧观)

(三)诊断要点

1.部分型 ECD

(1)右心房、右心室扩大。

(2)房间隔下部回声失落,室间隔连续完整。

(3)二尖瓣前叶裂呈"八"字形开放,三尖瓣隔瓣发育短小。

(4)CDFI 显示心房水平收缩晚期至舒张早期左向右红色分流束,合并肺动脉高压者可出现双向分流束;双心房内见源于两房室瓣口的收缩期蓝色为主五彩镶嵌反流束。

2.完全型 ECD

(1)四个房室腔相互交通且均有扩大。

(2)心内十字交叉处房、室间隔回声失落。

（3）一组共同房室瓣,参考腱索附着部位,区分 A、B、C 型。

（4）CDFI 显示舒张期四个房室腔的血流相通呈红色,收缩期双心房内见源于共同房室瓣口的收缩期蓝色为主五彩镶嵌反流束。合并肺动脉高压者详见前述。

3.过渡型 ECD

（1）右心房、右心室扩大为主。

（2）房间隔下部和室间隔上部回声失落,室间隔缺损小。

（3）两组房室瓣;二尖瓣前叶裂,三尖瓣隔瓣发育短小。

（4）CDFI 显示心房水平收缩晚期至舒张早期左向右红色分流束;心室水平收缩期左向右以红色为主的细小分流束;合并肺动脉高压者详见前述。

(四)鉴别诊断

（1）当二尖瓣前叶裂反流束流入右心房时,极似左心室右心房通道,应注意鉴别,并正确评价其反流程度。

（2）完全型 ECD 需与单心室相鉴别,应仔细探查室间隔,并注意大动脉与心室的连接关系。

(五)术后评估

明确有无房、室水平的残余分流;有无房室瓣的残余反流及反流程度;肺动脉高压和心功能状况。

(六)临床价值

超声心动图检查是诊断该病的首选,优于其他影像学检查方法。超声检查能够明确房、室间隔缺损累及的范围,房室瓣的解剖及其腱索的附着位置,房室瓣关闭不全程度,房室腔扩大的程度,发现合并心血管畸形,从而为临床制订治疗方案提供依据。

五、三尖瓣下移畸形

(一)概述

三尖瓣下移畸形又称艾勃斯坦畸形(Ebstein's anomaly)是指三尖瓣发育异常造成隔瓣和(或)后瓣附着位置下移,并伴有三尖瓣对合不良。发生率占先天性心脏病的 0.5％。三尖瓣隔瓣、后瓣附着在远离瓣环之下的右心室肌壁上,且瓣叶发育不良甚或部分缺失或隔瓣贴附于室间隔右心室面;前瓣虽正常附着于三尖瓣环,但发育冗长,严重时可阻塞右室流出道。下移的三尖瓣将右心室分为两腔,从下移的三尖瓣根部向上到瓣环处为房化右心室,向下到心尖部为功能右心室。房化右心室大而室壁较薄,其功能与右心房相同。

多数患者伴有 ASD 或卵圆孔未闭(80％),其他合并心血管畸形有 VSD、PDA、二尖瓣脱垂或瓣裂、肺动脉狭窄或闭锁等。本畸形多数伴有右室游离壁或室间隔旁道,与预激综合征有重要关系;还常出现房室传导阻滞、心房颤动、阵发性房性心动过速等各种心律不齐。

血流动力学功能右心室往往很小,致使充盈受限,且三尖瓣因对合不良而出现反流,因而肺动脉血流量减少。右心房压力增高,心房水平分流多为右向左分流或双向分流。

临床表现差异很大,主要取决于畸形的程度及合并畸形。多数患者有心慌、乏力、头晕等,少数可出现晕厥。患者通常有发绀和活动后呼吸困难,新生儿可有喂奶困难、生长发育迟缓等。

体征的差异也很大。严重三尖瓣关闭不全者,可见心室收缩所产生的颈静脉搏动。右心衰竭患者出现肝脏肿大、腹水和周围水肿等。

心脏搏动减弱、弥散,心界多数扩大。第一心音通常增强,第二心音可出现明显的非固定性分裂。多数有较响亮的第三心音和第四心音,尤其在年龄较大的患者。胸骨下段附近可有三尖瓣关闭不全的全收缩期杂音。

(二)超声心动图表现

1.二维超声心动图

观察三尖瓣的形态与附着部位,重点观察三尖瓣隔瓣和后叶的附着点,确定有无下移及其下移程度;观察右心房、房化右心室及功能右心室的大小;除外合并的心血管畸形。

(1)四腔心切面显示三尖瓣隔瓣的附着点向心尖方向下移,与二尖瓣前叶附着点之间的距离增大,超过15mm(图2-42)。

(2)三尖瓣前叶仍位于三尖瓣环处,瓣叶冗长,活动幅度增大。

(3)右室流入道长轴切面显示三尖瓣后瓣下移并附着于右心室壁上,距三尖瓣环多在20~30mm以上(图2-43)。

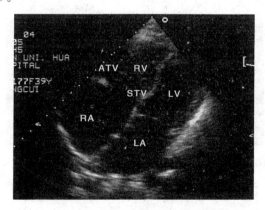

图 2-42　胸骨旁四腔心切面显示三尖瓣隔瓣下移、房化右心室增大

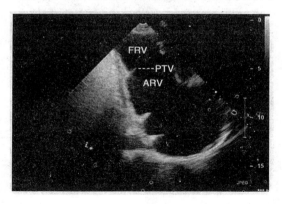

图 2-43　右室流入道长轴切面显示三尖瓣后瓣下移

(4)胸骨旁四腔心切面显示明显增大的右心房与房化右心室共同形成一大房腔,功能右心室减小。

（5）胸骨旁左心室长轴切面显示房化右心室增大（图2-44）。

2.M型超声心动图

对三尖瓣瓣叶的解剖结构及下移的程度通常不能显示,但对于三尖瓣前叶的冗长、关闭时间的延迟以及房化右心室增大等表现仍可显示。

（1）右室流出道内径增宽。

（2）房化右心室内径增大,室间隔运动曲线形态为"W"形。

（3）冗长的三尖瓣前叶,瓣叶的开放幅度增大,开放时间延长。

（4）心室波群二尖瓣、三尖瓣同时显示,三尖瓣C点较二尖瓣C点明显延迟。

3.CDFI

观察心房水平有无分流及分流方向;评估三尖瓣反流程度。

（1）几乎所有患者均有不同程度的三尖瓣反流,反流束的起源位置较低,反流量的多少取决于瓣膜下移程度和关闭的状况（图2-45）。

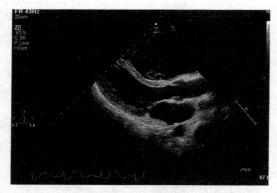

图2-44 胸骨旁左室长轴切面显示房化右心室增大

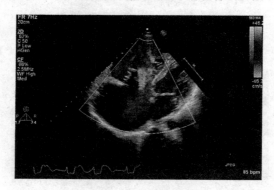

图2-45 CDFI显示三尖瓣大量反流,反流束的起源位置较低

（2）房化右心室内血流紊乱。

（3）合并卵圆孔未闭或ASD时,可见心房水平舒张期左向右、收缩期右向左双向分流或仅见收缩期右向左蓝色分流束（图2-46）。

（4）合并肺动脉狭窄时可见肺动脉内收缩期蓝色为主五彩镶嵌血流。

4.频谱多普勒

三尖瓣反流速度取决于瓣口关闭不全的程度,反流速度峰值一般在 2.5m/s 左右。

5.实时三维超声心动图(RT-3DE)

RT-3DE 显示明显增大的右心房与房化右心室形成一大房腔,功能右心室减小。三尖瓣隔瓣和(或)后瓣的附着点下移,前瓣冗长(图 2-47)。

(三)诊断要点

(1)三尖瓣隔瓣附着点与二尖瓣前叶附着点之间的距离增大,超过 15mm。

(2)三尖瓣后瓣下移并附着于右心室壁上,距三尖瓣环多在 20～30mm 以上。

(3)三尖瓣前瓣仍位于三尖瓣环处,瓣叶冗长,活动度增大。

(4)右心房与房化右心室明显增大,功能右心室减小。

(5)CDFI 显示不同程度的收缩期三尖瓣反流束,起源位置较低;合并卵圆孔未闭或 ASD 时,可见心房水平双向分流或右向左为主蓝色分流束。

(四)鉴别诊断

需与其他病因所致的三尖瓣重度关闭不全相鉴别;应仔细观察三尖瓣的附着位置,避免疏漏合并畸形。

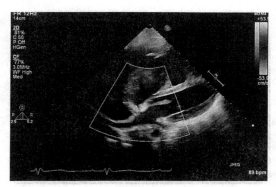

图 2-46 CDFI 显示 ASD 处舒张期左向右红色分流束

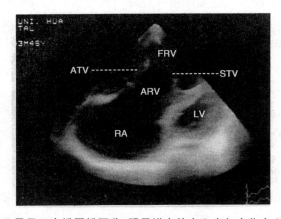

图 2-47 RT-3DE 显示三尖瓣隔瓣下移、明显增大的右心房与房化右心室形成一大房腔

1.三尖瓣缺如

三尖瓣缺如系三尖瓣瓣叶及瓣下装置均未发育成熟,形成树丛状物附着于右心室游离壁和室间隔。于四腔心及右室流入道切面观察,仅见条索状回声,不能探及明确的瓣膜启闭活动;在心室短轴切面,不能探及明确的三尖瓣瓣口。

2.限制型心肌病

右室限制型心肌病主要病理改变为心内膜纤维化,使心肌舒张功能受损、右心房增大。病变可累及房室瓣,三尖瓣后瓣和隔瓣可与右心室壁粘连,并出现三尖瓣反流。但三尖瓣形态结构和位置正常,亦无房化右心室表现。

(五)术后评估

行三尖瓣成形术者重点观察有无残余三尖瓣反流及程度,有无三尖瓣狭窄;行三尖瓣置换术者需评估人工瓣功能;右心室收缩功能。

(六)临床价值

超声心动图是诊断该病的首选检查方法,优于其他影像学检查方法。超声检查能够明确三尖瓣附着的部位及下移程度,有无合并畸形;功能右心室大小及其收缩功能。

六、法洛四联症

(一)概述

法洛四联症(tetralogy of Fallot,TOF)是一种常见的先天性心脏病,其特征为:①肺动脉口狭窄;②室间隔缺损;③主动脉骑跨;④右心室肥厚。发病率占先天性心脏病的10%~12%,在发绀型先天性心脏病中居首位。可合并 ASD 或卵圆孔未闭、右位主动脉弓、永存左上腔静脉、动脉导管未闭、冠状动脉起源异常等心血管畸形。

心脏在胚胎发育期间圆锥动脉干发育异常,漏斗间隔前移,导致了 TOF 的主要病理解剖异常。

1.肺动脉口狭窄

包括漏斗部(也称右室流出道)、肺动脉瓣、瓣环、肺动脉主干及左右分支狭窄,其中漏斗部狭窄合并肺动脉瓣狭窄占75%。漏斗部狭窄呈管状或环状。肺动脉瓣狭窄可为二叶式畸形,三叶瓣交界处相互融合。左肺动脉缺如亦较常见。

2.室间隔缺损

缺损较大,直径 15~30mm,其中嵴下型缺损占90%,干下型缺损占10%左右。

3.主动脉骑跨

主动脉粗大并前移,骑跨于室间隔缺损之上,同时与左、右心室相通,并维持主动脉后壁和二尖瓣前叶之间的纤维连续性。

4.右心室肥厚

继发于肺动脉口狭窄。

血流动力学:取决于肺动脉口狭窄的程度和室间隔缺损的大小。梗阻轻者,心室水平分流以左向右为主,肺循环血流量无明显减少,患者无发绀或发绀很轻;重度肺动脉口狭窄时,右心室压力显著增高,心室水平分流以右向左为主,肺循环血流量减少,患者出现发绀。肺动脉口狭窄使肺血流量减少,缺氧明显,患者多伴有动脉导管未闭或体—肺侧支以维持肺循环血供。

临床表现:患儿一般有喂奶或进食困难,活动能力和耐力差。年龄较大的患儿,活动后或活动期间喜蹲踞。在喂奶、哭泣或活动时,可出现缺氧性昏厥或抽搐。大部分患儿生长发育迟缓,有唇、指、趾等部位发绀;多数出现杵状指、趾。心脏大小可在正常范围或增大,肺动脉瓣第二音减弱或消失,胸骨左缘2~4肋间可闻及较粗糙响亮的收缩期杂音,向心前区广泛传导,通常伴有震颤。

(二)超声心动图表现

1.二维超声心动图

(1)主动脉骑跨:胸骨旁左心室长轴切面显示主动脉明显增宽、前移,骑跨于室间隔残端之上。骑跨率=主动脉前壁至室间隔的距离/主动脉根部内径×100%。主动脉后壁与二尖瓣前叶之间存在纤维性连续(图 2-48)。

(2)室间隔缺损:缺损较大,约等于主动脉口。大动脉短轴切面嵴下型缺损在主动脉右冠瓣右前方,干下型缺损在右冠瓣左前方。

(3)肺动脉口狭窄:主要为漏斗部狭窄,其次为肺动脉瓣、瓣环、肺动脉主干或左右分支狭窄。胸骨旁大动脉短轴切面稍偏下方结合肺动脉长轴切面可显示肺动脉口狭窄(图 2-49)。当漏斗部近端局限性狭窄时,显示右室流出道环状隆起的异常肌束;当漏斗部弥漫性狭窄时,显示右室流出道变窄呈管状。肺动脉瓣狭窄通常由二叶瓣或三叶瓣交界处相互融合所致,常同时合并漏斗部狭窄。肺动脉主干及左右分支狭窄可同时存在。

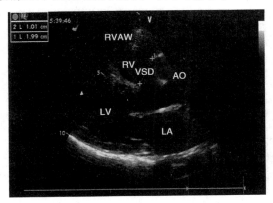

图 2-48　胸骨旁左心室长轴切面显示室间隔缺损,主动脉增宽并骑跨于室间隔之上

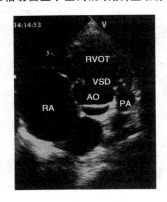

图 2-49　胸骨旁大动脉短轴切面稍偏下方显示室间隔缺损、肺动脉瓣狭窄

(4)右心室肥厚：胸骨旁左心室短轴切面显示室间隔平直，右心室腔内肌小梁粗大，右室前壁肥厚。

(5)合并畸形：观察是否存在右位主动脉弓、永存左上腔静脉、动脉导管未闭及体一肺侧支等。

2.M 型超声心动图

(1)右室流出道狭窄，主动脉前壁前移、内径增宽。

(2)右心室内径增大，右室前壁增厚。

(3)从主动脉波群向二尖瓣波群连续扫描时(即 4 区转 3 区)，主动脉前壁与室间隔出现解剖连续性中断，主动脉骑跨于室间隔之上，左心室发育较小(图 2-50)。

3.CDFI

CDFI 显示收缩期左、右心室的血流同时进入主动脉，心室水平可见双向或右向左蓝色分流束(图 2-51)；漏斗部或肺动脉瓣口等狭窄处可见蓝色为主五彩镶嵌细窄血流束(图 2-52A)。狭窄严重者，肺动脉内血流信号稀疏。胸骨上窝主动脉弓窗常可见侧支血流(图 2-53)。

4.频谱多普勒

采用连续多普勒可同时记录右室流出道和肺动脉瓣口狭窄的收缩期高速负向湍流频谱。前者呈"倒匕首"状，后者呈尖峰状(图 2-52B)。频谱多普勒可测量狭窄部位最大流速及压力阶差，估测狭窄程度。

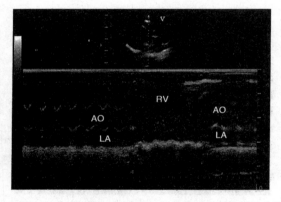

图 2-50　从主动脉波群向二尖瓣波群连续扫描，主动脉前壁与室间隔出现连续性中断，主动脉骑跨于室间隔之上

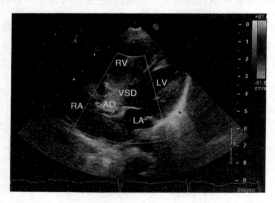

图 2-51　CDFI 显示收缩期左、右心室的血流同时进入主动脉

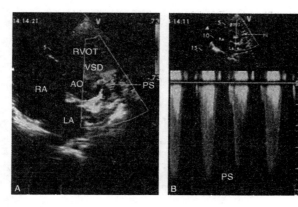

A.收缩期漏斗部及肺动脉瓣口可见蓝色为主五彩镶嵌细窄血流束；

B.肺动脉瓣口狭窄的收缩期负向湍流频谱,呈尖峰状

图 2-52 腹部切面图像方位

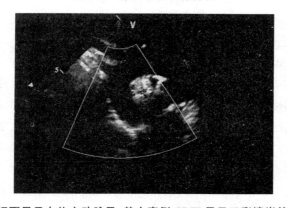

图 2-53 胸骨上窝切面显示右位主动脉弓,其小弯侧 CDFI 显示五彩镶嵌的体-肺动脉侧支血流

5.实时三维超声心动图(RT-3DE)

RT-3DE 可显示法洛四联症 VSD 的大小、部位；主动脉骑跨程度；右室流出道以及肺动脉狭窄程度；右室流出道异常肌束(图 2-54)。显示合并的心内畸形,如永存左上腔静脉汇入冠状静脉窦。

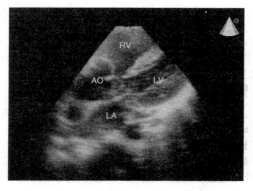

图 2-54 RT-3DE 显示主动脉增宽、骑跨于室间隔之上

(三)诊断要点

(1)右心室肥厚,左心室发育较小。

(2)室间隔大缺损。

(3)主动脉骑跨。

(4)右室流出道、肺动脉瓣及瓣环、肺动脉主干及左右肺动脉狭窄。

(5)CDFI显示收缩期左、右心室的血流同时进入主动脉,心室水平双向或右向左蓝色分流束。

(6)右室流出道、肺动脉狭窄处蓝色为主五彩镶嵌细窄血流束。

(7)右室流出道、肺动脉狭窄处测及收缩期负向高速湍流频谱。

(四)鉴别诊断

1.较大的室间隔缺损合并艾森曼格综合征

该病与轻型TOF有类似的超声表现。出生时无发绀。主动脉内径正常、可出现假性骑跨,但骑跨程度都较轻,一般<30%。右心室肥大,肺动脉主干及左右分支增宽,重度肺动脉高压。

2.右心室双出口伴肺动脉狭窄

主动脉骑跨率应采用75%的原则,<75%多为TOF,>75%多为右心室双出口。近年来,心脏外科从临床角度将主动脉骑跨>50%者也归入右心室双出口。TOF的主动脉后壁与二尖瓣前叶之间存在纤维性连续,右心室双出口时该处多有圆锥组织相隔。TOF的两条大动脉空间位置关系正常;右心室双出口的两条大动脉空间位置关系异常,多呈平行排列。

3.永存动脉干

该病与TOF有类似的超声表现,如室间隔缺损一般均较大,增宽的动脉干骑跨于室间隔残端之上。永存动脉干患者,在心底部仅能探及一根大动脉干,一组半月瓣,其主肺动脉和(或)左、右肺动脉均起源于大动脉干;TOF患者,虽然有肺动脉瓣狭窄,主肺动脉及左、右肺动脉发育不良,但仍能探及两组半月瓣。

4.伴有室间隔缺损的肺动脉闭锁

该病与TOF的表现极其相似,前者在肺动脉部位不能探及肺动脉瓣叶的启闭活动,在部分患者主肺动脉呈条索状改变,通常左、右肺动脉发育极差。

(五)术后评估

重点观察右室流出道和肺动脉有无残余梗阻;心室水平有无残余分流;肺动脉有无反流;三尖瓣有无反流。

(六)临床价值

超声心动图可明确TOF的诊断,发现合并的心血管畸形,为外科手术治疗提供重要信息。但在肺动脉重度发育不良或肺动脉闭锁时,超声心动图显示有一定的困难,此时需行心血管造影或CT检查了解肺动脉发育情况。

第三章　消化系统疾病

第一节　肝脏

一、解剖概要

肝脏外形呈楔形,有上下两面,左右前后四缘。上面为膈面,位于膈的下面,表面光滑隆突;下面为脏面,表面凹凹不平,有"H"形沟。横沟即第一肝门,连接于两纵沟之间,内有门静脉、肝动脉、肝管、淋巴及神经等出入。右纵沟由胆囊窝和腔静脉窝组成,内有胆囊、下腔静脉肝段等结构。左纵沟为脐静脉窝、静脉导管窝,内有肝圆韧带、静脉韧带等,该沟将肝左叶分为左内叶和左外叶。另外,胆囊中线至下腔静脉左缘的连线表示从功能和血管角度上区分肝脏的肝右叶和肝左叶,下腔静脉右缘与右下缘切迹的连线将肝右叶分为右前叶和右后叶。

二、检查适应证

(1)肝脏占位性病变,包括囊性占位和实性占位。实性占位主要是原发性肝肿瘤或转移性肝肿瘤。

(2)肝内感染性病变,包括肝脓肿等。

(3)肝内弥漫性病变,包括脂肪肝、肝硬化、血吸虫肝病等。

(4)肝内血管病变或异常,门静脉高压及侧支循环、肝动脉瘤、布加氏综合征等。

(5)肝先天性异常。

(6)肝脏外伤。

三、检查技术

(一)患者准备

肝脏超声检查多不需要特殊准备,个别因需要可进行空腹或饮水等准备。检查时,患者常呈平静均匀呼吸,并同时配合屏气等动作以利于扫查更大的范围。另外,对疑有传染性肝炎者,在检查前应嘱检查肝功能,在除外传染性肝炎后方可检查;如临床必须检查应采取一定的消毒隔离措施,包括探头的消毒或裹以塑料薄膜等,以防交叉感染。

(二)体位

患者常取平卧位,并常根据需要取左右侧位进行检查,个别可能采取卧位或坐位等。

(三)仪器

采用腹部型的超声诊断仪,兼有彩色多普勒和超声造影等功能。多选用弧形变频探头,频率3.0~3.5MHz,儿童检查常选用5.0MHz。

（四）检查方法

首先将仪器设置到腹部检查状态，并将探头放置于患者的右肋下、剑突下、左肋下、右肋间等部位进行扫查，观察肝脏的形态、质地、管道及有无异常回声团块的出现等。然后选用彩色多普勒状态，进行血流的检测，以了解肝内血管的血流状态。如有团块出现，则检测肿块内的血流情况，包括血流速度、阻力指数等血流参数。最后，如有必要可进行超声造影检查，观察肝内血管的血流情况及肿块的增强情况，以作出超声诊断印象。

四、正常肝脏超声表现及正常测量值

（一）灰阶超声表现

正常肝脏在常规超声图上呈现右叶厚而大，肝右叶最大斜径（肋缘下斜切显示右肝静脉或胆囊时）12～14cm。左叶小而薄（图3-1），轮廓规则光滑，左缘较锐薄，包膜呈均匀一致的线样高回声，膈面呈弧形的高回声条状结构；肝实质呈细点状、均匀的中等回声分布，正常肝脏的实质回声水平稍低于或大致相等于胰腺回声。肝内管道结构呈无回声树枝样管状结构（图3-2），肝静脉管壁薄而回声低；门静脉管壁厚而呈高回声。超声通常可显示门静脉2～3级分支，而肝动脉和胆管结构在肝实质内则不易显示，左右肝管多≤2mm，二级至三级胆管<1mm。正常门静脉内径为10～12mm，正常肝静脉内径为6～9mm。

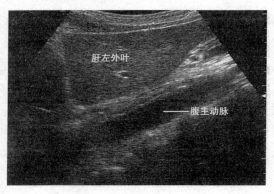

图3-1　灰阶超声，剑突下纵断面扫查显示正常肝脏左叶和其后方无回声腹主动脉

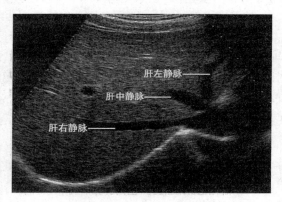

图3-2　灰阶超声，肝肋下斜断面扫查显示正常肝右叶实质回声及条状无回声的肝静脉

（二）彩色多普勒血流成像（CDFI）

CDFI可显示进肝的门静脉（多以红色表示）和离肝的肝静脉（多以蓝色表示）血流信号。

门静脉彩色血流愈到周边部血流愈细,而肝静脉血流愈到第二肝门部血流愈粗。肝动脉的彩色血流通常在肝内较难显示,有时仅在门静脉主干旁显示纤细的搏动状彩色血流(图3-3)。用脉冲多普勒对显示的彩色血流进行检测,血流信号可呈现搏动性或连续性血流曲线,可以此判断血流是动脉或静脉(图3-4),并可进行数据分析,如血流速度,阻力指数,搏动指数等。正常门静脉主干内血流方向为向肝性,流速15~25cm/s,流速受呼吸影响,吸气时增大,呼气时减小。

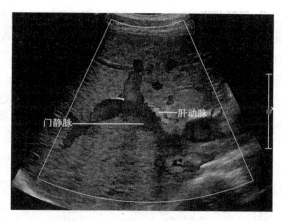

图 3-3　CDFI:显示肝门区向肝的红色门静脉和花色的肝动脉

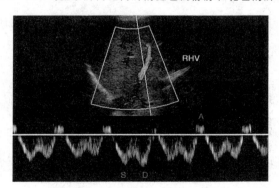

图 3-4　CDFI和脉冲多普勒,肋间扫查:显示蓝色的肝右静脉及下方脉冲多普勒检出的血流曲线

(三)正常肝脏超声造影表现

注射超声造影剂后,肝内首先出现肝动脉增强,从第一肝门部开始逐渐向肝内及周边呈树枝状增强(常为10~20秒),随后门静脉也增强(常在20~30秒),沿着肝动脉方向向肝内增强,逐渐使肝实质也增强,表现为弥漫性点状高回声,回声分布均匀;以后逐渐减退,回声降低,最后消失。整个过程3~10分钟。临床上常将肝脏超声造影分成三个期,动脉期(10~30秒),门脉期(30~120秒),延迟期(120~180秒)。

五、局灶性肝病

(一)肝囊肿

1.概述

肝囊肿已成为肝脏最常见的囊性病变。肝囊肿大多数为先天性,系肝内小胆管发育障碍所致。肝囊肿可单发或多发,大小不一,小者仅数毫米,大者可达 20cm 以上。临床表现依囊肿的位置、大小、数目,以及有无压迫邻近器官和有无并发症而异。肝囊肿较深、较小者多无症状;当囊肿增大可引起上腹膨胀不适、隐痛等临床表现。

2.灰阶超声表现

肝囊肿较小时,肝脏可无形态改变;囊肿较大者可致肝叶局部膨大,使肝脏下界下移或横膈抬高,囊肿表现为肝内出现一个或多个圆形的无回声区,包膜清晰、光整菲薄呈高回声(图 3-5);囊肿的后方呈增强改变。囊肿较大者囊壁可增厚,回声增高;囊内可有隔膜样回声,附着于囊壁上,并随体位改变而有漂浮现象;囊肿出血或感染时可在囊内出现细小的点状反射,亦可随体位改变而移动。多发肝囊肿可相互融合,呈椭圆或不规则形。

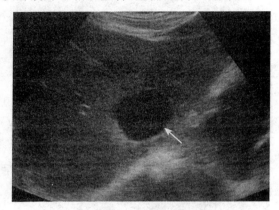

图 3-5　灰阶超声显示肝右叶囊肿(箭头所示)

3.CDFI

显示肝囊肿多无彩色血流信号,个别可在囊壁上显示彩色血流信号,且多为静脉血流。超声造影显示肝囊肿未见增强变化,呈无回声团块。

4.诊断要点

(1)肝内出现圆形无回声病灶;

(2)边界清晰完整;

(3)囊肿后方回声增强改变。

5.鉴别诊断

(1)感染性肝囊肿:囊肿发生感染后常可使囊肿的壁增厚增亮,内部可出现细小、密集的点状回声,并可随体位改变而有活动现象。彩色多普勒多未能显示病灶内部的彩色血流信号。

(2)肝脓肿:灰阶超声图像上常呈高低不等、点状或斑片状杂乱回声,可夹杂有无回声区;脓肿壁可增厚,厚薄不一或凹凸不平,脓肿后方可有增强改变。彩色多普勒多无彩色血流信号,但部分可见内部有少量彩色血流信号,用脉冲多普勒可测及动脉血流,RI 多小于 0.6。

(3)肝恶性肿瘤:当肝脏恶性肿瘤发生坏死液化时常在病灶内出现无回声区,尤其是出现大片坏死时需与肝囊肿鉴别。此时,肝恶性肿瘤除了有无回声区外,常可出现实质样回声,可高低不等,彩色多普勒多能显示彩色血流,脉冲多普勒可测及高阻力指数的动脉血流。

6.临床价值

近 20 年来,由于超声、CT 等影像技术的广泛应用使肝囊肿临床检出率逐年增多,发病率可达 2.5%～4.6%,并随着年龄增大而增高,80 岁以上者发病率可达 7%。肝囊肿在超声表现上有较高的特征性,诊断准确性可达 98% 以上,其可发现 5.0mm 左右的囊肿,是诊断肝囊肿的首选方法。但是,由于超声检查主要是依靠超声医生的技术和临床经验,加之近年来 CT 和 MRI 技术的不断改善,超声对 1.0cm 以下的囊肿检出率不如高分辨率的增强 CT 或 MRI。

(二)肝脓肿

1.概述

肝脓肿是临床上较常见的肝内炎症性病变,可分为细菌性肝脓肿和阿米巴肝脓肿。主要是由于化脓细菌或阿米巴原虫滋养体侵入肝脏所致。细菌性肝脓肿临床起病常较急剧,呈现较严重的毒血症等,可表现为突起寒战、高热、上腹痛,肝脏明显肿大、并有触痛,血液白细胞数增高等;而阿米巴肝脓肿起病多缓慢,症状相对较轻。病理显示细菌性肝脓肿常为多发,可形成许多小脓肿并融合成一个或数个较大的脓肿,而阿米巴肝脓肿常为单个脓肿。

2.灰阶超声表现

肝脓肿的病理表现依据其感染源、病程的不同阶段及治疗情况而有很大差异,故超声上亦有很大不同。一般可将肝脓肿依其发展及转归分为脓肿早期、脓肿形成期及脓肿吸收期。

(1)脓肿早期:由于此期肝脏处于局部炎症改变,即充血水肿等,使肝脏病变区呈现低回声至中等回声团块,内部分布欠均匀,形态可呈类圆形或不规则形,边界多模糊。

(2)脓肿形成期:病程逐渐发展使病灶区开始出现坏死、液化,并且液化范围逐渐扩大形成典型肝脓肿。可呈典型的无回声区内含高低不等回声、粗细不均的点状或斑片状回声,并可有条索状隔膜,有时可出现强回声的气体反射。如脓液相对较稀薄,该脓肿腔内容物可随体位改变而呈漂浮或旋动状,有时脓液可有分层现象;如脓液稠厚,则脓肿内容物不随体位改变而变化,呈现类似实质的不均质回声。脓肿壁呈典型的增厚的高回声,厚约 3～5mm,可厚薄不一,壁的内面不平整,呈"虫蚀状"改变(图 3-6);壁的外周仍有稍高回声的炎性反应圈,并且愈向外围该回声水平愈低,直至与正常肝组织回声一致。有时,脓肿壁的外缘界限可不清,脓肿后方回声呈增强改变。

(3)脓肿吸收期:随着抗菌药治疗或穿刺引流术后,脓肿腔可逐渐缩小甚至闭合,代之以稍高回声或稍低回声均匀的团块,个别可表现为强回声的钙化灶。

(4)伴随征象:位于膈顶处肝脓肿可使膈肌抬高,且随呼吸肝脏活动幅度减小;同时,大的肝脓肿可压迫肝内管道结构移位;部分病例可出现右侧胸腔积液等改变。

3.CDFI

在肝脓肿早期,彩色多普勒常可显示病灶内部及边缘有点状或条状彩色血流信号,脉冲多普勒可测及搏动性的动脉血流信号,而阻力指数多呈低阻型(RI<0.6)。在肝脓肿形成期,彩色多普勒在液化区无彩色血流信号,但在脓肿壁上偶可测及动脉血流信号,多呈低阻型。

4.超声造影表现

典型肝脓肿在超声造影上显示动脉期病灶内无增强呈无回声团块,而脓肿壁上可增强呈高回声,并随肝实质逐渐减退,门脉期脓肿壁多呈等回声改变。不典型肝脓肿常在动脉期快速增强（未坏死部分），而坏死部分未见增强呈无回声，从而使病灶呈现"蜂窝样"改变（图3-7，图3-8），并随着肝实质逐渐减退，门脉期和延迟期原增强部分呈等回声。

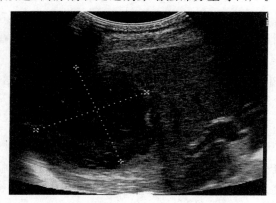

图3-6　灰阶超声，肝脓肿成熟期，示右叶低回声不均匀团块，壁厚且不平整，呈"虫蚀状"改变（标尺）

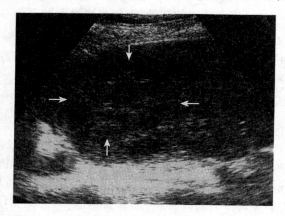

图3-7　灰阶超声，肝脓肿早期，显示右叶稍低不均匀区（箭头所示），边界不清

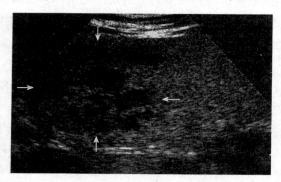

图3-8　超声造影：与图3-7为同一病例。造影后显示病灶呈蜂窝状改变（箭头所示）

5.诊断要点

（1）肝内圆形病灶；

（2）病灶呈无回声区内含高低不等回声、粗细不均的点状或斑片状回声；

（3）脓肿壁"虫蚀状"改变；

（4）CDFI出现低阻型动脉血流；

(5)超声造影呈蜂窝样改变。

6.鉴别诊断

(1)感染性肝囊肿:常在原有的肝囊肿内出现细密的点状回声,囊壁常稍增厚但尚规整,CDFI未显示彩色血流。

(2)肝癌:在肝脓肿呈实质样改变时或肝癌伴有感染时,两者之间较难鉴别。但肝癌实质成分更多,有时可出现周边低回声暗环,CDFI多能测及高阻型动脉血流。

(3)肝血管瘤:在较大的肝血管瘤中常可出现无回声或低回声与高回声交杂在一起而呈现混合回声肿块,与肝脓肿鉴别有一定困难。但肝血管瘤常边界较清晰。同时,临床上肝血管瘤者常无感染症状和体征,血液生化检查常为正常,这些可与肝脓肿鉴别。

7.临床价值

由于肝脓肿在整个病程中有不同表现,使超声所反映肝脓肿的声像图错综复杂及多样化,但超声能基本上反映肝脓肿的整个病理过程,超声对典型肝脓肿诊断符合率可达近100%。然而,由于抗生素的广泛应用使肝脓肿临床表现愈加不典型,且在肝脓肿的早期或吸收期,其声像图的表现存在着与其他疾病相似的图像,即异病同像,使临床诊断发生困难。近年来彩色多普勒的应用为提高肝脓肿的准确性起了积极作用,同时超声造影技术的出现使不典型肝脓肿的诊断符合率得到了进一步的提高。另外,利用超声重复性强的优势,定期的密切随访,观察肝脓肿的变化过程中所出现图像改变来明确诊断,可以提高符合率。超声引导下穿刺引流是达到明确肝脓肿诊断和治疗的必不可少的手段。

(三)肝血管瘤

1.概述

肝血管瘤是肝脏最常见的良性肿瘤,占良性肿瘤的41.6%～70.0%,可发生于任何年龄,女性多于男性。肝血管瘤大多属海绵状血管瘤,好发于右叶,以单发为多,但多发者亦可达10%以上。肿瘤较小者多为圆形,较大时,可呈椭圆或不规则形,并可向肝表面突起,巨大者可突向腹腔甚至盆腔。临床上患者多无症状,少数可出现上腹部不适等症状。肿瘤较大时可出现压迫症状。

2.灰阶超声表现

肝血管瘤边界多清晰,23%的患者可有分叶状或不规则边界。典型者可在肿瘤周围见高回声带状结构环绕,呈"花瓣"状或"浮雕状"改变,这一征象在肝血管瘤中具有较高的特异性。此外,有时可见肝血管瘤边缘有小管道进入,呈现"边缘裂开征",后方回声可有不同程度的增强。较大肝血管瘤可通过轻按压腹壁可见瘤体外形发生改变,出现压瘪或凹陷等现象,放松后即恢复原状。肝血管瘤的回声类型主要有以下四种:

①高回声型:最多见,多出现于较小的肝血管瘤中(<5.0cm),内部回声均匀,致密,呈筛孔状(图3-9)。②低回声型:较少见,近年来有增多趋势。多见于中等大小的肝血管瘤中,其内部以低回声为主,周边常有高回声条状结构环绕(图3-10)。③混合回声型:主要见于较大的肝血管瘤中,内有高回声、低回声及无回声区等混合,呈现粗网络状或蜂窝状结构,分布不均,强弱不等。④无回声型:极少见,瘤体内无网状结构等表现,但透声较肝囊肿略差。

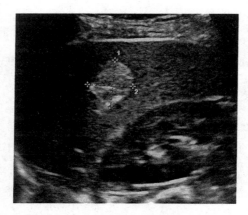

图 3-9   灰阶超声,肝血管瘤,显示肝右叶高回声均匀实质肿块,边界清晰(标尺)

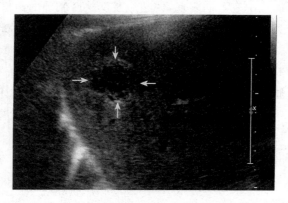

图 3-10   灰阶超声,肝血管瘤,显示肝右叶低回声团块,内部呈细网状,周边有高回声条状结构所环绕

3.CDFI

尽管肝血管瘤内血流丰富,但由于瘤体内血流速度较低,彩色多普勒常不易测及其血流信号,血流检出率仅占 10%～30%。如有血流信号,则彩色多普勒显示其血流多在肿瘤的边缘部(图 3-11),偶可有较丰富的彩色血流包绕。脉冲多普勒可测及动脉血流,阻力指数多<0.6,搏动指数<0.9(图 3-12)。

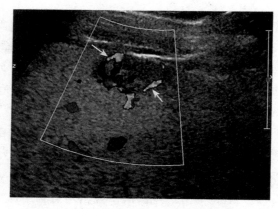

图 3-11   CDFI 显示低回声肝血管瘤周边有彩色血流信号(箭头所示)

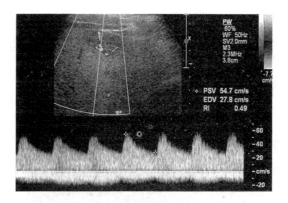

图 3-12　脉冲多普勒,显示肝血管瘤周围的彩色血流为动脉血流,RI＝0.49

4.超声造影表现

注射超声造影剂后,显示肝血管瘤在动脉期呈周边部环状增强(图 3-13,图 3-14),并逐渐呈结节样向中央延伸(图 3-15),在门脉期或延迟期全部填充呈高回声或等回声均匀团块。如肿瘤较大,病灶可不完全填充,则病灶中央呈不规则形的无回声区(图 3-16)。

5.诊断要点

(1)正常肝内出现圆形高回声肿块。

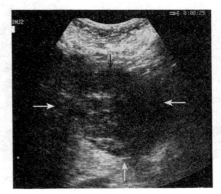

图 3-13　灰阶超声,肝血管瘤,显示肝 左叶稍低回声团块(箭头所示)

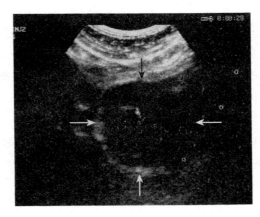

图 3-14　超声造影,与图 3-13 同一病例,动脉期显示从病灶周边开始增强,呈环状高回声(箭头所示)

（2）内部呈网状或均匀回声。

（3）可有高回声带状结构环绕或边界清晰。

（4）彩色多普勒在周边部出现低阻型彩色血流。

（5）超声造影显示造影增强从周围向中央的逐渐增强。

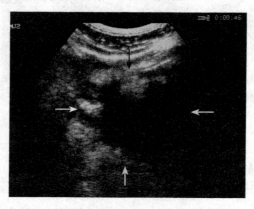

图 3-15　超声造影，与图 3-13 同一病例，门脉期显示增强向病灶内部延伸，呈结节状（箭头所示）

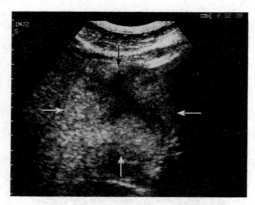

图 3-16　超声造影，与图 3-13 同一病例，延迟期显示病灶基本上填充呈高回声，
中央有少许未增强区，呈不规则形（箭头所示）

6.鉴别诊断

（1）肝囊肿：无回声型的肝血管瘤有类似征象。但肝囊肿边界更清晰，囊内无回声区更明显，透声更好。同时，彩色多普勒无彩色血流显示。超声造影亦可见整个病灶未见增强。

（2）肝脓肿：常有较厚的壁，且不规整。内部回声可呈高低不等杂乱回声并可出现无回声区。临床常有感染症状和体征，对鉴别有一定的帮助。

（3）原发性肝癌：原发性肝癌表现多样，可出现不同回声的占位，以低回声为主，内部表现为结节状、马赛克等，周围常有声晕。彩色多普勒常显示病灶内有较丰富的彩色血流，并能测及高阻型的动脉血流（RI＞0.6）。超声造影常示病灶呈快进快出的增强表现。另外，血液生化检查如甲胎蛋白升高等可进一步支持肝癌的诊断。

7.临床价值

高回声肝血管瘤由于其表现较典型，超声诊断符合率较高，可达９５％以上。但低回声和混合回声型肝血管瘤由于其与原发性肝癌表现类似,容易引起误诊。因此,彩色多普勒超声及超声造影的应用对其准确诊断有很大帮助,其诊断准确性可与增强 CT 和 MRI 相媲美。

(四)肝包虫病

1.概述

包虫病又名棘球蚴病,是一种人畜共患的寄生虫病。我国多分布于西北地区。由于其幼虫主要寄生于肝脏,故又称肝包虫病。临床上又以细粒棘球绦虫所致的肝包虫囊肿为多见,其多为单发,生长缓慢。临床上多无自觉症状,常在感染多年后体格检查偶然发现。一般情况良好,仅在囊肿长得很大时,才有上腹胀痛、体重减轻、消瘦和贫血等表现。

2.灰阶超声表现

肝包虫囊肿表现根据其发病过程可进行如下分型:

(1)单囊型:表现为肝内出现单个圆形或类圆形无回声区,边界清晰光滑,囊壁增厚完整,为中高回声,壁厚 3~5mm,可呈双层,两层之间的无回声间隙通常小于 1mm,囊肿后方回声增强(图 3-17)。同时可出现细小的点状反射堆集于囊底,随体位改变而漂浮,形成"飘雪"征。

(2)多囊型:表现为大的囊肿内有多个大小不等圆形小囊,呈葡萄状或蜂窝状,偶见小囊中又含有更小囊,形成多囊型包虫病特征性表现"囊中囊"征象。

(3)混合型:多由于老化和机械、化学损伤以及感染使包虫囊肿出现一系列变性、退化、坏死等改变,超声可显示内囊分离、内囊破裂塌陷、囊实变及实变等改变,呈现高低不等、点状片状回声夹杂的混合回声团块(图 3-18)。

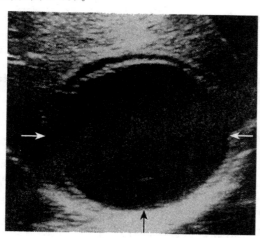

图 3-17 灰阶超声,肝包虫病,显示肝内圆形无回声肿块,囊壁清晰,呈双层样(箭头所示)

3.CDFI

由于肝包虫病是寄生虫性疾病,肝内病灶缺乏肿瘤血供,故彩色多普勒均无彩色血流信号的显示。但如病灶并发感染则可在炎性区出现彩色血流。

4.超声造影表现

由于肝包虫病缺乏血供,故造影后显示病灶未见增强,呈无回声团块,境界清楚。

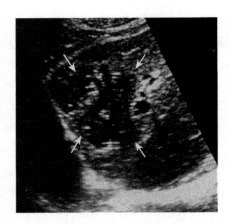

图 3-18　灰阶超声,肝包虫病,显示肝左叶高低回声混合的团块,边界不清(箭头所示)

5.诊断要点

(1)肝内出现圆形病灶;

(2)病灶呈无回声或伴细小密集的点状回声;

(3)囊壁厚但规整可呈双层结构;

(4)彩色多普勒显示病灶未见彩色血流。

6.鉴别诊断

(1)肝囊肿:常显示较薄的囊壁,囊内液体回声清晰,常无囊砂回声等。

(2)肝脓肿:常有较厚的脓肿壁,内部回声可不均匀并有无回声区出现,彩色多普勒常在无液化的实质内测及低阻性彩色血流。

(3)肝癌:除显示肝内实质性肿块外,常可在病灶周边出现晕圈或暗环,并常在病灶内显示彩色血流,并可测及高阻性动脉血流。而超声造影则多显示为快进快出的肝癌特征表现,对肯定肝癌的诊断有很大帮助。

7.临床价值

肝包虫病在超声表现上多具有一定特征性,尤其是出现"囊中囊"、内囊分离、破裂、内壁钙化等表现时,超声的诊断符合率可达 97%。同时,超声可对肝包虫病不同表现进行临床进展和转归的判断,亦能进行其疗效的评价。因此,超声是肝包虫病检查的首选方法。另外,在流行地区亦可进行普查,对早期发现和早期治疗具有积极意义。近来,已将超声引入到肝包虫的介入治疗方面,通过超声引导对肝包虫囊肿进行穿刺抽吸引流,并注入乙醇、甲醛等硬化治疗,有较高的疗效。

(五)原发性肝癌

1.概述

原发性肝癌是由肝细胞或肝内胆管上皮细胞发生的恶性肿瘤,简称肝癌。我国为肝癌高发区,每年约有 11 万人死于肝癌,占全世界肝癌死亡病例的 45% 左右。发病年龄多在中年以上,男多于女。肝癌发病隐匿,早期无临床症状,发现时多已为中晚期。

原发性肝癌分为肝细胞性肝癌、胆管细胞性肝癌和混合性肝癌,而肝细胞性肝癌占 90%。本节主要描述原发性肝细胞肝癌。

2.肝癌灰阶超声表现

(1)包膜和形态:多数癌结节具完整或不完整包膜,可出现侧壁回声失落现象;形态多呈圆形或类圆形,部分可呈不规则形。

(2)内部回声:肝癌结节内部回声多而复杂。大致可分为低回声型、等回声型、高回声型、混合回声型,而以低回声型和混合回声型较多见(图3-19)。同时,这些结节可表现为镶嵌状或结节中结节状等肝癌较特异的征象。

(3)周围暗环:部分肝癌具有周围窄暗环(图3-20),为肿瘤结节推开其周围小血管而形成周围血管围绕征。

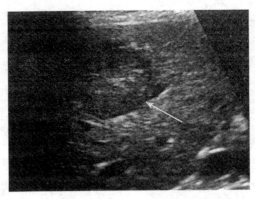

图 3-19 灰阶超声,原发性肝细胞性肝癌,显示肝右叶低回声不均团块,边界尚清(箭头所示)

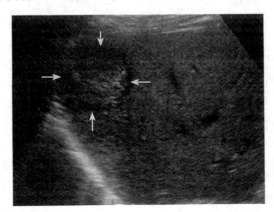

图 3-20 灰阶超声,原发性肝细胞性肝癌,显示肝右叶稍高回声欠均团块,周围有晕圈(箭头所示)

(4)后方回声:肝癌结节后方回声常可呈轻度增强变化,尤其是小肝癌。同时,肝癌结节的后方两侧常有侧后声影,系由于纤维包膜所致。

(5)常具肝硬化图像,表现为回声增强增粗,分布不均匀。

(6)癌栓:原发性肝癌易发生癌栓,表现为血管内有低、中等回声的实质团块,常出现在肝癌旁的门静脉内,可部分或完全填充管道内(图3-21)。癌栓亦可出现在肝静脉或肝管内及下腔静脉内。

(7)肝内扩散及侵入邻近脏器:肝癌可通过门静脉系统及肝内淋巴管道而造成肝内播散,使肝内其他部位出现小的肝癌结节。

(8)转移：可向多处转移。除经下腔静脉转移至肺外，较常见为第一肝门旁与腹主动脉旁、后腹膜淋巴结转移。

3.小肝癌的超声表现

肝癌结节的最大径线在 3cm 以下者，名小肝癌。小肝癌声像图较特征表现为低回声结节（图 3-22），圆形或椭圆形，有细薄包膜，部分可有浅暗环；后壁回声轻微增强；内部细小低回声，分布均匀或不均，中心部位可有稍高不均匀区；后方回声轻度增强。

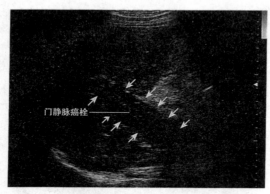

图 3-21　灰阶超声，门静脉癌栓，显示门静脉主干和右支为实质性回声所填充（箭头所示）

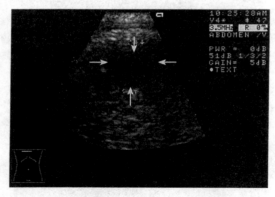

图 3-22　灰阶超声，小肝癌，显示肝内 2cm 左右的低回声团块，边界欠清（箭头所示）

4.CDFI

(1)富血供型：癌结节内出现线状、分支状彩色血流，脉冲多普勒测及动脉血流，阻力指数（RI）>0.6（图 3-23，图 3-24）。

(2)少血供型：肿瘤内部无血流信号。

(3)小肝癌型：CDFI 多能显示点线状血流，脉冲多普勒多能测及动脉血流，RI>0.6（图 3-25，图 3-26）。

5.超声造影表现

注射超声造影剂后，在动脉期早期病灶快速增强（比肝实质为快），常出现在注射超声造影剂后的 10～25 秒，多表现为整体均匀增强，呈高回声（图 3-27，图 3-28）；如病灶有坏死可呈现不均匀增强。随后，病灶回声较快消退，在门脉期病灶常呈低回声改变（图 3-29）；肝细胞性肝癌这种较典型的"快进快出"超声造影表现对诊断肝癌有较高的特异性和敏感性。也有部分病灶至延迟期才呈低回声改变。然而,也有极少数病例门脉期和延迟期始终呈等回声改变。有报道这可能与肝细胞癌的分化程度有关,分化程度越好其门脉期或延迟期低回声出现的机会越少。

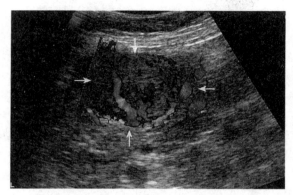

图 3-23 CDFI:肝癌,显示病灶内线状、树枝状彩色血流(箭头所示)

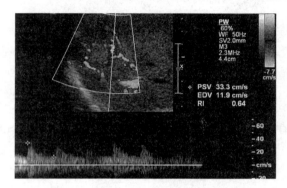

图 3-24 脉冲多普勒,肝癌,脉冲多普勒检测肝癌内彩色血流为动脉性,RI=0.64

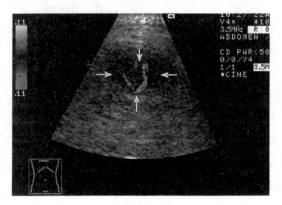

图 3-25 CDFI:小肝癌,显示病灶内有分支状彩色血流(箭头所示)

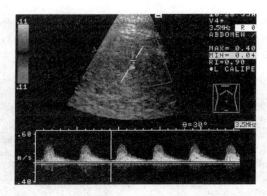

图 3-26　脉冲多普勒,小肝癌,脉冲多普勒检测病灶内的彩色血流为动脉性 RI＝0.90

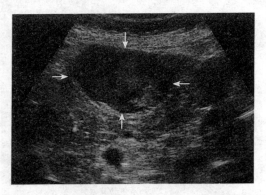

图 3-27　灰阶超声,原发性肝癌,超声造影前灰阶超声显示肝内低回声肿块(箭头所示)

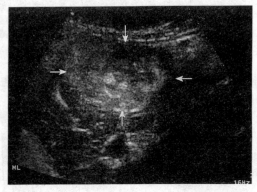

图 3-28　超声造影,为图 3-27 同一病例。显示动脉期病灶快速增强呈不均匀高回声(箭头所示)

6.诊断要点

(1)肝内出现低回声为主的实质性肿块。

(2)内部回声不均匀,或呈多结节状,或马赛克图像等。

(3)肿块周边常出现声晕。

(4)后方回声常增强。

(5)CDFI 显示高阻性动脉血流(阻力指数常＞0.6)。

(6)超声造影显示"快进快出"增强表现。

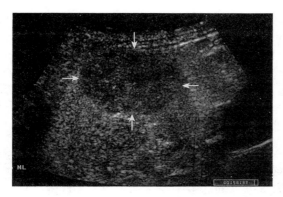

图 3-29　超声造影,为图 3-27 同一病例。显示门脉期病灶减退呈低回声(相对于周围肝实质回声,箭头所示)

7.鉴别诊断

(1)肝血管瘤:如肝血管瘤为网状高回声团块,边界呈"花瓣样"改变时诊断较容易,但有些肝血管瘤可出现低回声不均质、混合回声不均质等改变,与肝癌鉴别诊断有一定的困难。CDFI 常不易显示肝血管瘤内的彩色血流,并且超声造影能显示典型的从周围向中央缓慢增强的表现,对肯定肝血管瘤诊断有很大帮助。

(2)肝脓肿:肝脓肿呈单发或多发,较典型时呈壁厚、内壁粗糙不整、无回声或不均匀回声团块,再结合这类患者多有短暂发热病史等,使诊断较容易。然而,随着近年来抗生素的广泛应用,肝脓肿的超声和临床表现常不典型,而彩色多普勒显示病灶内部有低阻性动脉血流,对诊断有帮助。超声造影提示病灶表现为蜂窝状图像,对诊断有肯定作用。

(3)不均匀性脂肪肝:肝内脂肪分布不均常可使肝内出现局部高回声或低回声灶,而低回声型与肝癌更容易混淆。但这些病灶多位于肝门旁,如肝右前叶、左内叶门脉旁,内部回声较低但多均匀,在实时状态下,边界可不规则或欠清,亦可向肝实质内呈"蟹足样"延伸。CDFI 显示病灶内无异常动脉血流信号。超声造影表现为该病灶增强与肝实质呈同步增强和同步减退。

(4)转移性肝癌:肝内出现多发的低回声不均质团块,多有晕圈等改变,这类病灶常为多发,并且肝实质回声多无肝硬化表现,可以资鉴别。CDFI 显示病灶内血流常较原发性肝癌为少,但测及的动脉阻力指数与原发性类似呈高阻力型。超声造影显示的病灶增强方式多呈环状增强,且消退比原发性亦快,对两者的鉴别有参考意义。

8.临床价值

早期发现、早期治疗小肝癌是提高肝癌患者生存率的关键。尽管 AFP 对肝癌诊断的特异性较高,但对小肝癌的敏感性较低,只有 30%～50%,因此,联合应用超声和 AFP 对肝癌高危人群进行普查在目前被认为是较理想的首选方法。有报道在一组近二万肝癌高危人群普查中,用此种方法发现了 98 例肝癌,手术切除率达 70.6%,一年生存率达 88.1%,2 年生存率达 77.5%;而对照组有 18 例肝癌均未能手术切除,生存期均小于一年,由此可见肝癌早期发现的重要性。近年来,随着超声仪器分辨力的不断提高,小肝癌的检出率也逐渐上升,有报道可达 70%～90%。如联合彩色多普勒和超声造影等技术,则小肝癌的超声诊断准确性可高达 95% 以上,与先进的增强 CT 和 MRI 等技术相当。当然,在超声和 CT 等技术不能诊断时,超声引导下对肝占位病灶进行穿刺活检是明确诊断的必要手段。

(六)转移性肝癌

1.概述

肝脏是人体最大的实质脏器,血流丰富,是恶性肿瘤最常见的转移部位,尤以消化道和盆腔癌肿向肝转移为多见,多经门静脉、淋巴管及肝动脉转移至肝内,亦可直接侵犯肝脏。

转移性肝癌大体病理与原发性基本一致,但大小不定,数目不等,可呈1~2个孤立结节或全肝弥漫性分布大小不等的结节。癌结节多较硬,如有中央出血坏死则可较柔软,在肝表面可形成特征性的脐状凹陷,正常肝组织较少伴有肝硬化。临床上,早期多无明显症状,多因术前常规检查而发现。在临床过程中可仅有原发癌的表现而无肝脏受累的症状。当发生肝脏广泛转移时,可出现上腹胀痛、发热、腹水等表现。

2.灰阶超声表现

(1)形态:转移性肝癌在声像图上表现各异、形态不一,小者多呈圆形,大者呈椭圆或不规则形,并可向肝表面突起。转移灶较多时,病灶可弥漫性分布或融合成团块。

(2)边界:多清晰而光整,可呈不规则形。

(3)内部回声

1)高回声型:病灶呈高回声(图 3-30),亦可呈斑块状,内部分布不均,边界多不规则,周边常有细薄的暗环,即晕圈;可呈"牛眼"状,即癌肿内部呈高回声区,周围有无回声环;后方回声轻度衰减。常出现于多发性小结节型转移性肝癌中。另外,在较大转移性肝癌中,可出现多结节相互融合形似葡萄,故名为"葡萄串"征。此型多见于肺、胃、卵巢癌的转移。

2)低回声型:肿瘤往往较小,内部呈低回声,分布不均,边界尚清,但多有晕圈(图 3-31),常见于乳腺、胃、食道、肠道等腺癌型的转移。

3)混合回声型:病灶呈环状高回声,中央为无回声型,亦可强弱不均,呈条状分隔型。常见于较大的肝转移性癌,多来源于卵巢、胃肠道癌肿及具有分泌功能的癌和肉瘤等。

(4)后方回声:病灶后方回声多无明显改变,部分可有轻度衰减。

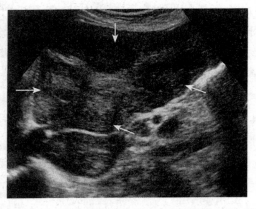

图 3-30 灰阶超声,转移性肝癌,显示肝内散在高回声和低回声病灶,周围有晕圈(箭头所示)

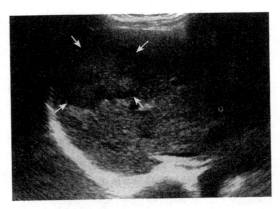

图 3-31 灰阶超声,转移性肝癌,显示造影前肝右叶低回声、有晕圈的团块(箭头所示)

(5)肝内管道结构:肿瘤较大时常引起门静脉、肝静脉、下腔静脉受压、推移及显示不清等,但较少出现血管内癌栓现象。

(6)转移:可在肝门及胰腺、腹主动脉周围有多个淋巴结肿大,多呈低回声,并可相互融合。

(7)原发部位:如原发灶在肾、胰、膀胱、附件等处,则能发现异常回声的肿块,对支持肝内转移有肯定作用。

3.CDFI

由于转移性肝癌种类较多,肿瘤内血供表现不一。彩色多普勒显示转移性肝癌常有少量血流,多为点线状,显示率可达 67%～80%,较原发性肝癌显示率为低;脉冲多普勒亦可测及动脉血流频谱,流速、阻力指数及搏动指数均高于良性肿瘤。但在肿瘤内未检出彩色血流信号时,仍不应除外转移性肝癌。

4.超声造影表现

注射造影剂后,病灶常在动脉期呈快速环状增强或整体增强,峰值时常呈环状高回声或高回声改变(图 3-32);但转移性肝癌消退较快,常在动脉晚期或门脉早期即呈低回声改变(图 3-33),出现的时间明显比原发性肝癌为早。同时,在造影增强期间,尤其在门脉期,通过连续扫查显示肝内低回声病灶可提高肝内其他转移灶的检出。

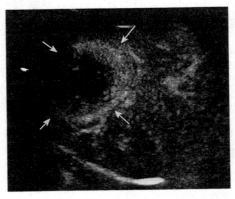

图 3-32 超声造影,与图 3-31 为同一病例,动脉期显示病灶快速环状增强,呈高回声,中央增强不明显(箭头所示)

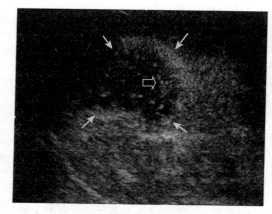

图 3-33 超声造影,与图 3-31 为同一病例,门静脉期原环状高回声的内侧部分已消退呈低回声(空心箭头)

5.诊断要点

(1)肝内出现多发的低回声病灶。

(2)内部回声不均。

(3)病灶周边常有暗环。

(4)门静脉常无癌栓。

(5)CDFI 显示高阻力性动脉血流。

(6)超声造影显示病灶环状增强和快速消退。

6.鉴别诊断

(1)原发性肝癌:常有肝硬化背景。病灶多为单发,但出现多发病灶时,二维声像图与转移性肝癌鉴别有一定困难。而 CDFI 虽然能提供其良恶性的信息,但要鉴别其原发性和转移性则有困难。超声造影常呈整体型增强为主的表现,对明确诊断有参考意义。

(2)肝脓肿:多发性肝脓肿,尤其如细菌性肝脓肿,易误为转移性肝肿瘤,此类回声多为单一低回声型,边界常模糊,无晕圈,后方回声可增高,同时,结合病史可帮助诊断。

(3)肝血管瘤:肝内出现多种回声的肝血管瘤时,并且这类患者肝实质多正常,容易被误为转移性肝肿瘤。但这些病灶周边多无明显的暗环,可有较厚的高回声带,内分布均匀,按压后形变,则有助于诊断。超声造影对两者的鉴别有很大帮助。

7.临床价值

超声检查中,如发现肝内出现多个有晕圈的高回声团块、中央液化的环状高回声团块、散在分布 0.5~2.0cm 的低回声或多种回声型的团块,应考虑转移性肝癌的可能。此时,应尽量寻找原发灶,或结合其原发病的病史以明确诊断。由于超声检查的局限性,常不易检出原发灶,加之转移性肝癌多为散在分布,声像图上表现众多,有时表现不典型,即使同一种转移癌亦可有多种不同表现。因此,要从超声表现来推断原发于何种脏器,实际上是困难的。CT 和 MRI 对转移性病灶的特异性高于常规超声检查。而超声造影能大大提高转移性肝癌的定性诊断准确性和检出率。有报道在一组转移性肝癌的检出率比较中,超声造影比常规超声多检出 30% 左右的转移灶。因此,对于转移肝癌的诊断,还需结合临床检查及多种影像技术综合判断。

六、弥漫性肝病

(一)脂肪肝

1.概述

脂肪肝现已成为我国常见病,为仅次于病毒性肝炎的第二大肝病,已被公认为隐蔽性肝硬化的常见原因。脂肪肝是一个常见的临床现象,而不是一个独立的疾病,包括脂肪变性、脂肪肝炎和脂肪肝肝硬化等病理改变。脂肪肝主要为肝细胞中的中性脂肪、脂质沉着堆积过多,超过生理含量。其临床表现轻者无症状,重者常有上腹不适,食欲缺乏,肝功能异常等改变,确诊脂肪肝多靠肝穿刺活检。

2.灰阶超声表现

(1)弥漫性脂肪肝:肝内呈弥漫性密集、细小点状回声,呈"明亮肝"。肝区回声分布不均,前区回声增高,远区回声衰减,整个肝区透声性降低(图 3-34)。肝内血管结构清晰度明显降低,纹理不清,严重者呈"消失状"。肝大小可正常,或轻～中度肿大。

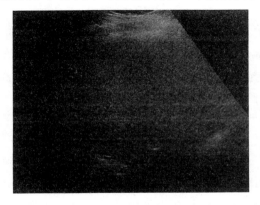

图 3-34　灰阶超声:脂肪肝,显示肝实质弥漫性增强,回声密集,后方略有轻度衰减

(2)非均匀性脂肪肝:肝内脂肪堆积,局限于肝的一叶或数叶,呈不规则分布,可呈相对稍高回声,也可呈相对低回声区,边界较清楚,不定形,后方无衰减,周围无声晕,主要与肝癌和肝血管瘤鉴别。

3.CDFI

脂肪肝的衰减,CDFI 显示肝内血流信号较正常明显减弱,出现门静脉、肝静脉等血流颜色变暗、变少、甚至消失。而脉冲多普勒显示的血流曲线形态仍为正常。

4.超声造影表现

主要针对非均匀性脂肪肝。注射造影剂后,肝内不均匀脂肪区域出现与周围肝实质同步增强和同步减退,动脉期和门脉期均呈等回声改变。

5.诊断要点

(1)肝内回声呈较亮的密集均匀。

(2)随着深度的增加,肝内回声出现逐渐衰减的征象。

(3)CDFI 显示肝内血管走行正常。

(4)如出现局灶不均脂肪,CDFI 常显示该病灶无动脉血流的出现。

(5)超声造影常呈同步增强、同步减退。

6.鉴别诊断

(1)肝癌:主要是与局灶性脂肪病变进行鉴别。除肝内出现低回声病灶外,常可用CDFI在病灶内测及高阻性动脉血流,这对明确诊断具有肯定价值。

(2)肝血管瘤:可时而出现在脂肪肝中,与灶性脂肪不均鉴别有困难。超声造影可明确肝血管瘤的诊断。

7.临床价值

脂肪肝常规超声表现上具有一定的特征,诊断较容易,其诊断的准确性可达80%以上。但对非均匀性脂肪肝,有时单凭常规超声诊断较困难,尤其呈局灶性的脂肪肝,超声造影对其鉴别诊断具有决定性的意义。相对于增强CT和MRI,尽管诊断的准确性相差不大,但超声以其方便、价廉等特点已成为诊断脂肪肝的首选检查方法。

(二)肝硬化、门脉高压

1.概述

肝硬化是一种由多种原因所致的肝细胞变性坏死、结疤、纤维化和增生,最后导致的肝小叶和血管结构混乱排列、假小叶形成的慢性疾病。我国多为肝炎性肝硬化。肝硬化早期可无明显症状和体征。肝硬化晚期临床最重要的表现主要是与门静脉高压有关,可出现肝大、黄疸、腹水、肝性脑病、食道静脉曲张出血等。食道静脉出血量大可致呕血、危及生命;胃肠道出血可由门静脉系统的其他侧支所致;凝血机制障碍也是肝硬化的一个重要表现。

2.超声表现

(1)早期肝硬化:肝脏大小变化不明显,血管纹理基本正常,无特异的声像图。

(2)典型肝硬化:肝脏体积缩小,左右叶均缩小或左叶代偿性增大。缩小的肝脏向右季肋部上移。肝包膜呈锯齿状,边缘角变钝或不规则。肝区回声增粗增强,分布不均(图3-35),部分呈颗粒状、结节状(图3-36),可为低回声或高回声,多在0.5~2.0cm。肝内血管粗细不均或纹理紊乱,肝静脉变细(图3-37),门静脉增宽,肝动脉可代偿性增宽。脾大、腹水、胆囊壁增厚。

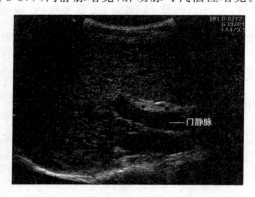

图3-35 灰阶超声:肝硬化,显示肝实质回声增强增粗,分布不均

(3)门脉高压的超声表现:门静脉扩张(>1.3~1.5cm),脉冲多普勒示流速减慢(图3-38);肝动脉较正常易显示或增宽,流速可增高,且RI亦增高;CDFI示肝静脉变细、颜色变暗,脉冲多普勒示流速减低,呈类似门静脉血流曲线;同时,CDFI显示脐静脉重开,血流与门脉矢状段

囊部相通;门脉血流速度降低,部分呈双向甚至反向的离肝血流,个别门脉内可有血栓形成;门脉周围静脉扩张及门脉血栓海绵样变性;腹壁静脉曲张;食管胃底静脉曲张(图 3-39,图 3-40);脾大,脾门区脾静脉增宽>1cm 等改变。

3.诊断要点

(1)肝形态失常。

(2)表面不平整。

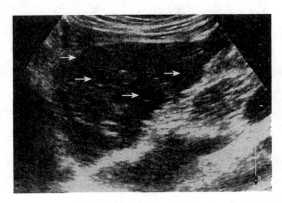

图 3-36　灰阶超声:肝硬化,显示肝实质回声增强增粗,分布不均,呈高回声或低回声结节(箭头所示)

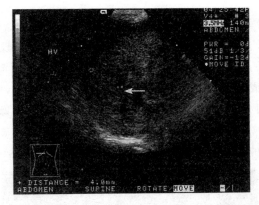

图 3-37　灰阶超声:肝硬化,显示肝实质内变细、浅淡的肝静脉(箭头所示)

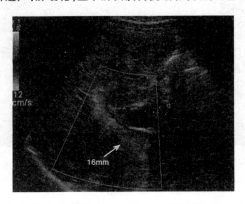

图 3-38　CDFI:肝硬化门脉高压,显示红色的门静脉增宽达 16mm(箭头所示)

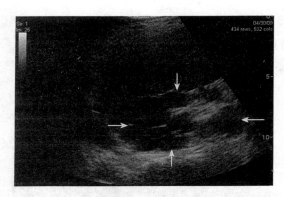

图 3-39　灰阶超声,门脉高压,显示肝后方的胃底静脉扩张呈蜂窝样(箭头所示)

(3)内部回声增粗增强分布不均匀。

(4)CDFI 显示门静脉高压征象。

4.鉴别诊断

(1)脂肪肝:肝内呈密集增强回声,分布均匀并有衰减现象。彩色多普勒血流表现基本正常,无门静脉高压征象。

(2)血吸虫肝硬化:有接触史。超声典型表现为地图肝。

5.临床价值

常规超声对典型的肝硬化诊断较容易,尤其是已形成门脉高压者,其诊断肝硬化的准确性可达 85% 以上。但是,在早期肝硬化或肝纤维化时,常规超声诊断较困难,需经超声引导下肝穿刺活检才能确诊。此外,CDFI 通过门静脉系统的检测可评估门静脉高压形成与否及严重程度,并可判断其侧枝形成的情况及治疗后的疗效评价等。近年来,弹性成像技术在肝纤维化及肝硬化的诊断中应用日趋广泛,包括瞬时弹性、声辐射力触诊成像(acoustic radiation force impulse,ARFI)、剪切波弹性成像(shear wave elastography,SWE)等,其能够反映组织的硬度信息,进行定性及定量分析,为肝纤维化及肝硬化的无创性诊断与评价提供了一种新的方法。

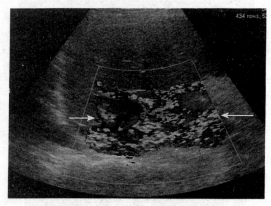

图 3-40　CDFI:与图 3-39 为同一病例,显示扩张的胃底静脉被红色和蓝色所填充,提示为静脉(箭头所示)

(三)肝血吸虫病

1.概述

我国多以日本血吸虫感染为主,虫卵随门静脉血流入肝,抵达于门静脉小分支,在门管区等处形成急性虫卵结节,故在肝表面和切面可见粟粒或绿豆大结节,肝细胞可有变性,小灶性坏死与褐色素沉着。后期可见门静脉周围有大量纤维组织增生,形成肝硬化,较大门静脉分支管壁增厚,管腔内血栓形成。

临床表现多有疫水接触史。急性期患者可发热、头痛、荨麻疹、腹痛、腹泻、肝脾肿大等,严重者可出现毒血症等。慢性者可无任何症状或仅有腹泻伴里急后重、肝脾肿大等表现。

2.超声表现

肝血吸虫病在急性期缺乏特征性变化主要为肝轻度肿大,以左叶明显,肝区较密中小点状回声。彩色多普勒未显示异常改变。在慢性期和后期可表现为肝叶比例失调,左叶增大,表面高低不平可呈结节状;肝内呈密集中等或较大的高回声斑;也可呈现高回声纤维条索或网格样结构将肝实质分隔成不同大小的区域,类似地图,故称"地图肝"(图3-41)。同时,门静脉管壁可增厚变亮,脾显著增大。晚期可出现肝硬化、门脉高压、腹水等改变。CDFI主要显示晚期门脉高压的征象,包括门静脉血流降低、血流反向、静脉曲张等。

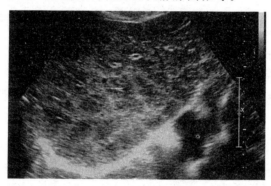

图3-41　灰阶超声,肝血吸虫病,显示肝内回声增强增粗呈网状,地图肝

3.诊断要点

(1)肝表面不平整。

(2)肝内部回声分布不均,呈斑块状或地图样。

(3)门静脉管壁回声增高。

4.鉴别诊断

(1)肝炎性肝硬化:主要表现在肝实质回声增强增粗,甚至呈结节状。另外,可有病毒性肝炎的病史及血液病毒抗体或抗原阳性等。

(2)脂肪肝:肝内回声密集增强并有衰减现象,肝内管道结构呈现"消失"状态。

5.临床价值

由于日本血吸虫成虫寄生在门脉系统引起肝脏病变,早期超声诊断困难;但在慢性和后期血吸虫肝病超声图像上具有一定特征,诊断符合率较高。

(四)淤血肝

1.概述

淤血肝是右心衰竭最重要和较早出现的体征之一。主要是由于右心衰竭导致静脉回流受阻,使下腔静脉、肝静脉等压力升高,继而肝内中央小静脉扩张、淤血使其周围肝细胞发生缺血、缺氧、坏死和结缔组织增生等病理改变。临床上可在短时间内迅速加重原有症状,肝脏急剧增大,肝包膜迅速被牵张,疼痛明显,并出现黄疸、转氨酶升高、腹水等征象。

2.灰阶超声表现

主要表现肝脏径线增大、肝静脉增宽(多大于 10~12mm)、下腔静脉增宽(前后径多大于 18mm),其波动状现象减弱或消失,并时而见腔内由于血流缓慢所致的"云雾"状回声(图 3-42,图 3-43);肝内回声密集增强,病程长者可增粗增强。同时,还可发现肾静脉和下肢静脉内径均增宽,门静脉可在正常范围内。

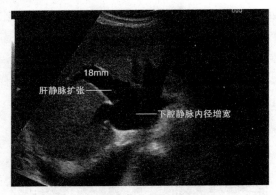

图 3-42　灰阶超声:淤血肝,显示肝静脉扩张达 18mm(箭头所示)

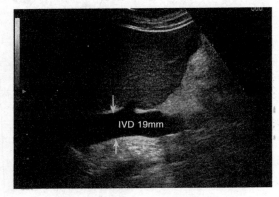

图 3-43　灰阶超声:淤血肝,显示下腔静脉扩张达 19mm(箭头所示)

3.CDFI

下腔静脉和肝静脉血流颜色变暗,闪烁现象变弱;脉冲多普勒示肝静脉的离肝血流及下腔静脉回流速度降低。

4.诊断要点

(1)肝脏肿大。

(2)肝静脉和下腔静脉增宽。

(3)彩色多普勒出现肝静脉、门静脉、下腔静脉的血流改变。

5.鉴别诊断

(1)肝炎性肝硬化:肝内回声增强增粗呈结节状,肝静脉变细,门静脉增宽或正常。

(2)血吸虫性肝硬化:肝内回声呈地图肝表现,具有特征性,并且肝静脉常变细而下腔静脉多正常。

6.临床价值

超声对心源性肝肿大的诊断有较高的特异性,如出现肝肿大和下腔静脉扩张则基本可确立诊断。彩色多普勒对进一步确定诊断及分析病因提供了更多的依据。

(五)布加综合征

详见第九章血管疾病。

第二节　胆道系统

一、解剖概要

胆道系统包括胆囊和胆管两大部分。

(一)胆囊

胆囊(gallbladder)位于肝右叶脏面下方的胆囊窝内,长 7～12cm,宽 3～4cm,容量 35～50ml。胆囊分为底、体和颈三部分。胆囊管长约 2～3cm,内径 0.2～0.3cm,常以接近水平的锐角从右侧汇入胆总管。

(二)胆管

胆管(bile duct)分为肝内和肝外胆管两部分。肝内胆管与肝动脉和门静脉分支一起走行于 Glisson 鞘内。段肝管内径为 0.1～0.2cm,正常情况下超声能显示。

左右肝管与各段肝管相延续,与肝总管、胆总管(common bile duct)一起构成肝外胆管。肝总管长 3～4cm,内径为 0.4～0.6cm。肝总管在十二指肠韧带外缘走行,位于肝固有动脉的右侧和门静脉的右前方,肝总管背侧有右肝动脉横行通过,肝总管与胆囊管汇合成胆总管。

胆总管长 4～8cm,内径为 0.3～0.8cm。胆总管依行程分为十二指肠上段、十二指肠后段、十二指肠胰腺段和十二指肠壁内段四部分。

婴儿胆囊与胆管较为特殊,肝内胆管一般不能显示,空腹胆囊形态饱满、长径>1.5cm。胆总管成裂隙状,内径≤0.2cm,较难显示。

二、检查适应证

1.急性和慢性胆囊炎

2.胆囊结石

3.胆囊息肉

4.胆囊腺肌症

5.华支睾吸虫

6.胆囊肿瘤

7.急性和慢性胆管炎

8.硬化性胆管炎

9.胆管结石

10.胆管肿瘤

11.先天性胆管扩张

12.手术后胆管损伤

13.胆管癌

14.壶腹部肿瘤

15.胆囊畸形

16.腹痛查病因

17.胆管扩张查病因

18.阻塞性黄疸查病因

19.先天性胆道闭锁

三、检查技术

1.患者准备

进行胆道系统检查前,患者应常规禁食 8 小时。患者常采用平静均匀呼吸,并时而配合屏气等动作以利于扫查更大的范围。

2.体位

患者常取平卧位,并常根据需要取左右侧位进行检查,个别可能采取卧位或坐位等。当腹部气体较多影响肝外胆管显示时,适当加压,避开气体。采用 3～5MHz 的凸阵探头检查,沿门静脉走行观察胆道系统。

3.仪器

采用腹部型的超声诊断仪,兼有彩色多普勒血流显像(CDFI)和超声造影等功能。多选用凸阵探头,频率 3.0～5.0MHz,儿童检查常选用 5MHz。新生儿可采用高频探头。

4.检查方法

首先将仪器设置到腹部检查状态。

(一)胆囊

1.右肋弓下扫查

可显示胆囊长轴和短轴切面。沿右肋弓横切并平行移动探头,可对胆囊短轴进行连续观察。

2.右肋间扫查

沿右肋间斜切,可见胆囊与门静脉主干构成"飞鸟征"(图 3-44)。

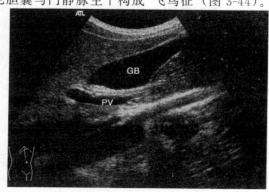

图 3-44　胆囊右肋间扫查,沿右肋间斜切,可见胆囊与门静脉主干构成"飞鸟征"

(二)胆管

1.右肋弓下扫查

沿门静脉主干追踪观察,可见胆总管于门静脉前方走行。

2.剑突下扫查

在门静脉左右支的前方,多数可以见到高回声的肝内胆管伴行。

3.右肋间扫查

可在右门静脉分支边缘找到相应的伴行胆管。

四、正常超声表现和正常值

(一)胆囊

胆囊形态个体差异较大,多数纵切呈梨形。正常胆囊轮廓清晰,囊壁一般呈现在一条较强的回声线带中,自然光滑,厚约 0.2～0.3cm,囊腔内无回声,后方回声增强,为典型的囊性结构。超声测量长径一般不超过 9cm,前后径不超过 3cm(图 3-45)。

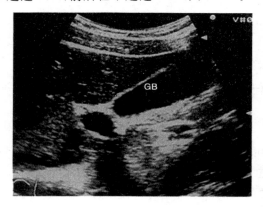

图 3-45　正常胆囊(GB)囊壁光滑完整,内部透声良好

(二)胆管

正常肝内胆管较难显示。目前利用高分辨率的探头可显示肝内二级胆管和三级胆管,三级以上的胆管尚不能显示。肝内胆管与相应的门静脉分支伴行,扩张时二者构成平行管征。

肝外胆管包括左右肝管、肝总管、胆总管。多数情况均可在肝门部可显示右肝管、胆总管、肝动脉与门静脉断面,构成第一肝门固定结构(图 3-46)。肝外胆管上段容易显示,肝外胆管下段由于胃肠气体干扰,常常显示不清。采用探头加压和饮水充盈胃窦等方法,沿门静脉和下腔静脉的走行向下扫查,可显著提高胆总管下段的显示率。

正常上段胆总管小于伴行门静脉内径的 1/3,一般不超过 0.6cm。在老年患者和胆囊切除术后患者,胆总管内径在 0.8cm 以内也属正常。

五、胆囊疾病

(一)胆囊的先天异常

1.概述

胆囊先天性畸形不常见,但是畸形种类繁多。患者大多无症状,一般只有影响到胆囊内胆汁排出时,才会出现右上腹不适或疼痛。超声对部分胆囊先天畸形能作出提示性诊断。

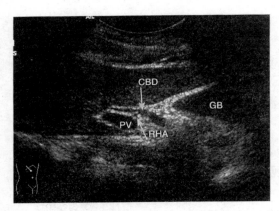

图 3-46　肝门部结构有时在肝门部可显示右肝管、胆总管、肝动脉与门静脉的横断面,构成固定的结构

2.超声表现

相对常见的先天畸形有双胆囊、胆囊缺如、异位胆囊。

(1)双胆囊:①胆囊区显示两个胆囊声像,两个囊腔在一个断面上;②胆囊管可共干或分别有各自的胆囊管。

(2)胆囊缺如:空腹状态下,胆囊窝无胆囊结构。

(3)异位胆囊:根据异位情况,在胆囊窝以外的部位探查到胆囊结构。

(二)急性胆囊炎

1.概述

急性胆囊炎(acute cholecystitis)是胆囊发生的急性化学性和(或)细菌性炎症。是常见的急腹症之一。约95%的患者合并有胆囊结石,称结石性胆囊炎;5%的患者未合并胆囊结石,称非结石性胆囊炎。主要的致病原因为胆囊管梗阻、细菌感染等。

病理学上,根据炎症发展的程度不同,可分为三种类型:①单纯性胆囊炎:又称水肿型胆囊炎,表现为胆囊稍肿胀,壁轻度增厚,黏膜充血水肿,胆汁正常或略浑浊。②化脓性胆囊炎:胆囊肿大,囊壁充血水肿,明显增厚,胆汁浑浊呈脓性。胆囊周围出现积液。③坏疽性胆囊炎:如胆囊梗阻未解除,胆囊内压力继续升高,胆囊壁张力增高,血管受压导致血供障碍,引起胆囊缺血坏疽,可发生穿孔而并发局限性或弥漫性腹膜炎。

临床表现为右上腹持续性疼痛,伴阵发性加剧,常在饱餐或进食油腻食物后发作。疼痛常放射至右肩部、肩胛部和背部,伴恶心、呕吐、厌食等消化道症状。可有右上腹压痛和肌紧张,墨菲征(Murphy sign)阳性。感染时可伴发热和轻度黄疸。实验室检查有白细胞、血清胆红素和碱性磷酸酶升高。

2.超声表现

(1)二维超声

1)胆囊增大,囊壁增厚:炎症初期水肿性胆囊炎时,胆囊增大可不明显,囊壁稍厚或正常(图 3-47)。化脓性胆囊炎时,胆囊明显增大,张力明显增高,囊壁弥漫增厚,呈高回声,其间出现间断或连续的弱回声带,形成"双边影"。坏疽性胆囊炎时,胆囊正常形态可消失,部分壁回声减低,血流较少。当胆囊穿孔时,胆囊周围可见积液,有时能显示穿孔部位。

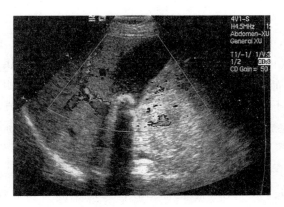

图 3-47　急性水肿性胆囊炎胆囊增大,囊壁变化可不明显

2)胆囊内胆汁:可呈均匀无回声,亦可因化脓感染出现稀疏或密集的、分布不均的细小或粗大回声斑点,呈云雾状。

3)超声墨菲征(sonographic Murphy sign)阳性:用超声探头在胆囊体表区加压,患者出现触痛。

4)结石:胆囊内出现强回声团(结石),特别是胆囊颈部或胆囊管嵌顿结石,是大多数胆囊炎的重要间接征象。

5)胆囊周围积液或积脓:炎症刺激胆囊周围,可出现积液或积脓。急性胆囊穿孔时,除了可见胆囊周围积液外,还可见胆囊失去正常形态,囊壁局部连续性中断。

(2)CDFI 表现:评价增厚胆囊壁的血流情况价值极其有限,但部分病例可见胆囊动脉增粗,血流加快。

3.诊断要点

(1)超声墨菲征阳性。

(2)胆囊增大,囊壁增厚。

(3)胆汁点状回声。

(4)胆囊周围积液。

4.鉴别诊断

(1)胆囊肿大的鉴别:①当肿瘤引起胆总管闭塞,胆汁排出不畅,也可引起胆囊肿大。此时,胆囊内往往合并黏稠胆汁,胆囊壁也可增厚,声像图与急性胆囊炎类似。但是,超声同时可见肝内外胆管扩张,超声墨菲征阴性,且病史与临床表现亦不同,可资鉴别;②长期胃肠外营养的患者胆囊也可肿大,应注意鉴别。

(2)胆囊壁增厚的鉴别:常见的非胆囊病变引起的胆囊壁增厚多为胆囊壁水肿所致,常见于低蛋白血症,以肝硬化腹水最为显著。右心衰竭、肾脏疾病和某些营养不良患者也可见胆囊壁增厚呈"双边征"。结合临床病史可以鉴别。

(3)胆囊内容物的鉴别:胆囊内沉积性回声可以是病理性的,如脓液或脱落的细胞屑等,也可以是功能性的,如淤滞浓缩胆汁形成的胆色素钙颗粒或胆固醇结晶。后者多发生在有胆道梗阻的患者。两者应注意鉴别。

5.临床价值

超声检查便捷经济,可在床边进行,是急性胆囊炎首选的影像学检查方法。超声检查除了能够发现胆囊肿大、胆囊内结石、超声墨菲征阳性等急性胆囊炎的直接或间接征象,能为临床确诊提供有力的依据。而且应用超声的连续随访检查可以监视急性胆囊炎的病情变化,这对于保守治疗中的病例是十分重要的。X线平片诊断急性胆囊炎的价值有限。CT及MR扫描价格昂贵,不能在床边完成,一般不作为急性胆囊炎的常规影像学检查方法。

(三)慢性胆囊炎

1.概述

慢性胆囊炎(chronic cholecystitis)是常见的胆囊疾病,部分由急性炎症反复发作迁延而来,部分由于长期的物理、化学、解剖和饮食因素的作用,起病隐匿。约70%～90%的患者合并胆囊结石。

基本病理改变是纤维组织增厚和炎症细胞浸润。由于炎症和结石经常刺激,可使胆囊壁纤维化,萎缩或增厚,囊腔缩小,功能丧失。

临床表现常不典型,患者可有胆绞痛病史,有厌油脂食、腹胀、暖气等消化道症状,出现右上腹部和肩背部隐痛,但较少有畏寒、发热和黄疸。体格检查右上腹部肋缘下可有轻压痛感或压之不适感。口服和静脉胆囊造影可见胆囊不显影或收缩功能不良。

2.超声表现

(1)早期慢性胆囊炎

1)声像图无明显特征,胆囊壁可稍增厚或不光滑,呈均匀的中高回声,一般壁厚度大于0.3cm。

2)胆囊内可为无回声,或可见中等或较弱的沉积性回声,呈团块状、乳头状或长条状,无声影,伴体位改变而缓慢流动和变形。这是陈旧的、稠厚的或炎性的胆汁团的表现,反映胆囊功能不全。

3)常伴有结石强回声团及声影。

4)当胆囊与周围组织粘连萎缩时,轮廓及内腔均变得模糊不清。

5)少数病例合并充满型胆囊结石,增厚的胆囊壁的弱回声带包绕着结石强回声,其后方伴有声影,构成囊壁-结石-声影三联征(wall-echo-shadow),即"WES"征(图3-48)。

6)借助脂餐试验在超声下动态观察胆囊大小的变化,可见胆囊收缩功能不良或无收缩。

(2)增生型胆囊炎的胆囊壁明显增厚,可以超过1.5cm,呈中等或较弱回声,黏膜腔显著缩小,黏膜表面可光整,亦可以呈结节性增厚。

(3)萎缩型胆囊炎显示胆囊缩小,囊腔变窄,严重者仅存留少量瘢痕组织,超声显像难以发现和识别。

3.诊断要点

(1)胆囊壁增厚,欠光滑。

(2)可伴发胆囊结石。

(3)严重病例胆囊收缩功能减低,可出现"WES"征。

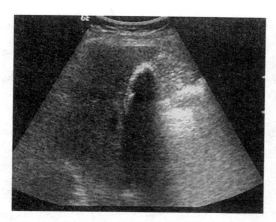

图 3-48　慢性胆囊炎少数病例因胆囊萎缩,胆囊内腔显示不清,仅见胆囊区呈一弧形光带,
后壁显示不清,构成"WES"征

4.鉴别诊断

(1)慢性胆囊炎囊壁增厚应与胆囊癌相鉴别。后者所致的胆囊壁增厚较为显著,且多为不均匀增厚,以颈、体部为著,黏膜面常不规则。肿瘤蔓延可与肝脏分界不清。

(2)胆囊壁增厚还应注意与其他非胆囊病变所致的胆囊壁增厚鉴别,如急性肝炎、慢性肝炎、肝硬化、门脉高压均可引起胆囊壁增厚。

(3)胆囊萎缩或出现"WES"征时,要注意与十二指肠内气体回声相鉴别,后者回声活跃多变,随肠腔蠕动改变位置和形状。

5.临床价值

普通超声检查可以直观显示胆囊壁增厚,囊腔缩小及腔内结石,并可联合脂餐试验发现胆囊收缩功能不良,可为多数慢性胆囊炎提供可靠的确诊依据。但是对于特殊类型的慢性胆囊炎,如增生型胆囊炎的胆囊壁明显增厚,黄色肉芽肿型胆囊炎,普通超声较难与胆囊癌鉴别。另外,增强 CT 和超声造影对鉴别此类胆囊炎也很有帮助(图 3-49A,图 3-49B)。

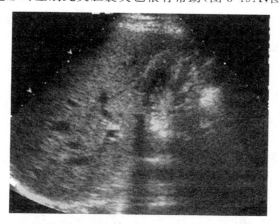

图 3-49A　慢性胆囊炎二维超声胆囊壁增厚,壁层次不清,内腔可见实性回声物

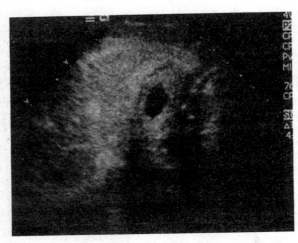

图 3-49B　超声造影显示增厚的胆囊壁均匀强化,黏膜层、肌层、浆膜层三层结构清晰可辨,符合慢性胆囊炎表现

(四)胆囊结石

1.概述

胆囊结石(gallbladder stone)主要见于成年人,以女性常见。胆囊结石主要为胆固醇性结石或以胆固醇为主的混合性结石,也有一部分为色素性结石。约 20%～40% 的胆囊结石患者终生无症状。有症状者的典型表现是胆绞痛,可突然发作又突然消失,也可在进食油腻食物后出现。疼痛开始于右上腹部,常放射至后背和右肩胛下角,每次发作可持续数分钟或数小时。疼痛间歇期有厌食、腹胀、上腹隐痛等消化不良症状。查体可见右上腹压痛,有时可扪及充满结石的胆囊。

2.超声表现

(1)胆囊腔内强回声团,孤立分布的结石,多呈新月状、半圆形强回声块。由于结石的形状、结构和成分不同,其回声形态亦有差异。

(2)伴有声影:即结石强回声后方的回声衰减变暗(图 3-50)。这是声束在穿过结石时,反射、衰减和折射使能量丧失的结果。有时结石强回声不明显,而声影显著。

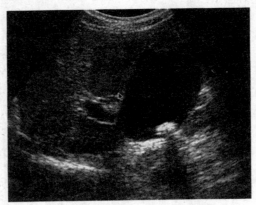

图 3-50　结石伴有声影,即结石强回声后方的回声衰减变暗

当结石充满胆囊,囊腔内正常胆囊液性透声腔消失,胆囊的前壁呈弧形或半圆形中等强回

声带,其后有较宽的声影带,致使胆囊的后半部和后壁轮廓完全不能显示,其后伴有较宽的带状声影,构成"WES"征。

当结石呈泥沙样,超声可见胆囊内细沙样强回声带后方多伴声影,强回声带的大小和形态可随体位改变而改变。

(3)结石回声团随体位改变移动 多数结石的比重大于胆汁,仰卧位时沉积于胆囊后壁,变动体位时沿重力方向移动。

必须指出,随体位改变移动虽然是胆囊结石的重要特征,但是当结石位于胆囊颈管部或位于胆囊壁内时,该特征可消失。胆囊壁内结石时胆囊壁往往增厚,内可见单发或多发的直径数毫米的强回声斑,后方出现"彗星尾"样声影,不随体位改变移动位置。

3.诊断要点

(1)胆囊内强回声团块伴声影。

(2)该团块随体位改变移动。

4.鉴别诊断

在胆囊结石诊断中要注意识别假阳性和假阴性。假阴性主要发生在小结石、填满型结石、胆囊颈部结石、高位胆囊和过度肥胖胆囊显像不清者。

假阳性常见于下列情况:

(1)漂浮至胆囊前方的肠道气体回声,后方也伴有声影。但是肠道内气体回声活跃,易改变形状和位置,改变体位或深呼吸时,不随胆囊移动。

(2)胆囊内非结石性高回声病变,如软组织肿瘤、凝血块、胆泥、陈旧性胆汁、黏稠的脓性分泌物等等,均无声影,改变体位时移动缓慢或无移动性,一般不难鉴别。

(3)胆囊内回声伪像。胆囊是位置表浅的囊性无回声结构,电子噪声、多次反射回声、声束旁瓣和部分容积效应等均可在其内引起多种伪像,诊断时应改变体位,并运用适当的扫查技术,在不同切面上观察,排除这类伪像。

(4)弯曲的胆囊颈部本身或螺旋瓣可产生与结石类似的回声图像,仔细观察完整的胆囊各部图像,可资鉴别。

5.临床价值

超声是发现胆囊结石首选方法。X线平片和CT一般不作为胆囊结石的检查方法。资料表明,超声诊断胆囊结石的准确率在95%左右。在胆汁充盈状态下,目前超声甚至可显示在有胆汁充盈状态下小至0.1cm左右的结石。当结石直径大于0.2cm时,则可出现典型的结石超声征象。

(五)胆囊腺瘤

1.概述

胆囊腺瘤(gallbladder adenoma)是常见的良性肿瘤,占胆囊切除标本的0.5%~1.1%,多见于中老年女性。

胆囊腺瘤常为单个,低而扁平,质地坚实,边缘清楚,瘤体直径多数介于0.5~4.0cm不等。也可多发,甚至充满胆囊。腺瘤有恶变倾向,一般认为是胆囊癌的癌前病变,且体积越大恶变概率越高。一旦确诊,宜手术切除。

瘤体小的胆囊肿瘤,一般无症状。当肿瘤伴发慢性胆囊炎、胆固醇沉积或结石,可有慢性胆囊炎症状。常为胃肠道症状,如上腹部疼痛不适,厌油腻等。体检常无异常发现。

2.超声表现

(1)二维超声可见腺瘤自囊壁向腔内隆起的乳头状或圆形高回声或中等回声结节。

(2)内部回声均匀。

(3)基底较宽,偶可发现有蒂与胆囊壁相连。

(4)无声影、无移动性(图 3-51)。

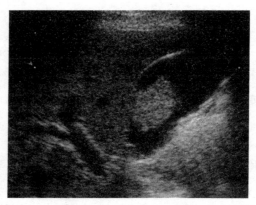

图 3-51　胆囊腺瘤二维超声可见腺瘤自囊壁向腔内隆起的圆形高回声结节,基底较宽,
与胆囊壁相连,无声影、无移动性

(5)好发于胆囊颈部和底部,可多发。

(6)平均体积较胆固醇息肉大,多数超过 1cm。

(7)肿瘤较大时,CDFI 可探及血流信号和沿蒂走行的供瘤血管。

3.诊断要点

(1)胆囊内高回声或中等回声结节。

(2)内部回声较均匀,无点状聚集的桑葚状结构。

(3)基底较宽。

(4)多数病灶最大径超过 1cm。

(5)生长较迅速,复查追踪可有体积变化。

4.鉴别诊断

胆囊腺瘤应与胆囊结石、胆固醇性息肉或炎性息肉、早期胆囊癌鉴别。根据有无移动性、后方有无声影,腺瘤与结石较易鉴别。超声较难区分较小的腺瘤与息肉。较大的腺瘤亦很难与早期胆囊癌鉴别。超声造影对鉴别早期胆囊癌与腺瘤有一定帮助。

5.临床价值

超声对胆囊局灶性病变的检出,非常的灵敏和准确。作为一种简便的、非侵入性的检查,超声也可动态监测胆囊壁肿物的生长情况,当发现肿物生长迅速时,即便小于 1.0cm,宜建议手术切除。但是普通超声在鉴别局灶性病变的良恶性上,尚存在局限性。超声造影对鉴别胆囊内肿瘤性病变的良恶性有一定的价值。

(六)胆囊癌

1.概述

胆囊癌是胆道最常见的恶性病变,90％的患者发病年龄超过 50 岁,女性发病率为男性的 3～4 倍。由于早期无特殊症状和体征,胆囊癌往往不能获得早期诊断。

胆囊癌多为产生黏液的腺癌,占 82％,呈浸润性生长,大体可见胆囊壁明显不均匀增厚,胆囊变形,晚期可侵犯邻近组织及远处转移。肿瘤亦可呈结节性或息肉状外生性生长,填塞胆囊腔和胆囊管,引起胆囊积液、胆囊肿大。约 70％的胆囊癌合并胆囊结石。

胆囊癌可经淋巴、静脉转移至远处,也可直接侵犯邻近组织器官和腹腔种植转移。沿淋巴引流方向转移较多见,途径多由胆囊淋巴结至胆总管周围淋巴结,再向胰腺周围淋巴结蔓延。肝转移也常见,尤其是靠近胆囊床的体部肿瘤,常直接侵犯邻近肝实质。

胆囊癌多有慢性胆囊炎和胆结石病史。早期无特异性症状,如原有的慢性胆囊炎或胆囊结石引起的腹痛、恶心呕吐、腹部压痛等。肿瘤侵犯胆囊浆膜和胆囊床,出现右上腹持续性疼痛,可放射至肩背部。胆囊管阻塞时可触及肿大胆囊。当肿瘤侵犯肝门部胆管或肿大淋巴结压迫肝门部胆管时可出现黄疸,晚期可出现腹胀、体重减轻或消瘦、贫血、肝大甚至黄疸、腹水、全身衰竭。此时部分患者能在右上腹触及肿物。

实验室检查可有 CEA、CA19-9、CA125 等升高,以 CA19-9 较为敏感,但无特异性。

2.超声表现

胆囊癌声像图根据其不同的生长类型和分期可分为三种类型,即息肉型、厚壁型、肿块型。

(1)息肉型

1)为基底宽、边缘不整齐的蕈伞形肿块、突入胆囊腔。

2)弱回声、中等回声或高回声。

3)常为多发,可连成一片;单发的病灶以乳头状为多。

4)肿块多不大,不超过 2.5cm。

5)周边常可见胆泥形成的点状回声(图 3-52A)。

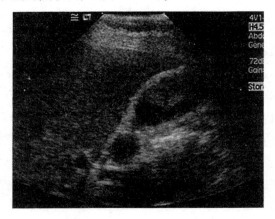

图 3-52A　息肉型胆囊癌高回声,与胆囊壁相连,内部回声均匀

(2)厚壁型

1)胆囊壁呈不均匀增厚,可以是弥漫性或局限性。

2)表面多不规则,往往以颈部、体部增厚显著。

3)早期仅轻度增厚时诊断困难,与慢性胆囊炎不易鉴别(图 3-52B)。

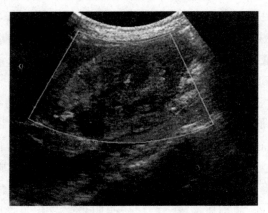

图 3-52B 厚壁型胆囊癌胆囊壁弥漫性增厚,与慢性胆囊炎不易鉴别

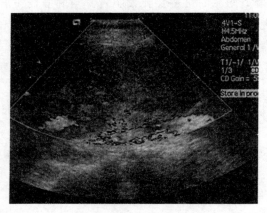

图 3-52C 肿块型胆囊癌,胆囊增大,内腔消失,形成一个弱或高低不均回声的实性肿块

(3)肿块型

1)胆囊增大,内腔消失,形成一个弱或高低不均回声的实性肿块,或胆囊腔内充满不均质的肿块状回声,可伴有结石。

2)肿瘤侵犯肝脏时,可见肝与胆囊之间的高回声带被破坏、中断或消失。

3)侵犯周围组织和肠袢时,胆囊轮廓显示不清(图 3-52C)。

4)CDFI 在胆囊癌肿块内可探及高速、高阻力血流信号。

5)超声可以发现肝门部或胰腺周围淋巴结肿大,可以作为胆囊癌的间接征象。

3.诊断要点

(1)胆囊内实质性回声物,或胆囊壁明显增厚,或胆囊区实质性肿物,正常胆囊结构消失。

(2)肿物内部可检出血流信号。

(3)基底较宽,有局部胆囊壁的不整或回声减低、结构改变或胆囊床肝组织回声的改变。

(4)多数病灶最大径超过 1.0cm。

(5)临床上右上腹不适,血清肿瘤指标升高。

4.鉴别诊断

需与胆囊癌鉴别的病变主要归为两类：

一类是胆囊壁本身良性病变形成的增厚或隆起性病变，如慢性胆囊炎、腺肌增生症、良性腺瘤、息肉、肉芽肿等。①慢性胆囊壁增厚多属均匀性增厚，内壁较规则，其厚度不如厚壁胆囊癌显著；②其中腺肌增生症在壁内显示出小囊状结构是其特征；③息肉一般均小于1cm。胆囊壁的完整对诊断这些良性胆囊壁病变非常重要，需仔细观察，必要时借助超声造影能客观评估肿瘤的血流灌注情况、胆囊壁的破坏情况和肿瘤浸润范围，作出更为准确的诊断。

另一类是胆囊腔内病变形成的肿块伪像，如：无声影或声影不明显的堆积状泥沙样结石、陈旧性稠厚胆汁团或脓团、凝血块等。这些异物多与胆囊壁有分界线，改变体位观察，可有移动性，且CDFI不能检出内部血流信号。必要时可予超声造影检查，可见其内为无增强，易与胆囊癌鉴别。

肿块型胆囊癌还需与来源于胆囊床肝组织或邻近横结肠肿瘤相鉴别。肿块往往压迫胆囊，使胆囊丧失了正常的形态特征，可以通过仔细辨别肿块与胆囊壁的生长和破坏的位置关系有一定的帮助，结肠肿块有含气体强回声的黏膜腔是其特征。

来源与胆囊颈的肿瘤较易侵犯肝门部胆管，肿瘤体积较小时则可引起阻塞性黄疸，有时不易与肝门部胆管癌相鉴别。

5.临床价值

超声检查对发现胆囊壁隆起性病变有重要临床价值，可早期发现胆囊内的小病灶。早期胆囊癌在形态学上呈隆起性生长者占80%～90%。超声能根据病变的大小、数目形态、胆囊壁是否完整，与周围组织关系初步鉴别病灶的良恶性。肿物内的血流丰富程度和阻力指数等指标也有助于良恶性的判断。超声造影能评估肿瘤的微循环灌注和增强模式，对鉴别良恶性更有意义。鉴别困难者，可在超声引导下进行穿刺活检。CT和MRI评价胆囊癌的浸润范围和转移较超声有优势。

(七)胆囊息肉

1.概述

胆囊息肉(gallbladder polypus)是形态学的名称，泛指向胆囊腔内突出或隆起的病变。可分为：①肿瘤性息肉，包括腺瘤和腺癌，其他少见的还有血管瘤、脂肪瘤、平滑肌瘤、神经纤维瘤等；②非肿瘤性息肉，如胆固醇息肉、炎性息肉等。本节主要介绍常见的胆固醇息肉，是胆囊黏膜面的胆固醇结晶沉积，属于胆囊增生性病变的一种，又称之为胆固醇沉着症。

本病是由于胆固醇代谢的局部紊乱，造成胆汁中胆固醇含量增高，而沉积于胆囊黏膜固有层的巨噬细胞内，逐渐形成了向黏膜表面突出的黄色小结节，故称之为胆固醇沉积症。其结节的分布有弥漫性和局限性两种，以后者多见，呈息肉样改变，故又称之为胆固醇性息肉。

临床表现较轻，大部分无明显临床症状，部分患者的表现与慢性胆囊炎和胆囊结石类似，故不易通过临床表现做出诊断。

2.超声表现

(1)胆囊的大小和形态一般正常，囊壁可正常或轻度增厚。

(2)息肉常见多发，体积较小，显示为自囊壁向腔内突起的乳头状或桑葚状高回声结节，小的仅呈现为高回声点,大的通常不超过 1cm。

(3)多数有蒂,或基底较窄,不随体位改变移动位置。

(4)一般无声影(图 3-53)。

(5)胆囊内可同时合并结石。

3.诊断要点

(1)胆囊内单发或多发点状高回声病变。

(2)内部回声呈桑葚状结构。

(3)基底较窄,与胆囊壁相连。

(4)后方无声影。

(5)不随体位改变移动。

4.鉴别诊断

胆固醇性息肉是常见的胆囊小隆起病变,由于其体积小、多发、形态特征较明显,超声显像诊断一般不困难。胆囊颈部黏膜皱襞可呈乳头状高回声突起,然而从不同方向探测,可发现对称性表现。较小的胆囊腺瘤不易与息肉鉴别。

5.临床价值

胆固醇息肉体积小,无特异性症状,临床诊断困难。超声是发现胆囊息肉的首选和重要影像手段,可清晰显示 0.2cm 以上的息肉。许多无症状息肉往往实在超声体检中偶然发现的。CT、MRI 发现 0.5cm 以下胆固醇息肉的价值极其有限,特别是 0.5cm 以上息肉的检出率也低于超声检查,不能作为检出息肉的首选方法。

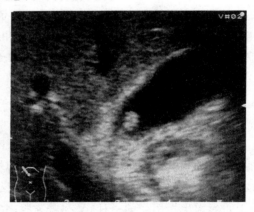

图 3-53　胆囊息肉胆囊内单发点状高回声病变,后方无声影,不随体位改变移动

(八)胆囊腺肌增生症

1.概述

胆囊腺肌增生症属于另一种胆囊增生性病变,是胆囊壁的一种非炎症非肿瘤性的良性病变。

本症是胆囊壁的一种非炎症也非肿瘤性病变的良性病变。病理上表现为囊壁增厚,可达正常的 3～5 倍。囊腔缩小、黏膜上皮增生、罗-阿窦增多和肌层增厚等。罗-阿窦扩大成囊,穿入肌层,一般不超过浆膜面。根据病变范围可分为三种类型:弥漫型、节段型和局限型。其中以局限型较多见,常发生于胆囊底部,呈肿块样增厚,易被误认为腺瘤或腺肌瘤。

本病好发于成年女性,通常症状不明显或与慢性胆囊炎、胆囊结石相似。偶见罗一阿氏窦扩大成憩室向外穿破引起腹膜炎,或与消化道沟通形成瘘管。

2.超声表现

(1)胆囊壁增厚,可呈弥漫型、节段型或底部的局限性隆起。

(2)于增厚的胆囊壁内有小的圆形液性囊腔(图 3-54)。

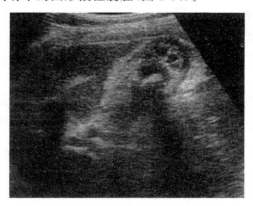

图 3-54　胆囊腺肌症,弥漫型

(3)可合并有胆囊壁内小结石,显示为强回声斑,其后方有彗星尾征。

(4)脂餐实验显示胆囊收缩功能亢进。

3.诊断要点

(1)弥漫性、节段性或局限性的胆囊壁增厚。

(2)壁内可见小囊状结构(罗-阿氏)。

(3)胆囊边界清晰、浆膜层完整。

(4)脂餐后胆囊收缩实验示胆囊收缩功能增强。

4.鉴别诊断

弥漫型腺肌增生症时,超声显示出增厚胆囊壁内的小囊样结构是腺肌增生症区别于胆囊癌和慢性胆囊炎的重要特征。当罗一阿氏窦较小而超声未能显示时,对于胆囊壁的弥漫性增厚与慢性胆囊炎较难鉴别,观察脂餐后胆囊收缩状态有助于诊断。腺肌增生症表现为收缩功能亢进,慢性胆囊炎则收缩功能减弱。局限型腺肌增生症有时难以与息肉和腺瘤鉴别。

5.临床价值

本病的特点是胆囊壁增厚、壁内小囊形成以及胆囊的收缩功能增强。超声检查能从形态和功能两个方面反映其特点,是本病首选的检查方法,必要时行胆囊造影或 MR 成像,有助于确诊。

六、胆管疾病

(一)胆管结石

1.概述

胆管结石(bile duct calculi)分为原发性胆管结石和继发性胆管结石。原发性胆管结石系指在胆管内形成的结石,主要为胆色素结石或混合性结石。继发性胆管结石为胆囊结石排空至胆总管者,主要为胆固醇结石。根据结石所在部位分为肝外胆管结石和肝内胆管结石。肝外胆管结石多发生胆总管下段;肝内胆管结石可广泛分布于两叶肝内胆管,或局限于某叶胆管,其中以左外叶和右后叶多见。

肝外胆管结石一般平时可无症状,但当结石阻塞胆管并继发感染时,其典型的临床表现为腹痛、寒战高热和黄疸,即 Charcot 三联征。上述症状可反复间歇发作。胆管阻塞后即可出现黄疸。体格检查可有右上腹部和剑突下深压痛。如果胆道内压过高,感染严重可发生胆管内胆汁外渗,甚至胆总管壁坏死者,则可出现不同程度和不同范围的腹膜刺激征,并可出现肝区叩痛。如果胆管压力太高,可引起反射性血压下降,感染性胆汁的细菌和毒素也可通过胆血屏障,引起菌血症和毒血症性休克,发展为重症胆管炎,危及生命。

肝内胆管结石多为胆色素混合性结石,常多发,可弥漫存在于肝内胆管系统,也可局限发生在某肝叶或肝内段胆管内。合并肝外胆管结石时,临床表现与肝外胆管结石相似。晚期,合并胆管癌时,可有进行性黄疸、消瘦等症状,以及 CEA、CA19-9、CA125 等肿瘤标志物的升高。

2.超声表现

(1)肝外胆管结石

1)胆管腔内见形态稳定的强回声团,并在二个相互垂直的断面中得到证实。据统计,肝外胆管结石表现为强回声团者占 95%,多呈球形,少数为新月形。仅 5% 为结构松散的泥沙样结石,呈中等或较弱回声。

2)结石后方多伴较明显的声影,一些胆色素性结石后方声影较淡,可不明显。

3)结石与胆管壁之间分界清楚,部分可见细窄的液性暗区包绕结石强回声团。

4)胸膝位或脂餐试验后观察,结石位置可移动。

梗阻部位以上胆管不同程度的扩张,其内可呈均匀无回声,亦可见细密光点样的胆泥沉积。胆管壁可增厚,回声增高,内壁欠光滑。

(2)肝内胆管结石

1)在肝内沿胆管的走向出现强回声团,其形状、大小差异较大,可表现为斑点状、条索状、圆形或边界不规则的片状区域。

2)强回声团后方伴声影是判断结石的主要征象(图 3-55)。

3)结石梗阻部位以上胆管可见不同程度的扩张,与伴行门静脉构成"双筒枪征"。

4)肝内合并胆汁淤积或炎症感染时,肝脾肿大、边缘变钝,肝实质回声增粗,粗大不均,或可见多发脓肿。长期梗阻可引起所属叶、段肝实质萎缩,而其余肝叶代偿肥大,整个肝脏变形。

3.诊断要点

(1)肝外胆管结石

1)胆管内强回声物,多数伴后方声影。

2)胆管壁完整。

3)梗阻部位以上胆管不同程度的扩张。

4)嵌顿性结石不随体位改变移动。

5)右上腹隐痛不适。偶有急性腹痛发作或胆道感染的发生。

（2）肝内胆管结石

1）肝内沿胆管分布的强回声物,多数伴后方声影。

2）强回声物形态大小不规则。

3）局部胆管不规则性扩张。

4）注意与胆管内积气和肝内钙化灶相鉴别。

5）右上腹隐痛不适。偶有急性腹痛发作或胆道感染的发生。

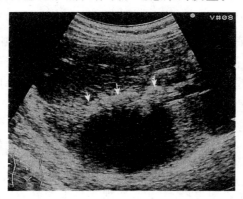

图 3-55　肝内胆管结石沿胆管条索状排列,后方伴声影

4.鉴别诊断

超声诊断肝外胆管结石较胆囊结石困难。主要注意以下几方面的鉴别诊断:

（1）肝外胆管内和壶腹部的非结石性病变,如肝外胆管内凝血块、蛔虫的片段、胆泥和肿瘤等也可表现为胆管内的高回声团,但一般无声影,与管壁分界不清,无移动性,内部可检出血流信号。胆管内气体有时不易与结石鉴别,应在超声图像的基础上结合病史做出诊断。

（2）正常的肝圆韧带,在横断面或斜断面时表现为肝左叶内的高回声团块,后方常伴声影,然而纵断显示为自门静脉左支矢状部向前下方延伸出肝的高回声带,不难鉴别。

（3）肝内胆管结石应注意和肝内胆管积气及肝内钙化灶鉴别(表 3-1)。

表 3-1　肝内胆管结石和肝内胆管积气的鉴别诊断

	分布	回声特征	后方声影	胆管扩张	体位改变	其他
结石	沿胆管分布走行	形状稳定圆形或斑块状	干净	有	不移动	X线片可见结石影
积气	左右支	形状不稳定带状或索状	多重反射	无/有	可改变位置和形态	胆道手术史
钙化灶	多位于肝周边	强回声单发多见	有边界清	无	不移动	X线片可见高密度影

对于肝外胆管扩张,临床怀疑结石而病变未能显示的患者,可以试用饮水法、脂餐法或胸膝位,可以提高胆总管下段结石的显示率。加压扫描和左侧卧位扫描值得重视,特别在采用扇扫探头或凸面探头位于右上腹从上而下连续横断,较易显示扩张的肝外胆管和其内的结石。综合运用以上技术,胆总管下段结石的显示率约 60%～84%。

5.临床价值

超声对肝外胆管结石的诊断常受胃肠内气体干扰,尤其在胆总管下段结石,常不能清晰显示,假阴性率较高,诊断率较低。近年来,由于高分辨率实时超声仪的发展和检查技术的改进,据文献报道,超声诊断肝外胆管结石的准确性可达到80%以上。部分假阴性结石可通过超声内镜(EUS)和逆行性胰胆管造影(ERCP)获得确诊。假阴性主要是发生于较小的结石以及位于胆总管下段的结石。嵌顿于 Vater 壶腹部的更易漏诊。胆囊有大量结石时,可以掩盖肝外胆管而导致漏诊。当肝外胆管有气泡时,结石的显示和识别较为困难。

超声检查是肝内胆管结石首选的影像学检查方法,部分 X 线不能显示的结石超声上也能明确显示,并能较准确的评估肝内胆管结石的分布范围。但对胆道树病理变化的显示,经皮经肝胆道造影(PTC)检查更直观和全面,对指导外科治疗有重要的作用。

(二)胆道蛔虫病

胆道蛔虫病(bile duct ascariasis)是肠蛔虫病的并发症,也是常见的外科急腹症,多发生在青少年和儿童,农村发病率高于城市。近年来随着生活水平和卫生条件的改善已较少见。

1.概述

蛔虫经十二指肠乳头钻入胆道后,引起的病理变化主要有胆道梗阻、化脓性胆管炎、胆管周围炎、肝脓肿、胆道出血、急慢性胰腺炎等,严重者可致全身性败血症。蛔虫钻入胆囊可导致胆囊穿孔。蛔虫在胆道内死亡后,其残骸和虫卵可在胆道内沉积,成为结石形成的核心。

突发性剑突下阵发性钻顶样剧烈绞痛,可向右肩部放射,同时可伴有恶心、呕吐或呕吐蛔虫虫体。疼痛可反复发作,持续时间不一。疼痛缓解期可无任何不适。合并胆道感染时,出现胆管炎症状,严重者表现为重症型胆管炎。因蛔虫所致胆管梗阻多不完全,故黄疸少见且轻。查体时剑突或稍偏右有深压痛。腹痛剧烈而体征轻微,二者不相称是本病的特点。

2.超声表现

(1)肝内外胆管不同程度扩张,胆总管常明显扩张。

(2)扩张胆管内见数毫米宽的双线状长条形的平行高回声带(图 3-56),前端圆钝,边界清楚、光滑。有多条蛔虫时胆管内可见多条双线状平行高回声带,如几十条蛔虫绞成团,可见胆管极度扩张。光带间暗区是蛔虫的假体腔,其内可见间断的点线状高回声。蛔虫死亡后,虫体萎缩,渐裂解成段,其中心暗带逐渐模糊甚至消失,不易识别。

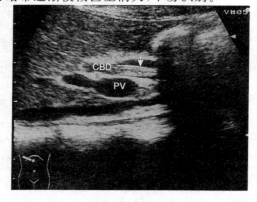

图 3-56　胆道蛔虫,胆总管内可见双线状长条形的平行高回声带

(3)实时超声探测到虫体在胆管内蠕动是具有诊断意义的特异性表现。

(4)胆囊蛔虫病,在胆囊内呈现双线状高回声平行光带,多呈弧形或卷曲状。

3.诊断要点

(1)双线状长条形的平行高回声带。

(2)高回声物形态大小相近、后方多不伴声影。

(3)局部胆管扩张。

(4)有感染肠道蛔虫的相关病史。

4.鉴别诊断

胆管内缺少胆汁充盈,或内含陈旧稠厚胆汁、脓团、气泡、胆泥或大量结石,不易发现蛔虫的平行双线状回声带,则易漏诊。

蛔虫死后,虫体萎缩,破碎时看不到平行光带,与胆道结石不易鉴别,但后者胆道扩张较重,范围广泛,并常引起黄疸可区别。

5.临床价值

超声诊断胆道蛔虫病简便、有效,是首选的检查方法。超声诊断本病的准确率高达95%以上。如发现胆管扩张,其内有特征性的双线状可蠕动高回声带即可确诊。X线下钡餐造影诊断价值有限,已较少采用。其他影像学方法,如 T 管造影、CT、MRI 不作为首选的检查方法。

(三)胆管炎

1.概述

胆管炎常见的有急性梗阻性化脓性胆管炎、硬化性胆管炎。

急性梗阻性化脓性胆管炎(acute obstructive suppurate cholangitis)的病理基础是在由于结石、蛔虫、肿瘤和狭窄的原因所致的胆道梗阻的基础上并发化脓性胆道内细菌感染。感染的细菌主要有大肠杆菌、变形杆菌、产气杆菌、绿脓杆菌。细菌可沿胆汁流逆流进入肝内胆道,也可沿血流进入胆道。发病时胆管内充满脓性胆汁,胆道内压力明显增高,脓性胆汁也可逆流入肝脏实质,造成肝化脓性感染和肝脓肿。细菌和毒素穿过胆血屏障进入血液,可导致致命性败血症和感染性休克。

硬化性胆管炎(sclerosing cholangitis)可分为原发性和继发性两类。原发性硬化性胆管炎是肝内外胆管炎性狭窄性疾病,病因不明,目前认为主要与遗传因素和自身免疫有关。以胆管壁慢性炎症和纤维化为特征,多数可见肝内外胆管同时受累,80%可见肝内外胆管狭窄、不规则、胆管壁增厚。常继发胆汁性肝硬化。继发性硬化性胆管炎的发生与胆汁淤积有关,与细菌感染或胆管内压力增高无关。

急性梗阻性化脓性胆管炎发病急剧,病程进展快,除具有一般胆道感染的 Charcot 三联征(腹痛、寒战高热、黄疸)外,还可出现休克、神经系统受抑制表现,即 Reynolds 五联征。严重者可短期内死亡。实验室检查可有白细胞升高,血小板降低,肝功能受损等。

硬化性胆管炎起病缓慢,初期为持续性无痛性黄疸并间歇性加重,后期呈慢性进行性持续性梗阻性黄疸,伴瘙痒及间歇性右上腹隐痛、恶心呕吐、乏力、体重减轻,偶有畏寒发热等胆管炎表现。

2.超声表现

(1)急性梗阻性化脓性胆管炎

1)肝内、外胆管高度扩张和管壁增厚,常伴有胆囊增大,胆总管扩张可＞2cm。

2)胆汁内有密集的点状强回声或絮状强回声。

3)扩张胆管内可见结石、蛔虫活体或残体。

4)肝内、膈下可并发脓肿(图 3-57)。

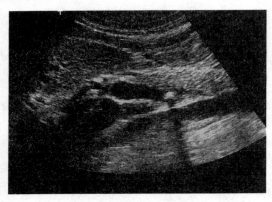

图 3-57　急性化脓性胆管炎,肝内、外胆管高度扩张,胆管内可见结石

(2)硬化性胆管炎

1)胆管壁回声增强、增厚,管壁厚 0.4～0.5cm。

2)胆管腔狭窄,胆总管内径小于 0.4cm,甚至闭塞。

3)当病变累及胆系某一节段时,仅表现为局部胆管壁增厚、管腔狭窄、狭窄近端以上胆管可以出现轻度或中度扩张(图 3-58)。

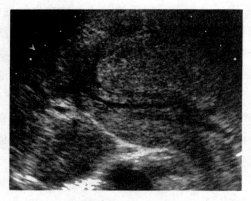

图 3-58　硬化性胆管炎,胆管壁回声增强、增厚、胆管腔狭窄

3.诊断要点

(1)急性梗阻性化脓性胆管炎

1)肝内外胆管扩张。

2)胆汁内可见点状回声(化脓性胆汁)。

3)常可发现引起梗阻的结石、虫体或肿瘤。

4)临床有典型的三联征或五联征表现。感染性血象。

（2）硬化性胆管炎

1）肝内和（或）肝外胆管壁增厚、回声增强。

2）管内腔狭窄，或伴有狭窄段上游的胆管局限性扩张（常见于节段型）。

3）临床上表现为慢性无痛性进行性加重的黄疸。

4）免疫抑制剂治疗有效。

4.鉴别诊断

（1）超声诊断急性梗阻性化脓性胆管炎准确直观，且方便易行，可在床旁检查、能及时了解胆道梗阻的部位和病变性质，并可在超声引导下经皮穿刺置管引流术减压，是化脓性胆管炎首选的也是最为实用的影像学诊断方法和治疗手段。其准确性不亚于 CT 和 MRI，简便性和有用性优于 CT 和 MRI。

（2）硬化性胆管炎主要根据直接胆管造影，如内镜逆行性胰胆管造影术（ERCP）、经皮经肝胆道造影（PTC）和术中胆道造影作出诊断，疑难病例需要穿刺活检确诊。超声仅能提示一些征象，而且在胆管炎早期，肝内胆管不扩张，超声常不能将其从肝细胞性黄疸中区别开来。超声引导下的病理活检有助于确诊。

（四）胆管癌

胆管癌（bile duct carcinoma）是指发生在肝外胆管，即左、右肝管至胆总管下端的恶性肿瘤，不包括肝内胆管细胞癌。根据发生的部位：发生在左右肝管、汇合部和肝总管的肿瘤称为肝门部胆管癌；胆囊管汇合部以下至胰腺上缘的肿瘤为中段胆管癌；胰腺段和十二指肠壁内段的肿瘤称为下段胆管癌。肝门胆管癌占肝外胆管癌的 50%。

1.概述

大体形态上可分为三种类型：①乳头状癌；②结节状癌；③浸润型癌。组织学上，80% 以上为腺癌。肿瘤生长缓慢，极少发生远处转移。其扩散方式有局部浸润及淋巴转移、腹腔种植。有时胆管癌，发展很慢，很少转移，常误诊为硬化性胆管炎或良性狭窄。

主要表现为迅速进行性加重的阻塞性黄疸。其起病隐匿，早期即出现黄疸、黄疸进行性加重。如伴发感染，可有高热、上腹痛、胃肠道症状。其他症状包括：体重减轻，身体虚弱，发热，肝大。

2.超声表现

（1）乳头型：肿块呈乳头状高回声团，自胆管壁突入扩张的胆管腔内，边缘不齐，无声影。肿块一般不大，其形态、位置于脂餐后或复查时固定不变。

（2）结节型：肿块呈圆形或分叶状堵塞于扩张的胆管内，与管壁无分界，并可见胆管壁亮线残缺不齐。肿块多数为高回声，较大时因肿瘤内部坏死而表现为不均匀低回声（图 3-59A）。

（3）浸润型：胆管局限性狭窄，扩张的胆管远端突然被截断或呈锥形狭窄，阻塞端及其周围区域往往呈现为较致密的高回声点，边界不清，系癌组织浸润所致。当肿瘤邻近的门静脉高回声壁消失，提示肿瘤侵犯门静脉（图 3-59B）。

（4）其他共性征象

1）病灶以上胆道系统明显扩张。

2）肝脏弥漫性肿大，回声增粗。当肿瘤阻塞一侧肝门部胆管时，也可引起同侧肝叶的萎缩。

3）肝门部淋巴结肿大。

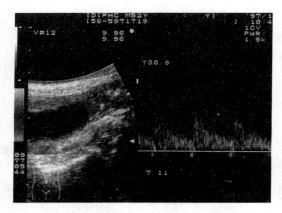

图 3-59A　胆管下段癌,低回声肿物内可检出血流信号

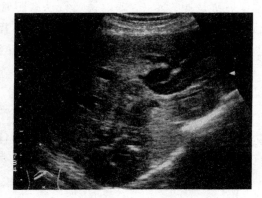

图 3-59B　肝门部胆管癌,浸润周围肝组织

3.诊断要点

(1)病变胆管以上的肝内外胆管的扩张。

(2)胆管内实性肿物或胆管壁局部增厚回声减低。

(3)无痛性、进行性阻塞性黄疸,病情进展迅速。

(4)多伴有肿瘤标志物升高。

4.鉴别诊断

(1)胆管癌患者一般均引起其远端胆管扩张,首先需与引起胆管扩张的非肿瘤性病变,如胆管炎、胆管结石、胆管内胆泥等鉴别。结石和胆泥的回声特点与肿瘤不同,超声鉴别不难,且超声造影有助于鉴别诊断。胆管炎,特别是硬化性胆管炎,本身既有癌变倾向,在超声下与浸润型胆管癌鉴别困难,需要借助胆道造影甚至病理活检鉴别。

(2)胆管癌需要与胆管良性肿瘤和非胆道上皮起源的恶性肿瘤鉴别。胆管良性肿瘤罕见,常见的有胆管腺瘤,超声见胆管内边界清楚,均匀的低回声。

(3)原发性肝癌亦可直接侵犯或转移至胆道引起胆管癌栓。癌栓边缘多光滑,大部分与胆管壁分界清楚。

(4)胆总管下段癌与十二指肠乳头癌、胰头癌鉴别困难,一般需要十二指肠镜、超声内镜和病理学的证据才能区分。

5.临床价值

超声检查能够显示胆管形态及走行的改变,并可判断胆管内肿块的形态特征,能够初步确定胆管扩张的范围和肿瘤在肝外胆管的位置,并评估肿瘤的门静脉侵犯程度,为临床进一步处理提供有用信息。据统计,超声能探测到约90%的肝外胆管癌。对于位于肝门部的胆管癌,超声判断门静脉侵犯的准确率也能达到85%以上。但是,超声在评估胆管癌的侵犯范围存在局限性,这时往往需要进一步进行胆道造影和其他断层影像学检查。

(五)先天性胆管囊状扩张症

先天性胆道扩张症(inborn bile duct cystic dilatation)可发生于肝内、肝外胆管的任何部分,女性多见。幼儿期即可出现症状,约80%病例在儿童发病。

1.概述

胆管壁先天性发育不良及胆管末端狭窄或闭锁是发生本病的基本因素。根据胆管扩张的部位、范围和形态,分为五种类型。Ⅰ型:囊性扩张,临床上常见,占90%。可累及肝总管、胆总管的全部或部分肝管。胆管呈球状或葫芦状扩张,直径最大者可达25cm,扩张部远端胆管严重狭窄。Ⅱ型:憩室样扩张,为胆总管壁侧方局限性扩张呈憩室样膨出,临床少见。Ⅲ型:胆总管开口部囊性脱垂,胆总管末端十二指肠开口附近的局限性囊性扩张,脱垂坠入十二指肠腔内,常可致胆管部分梗阻。Ⅳ型:肝内外胆管扩张,肝内胆管由大小不一的多发性囊性扩张,肝外胆管亦呈囊性扩张。Ⅴ型:肝内胆管扩张(Caroli病)。可恶变为胆管癌。

起病较早,年幼或年轻时即有上腹不适,多误诊为消化不良或胃病。随病情加重出现典型的临床表现,腹痛、腹部包块和黄疸三联征。腹痛位于右上腹,可为持续性钝痛;黄疸呈间歇性;80%以上的患者右上腹可扪及表面光滑的囊性肿块。合并感染时,可出现黄疸持续加深,腹痛加重,并伴有发热、恶心和呕吐。后期可出现胆汁性肝硬化和门静脉高压。囊肿破裂可导致胆汁性腹膜炎。

2.超声表现

肝内外胆管的某一部位出现局限性扩大的无回声区,多为圆形,也有的呈梭形;可单发,也可多发。

(1)肝外胆管囊状扩张症

1)胆总管部显示局限性无回声区,多呈球形、椭圆形或纺锤状,可延伸至肝门或胰头部(图3-60)。

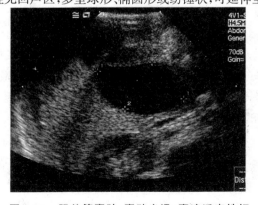

图 3-60　胆总管囊肿,囊壁光滑,囊液透声性好

2)囊壁清晰,较薄,囊腔内无回声,后方增强效应(＋)。部分病例并发胆管癌,腔内可见实性回声。

3)囊肿与胆管相连通。

4)肝内胆管一般正常或轻度扩张,肝外胆管与肝内胆管扩张程度不成比例。

5)囊肿内可伴有结石。

(2)肝内胆管囊状扩张症

1)囊肿沿左右肝管或肝内胆管分布,并与内径接近正常的胆管相通。

2)肝内出现多个圆形或梭形无回声区,亦可表现为节段性或较均匀段肝管扩张。

3)囊壁呈边界清晰的高回声线。

4)可合并肝外胆管囊状扩张。

3.诊断要点

(1)肝内或肝外胆管相通的囊性病变。

(2)与囊性病变相通的周围胆管内径接近正常,形成鲜明的对比。

(3)胆管扩张的程度与黄疸程度不成正比。

(4)起病较早,年幼或年轻时即有相关症状出现,并慢慢加重。

4.鉴别诊断

胆总管囊肿应和右上腹囊性肿块鉴别,如肝囊肿、胆囊积液、小网膜囊肿、胰头部囊肿和右肾囊肿等。观察囊肿与胆管的解剖位置关系和囊肿与胆管是否相同的解剖联系非常重要。当鉴别有困难时,囊肿周围是否存在的正常胆总管结构也可作为一个鉴别诊断的依据。

需与 Caroli 病鉴别的有多囊肝和梗阻引起的肝内胆管扩张,多发性肝脓肿等。根据囊肿的分布和形态特点一般易于做出鉴别。肝胆管囊肿多沿主肝管分布,有囊腔与肝管相通、囊腔与囊腔相通等特征。肝囊肿、多囊肝和肝脓肿的囊腔多弥散分布于肝实质内,囊腔与肝管、囊腔与囊腔不相通。

5.临床价值

超声显像能够清晰显示肝内外扩张的胆管,能灵敏而准确地作出先天性胆管囊状扩张的诊断。但对胆道病理变化的全面显示,经皮经肝胆道造影(PTC)、RRCP、MRCP 检查更直观和全面,对指导外科治疗有重要的作用。

(六)先天性胆道闭锁

1.概述

胆道闭锁发生的原因尚未明确,其病理基础是肝总管逐步纤维化导致胆管系统梗阻。大多数胆道闭锁无法胎内诊断,于生后 2 周内出现临床表现,但诊断困难,特别不易与婴儿肝炎鉴别。若诊断为胆道闭锁,应当在生后 2 个月内施行手术,否则会因为延迟手术导致患儿发生不可逆的胆汁性肝硬化,肝功能衰竭,危及生命。

2.超声表现

(1)异常胆囊:胆囊长径<1.5cm,充盈不佳,形态异常,餐后不收缩(图 3-61)。部分患者甚至无胆囊或无胆囊腔。

(2)肝门部纤维条索:门静脉右支或汇合部前方的高回声结构,厚度≥4mm(图 3-62)。

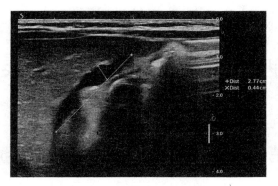

图 3-61 胆囊充盈不佳,形态异常

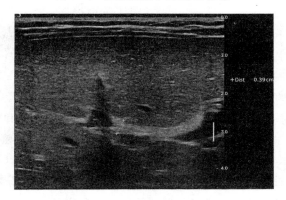

图 3-62 肝门部纤维条索,厚度 4mm

（3）肝动脉增粗、胆总管不显示。

（4）肝实质粗糙、脐静脉开放、脾大、腹水（晚期）。

3.诊断要点

（1）病史。

（2）肝门部纤维块。

（3）胆囊大小、形态、囊壁异常。

4.鉴别诊断

主要与婴儿肝炎综合征等内科黄疸鉴别。

5.临床价值

先天性胆道闭锁诊断方法中,核素检查特异性高,敏感性低;MRI 分辨率不高,且镇静要求高,不适宜婴儿。而超声检查无放射性、无须镇静、准确率高,对胆道闭锁的诊断具有重要的作用。

第四章 泌尿、生殖系统疾病

第一节 肾脏、输尿管和膀胱

一、解剖概要

肾脏的外形似蚕豆,上宽下窄,前凸后平,位于腰部脊柱两侧,紧贴于腹后壁。右肾位置略低于左肾,右肾的前方有右肝、十二指肠及结肠肝曲,左肾的前方有胃、脾、胰尾及结肠脾曲。肾门位于肾中部内侧,是肾动脉、肾静脉、输尿管、神经及淋巴管的出入之处。肾门内前三者结构的位置关系为:肾静脉在前、肾动脉居中、输尿管在后,三者合称为肾蒂。肾门向肾内延续为肾窦,肾窦内含有肾动脉、肾静脉以及肾小盏、肾大盏、肾盂和脂肪组织等。肾盂在肾窦内向肾实质展开,形成 2～3 个大盏和 8～12 个小盏。肾实质由皮质及髓质组成,其厚度为 1.5～2.5cm。肾皮质位于外层,厚度为 0.8～1.0cm,髓质位于内层,由 10～12 个肾锥体组成。皮质伸入髓质的部分称为肾柱,肾锥体的尖端与肾小盏的相接处称为肾乳头。肾包膜是位于肾表面的一层纤维膜;肾周筋膜则呈囊状包裹肾脏,内含有丰富的脂肪组织,起固定和保护肾的作用。

输尿管是一对管道状结构,由肌肉和黏膜组成,连接肾盂与膀胱。成人的输尿管长度约 24～32cm,内径约 0.5～0.7cm。输尿管分为腹段、髂血管前段、盆腔段和膀胱壁内段。腹段从肾盂输尿管连接部至髂血管上方;膀胱壁内段从膀胱壁外层至输尿管膀胱开口处。输尿管有三处狭窄:第一狭窄位于肾盂输尿管连接部;第二狭窄位于输尿管跨越髂血管处;第三狭窄位于输尿管膀胱连接部。

膀胱是一个肌性的囊状结构,是储存尿液的器官,随着尿液充盈情况的不同,膀胱的形态、大小、位置以及膀胱壁的厚薄均会发生变化。膀胱空虚时呈锥体形,充盈时呈椭圆形。正常膀胱排空时壁厚约 3mm,充盈时壁厚约 1mm。膀胱分为尖部、体部、底部和颈部四个部分,膀胱尖部朝向前上方,膀胱底部朝向后下方,尖部与底部之间为膀胱体部,膀胱颈部位于膀胱的最下方,与男性前列腺或女性盆膈相连。膀胱三角区位于两侧输尿管开口与尿道内口之间,是肿瘤、结核和炎症的好发部位。

肾动脉起源于腹主动脉,在肠系膜上动脉分支下方的两侧分出右肾动脉和左肾动脉。右肾动脉走行于下腔静脉、胰腺头部和肾静脉之后,并在肾静脉水平进入右肾门;左肾动脉则行经左肾静脉、胰体尾部后方进入左肾门。双侧肾动脉到达肾门附近处分为前后两支经肾门进入肾窦。前支在分为 4～5 支段动脉后进入前部的肾实质,后支进入后部的肾实质。前支较粗,后支较细。根据其分布的区域,可将肾实质分为上段、上前段、下前段、下段和后段,除后段血液由后支供应外,其余各段血液均由前支供应。上述 5 支段动脉再分出大叶间动脉进入肾柱,沿肾锥体周围向肾表面伸展,达到髓质与皮质交界处时,大叶间动脉呈弓状转弯称为弓状动脉。弓状动脉呈直角向肾皮质分出小叶间动脉,再从小叶间动脉分出入球小动脉进入肾小球。

肾静脉是由出球小动脉在肾实质内形成毛细血管网,最后合成肾静脉,肾内小静脉与其同名动脉伴行,在肾门附近合成左右肾静脉。右肾静脉向左行经肾动脉前方,注入下腔静脉。左肾静脉则向右行经肾动脉和腹主动脉前方,肠系膜上动脉后方注入下腔静脉,当肠系膜上动脉压迫左肾静脉的时候,可引起左肾静脉回流受阻形成扩张,临床上称之为"胡桃夹"现象。

二、检查适应证

(1)血尿、脓尿

(2)尿路刺激征

(3)泌尿系结石

(4)泌尿系肿瘤

(5)泌尿系先天性异常(肾缺如、重复肾、重复输尿管、巨输尿管等)

(6)尿路梗阻(肾、输尿管积水、尿潴留等)

(7)肾囊肿与多囊肾

(8)肾下垂与游走肾

(9)肾创伤

(10)感染性肾疾病(急性肾盂肾炎、肾脓肿、脓肾和肾结核等)

(11)肾衰竭

(12)肾血管性疾病(肾动脉狭窄、肾动脉瘤等)

(13)移植肾及其并发症

(14)尿失禁与排尿困难

(15)膀胱容量和残余尿量的测定

三、检查前准备

(一)患者准备

肾超声检查一般不需作特殊的准备,若同时检查输尿管和膀胱,可让受检者在检查前 60 分钟饮水 500ml,并保持膀胱适度充盈,以使肾盂、肾盏显示更加清晰。

(二)探测仪器

肾、输尿管和膀胱的探测,探头首选凸阵探头,成人常用的探头频率为 3.0～3.5MHz,儿童常用的探头频率为 5.0MHz,其优点是视野广阔,容易获得整个肾的切面图像。

(三)肾脏的探测体位与途径

(1)仰卧位

(2)侧卧位

(3)俯卧位

(四)输尿管探测体位同肾脏

(五)膀胱的探测体位

(1)仰卧位(经腹壁扫查)

（2）胸膝卧位、侧卧位（经直肠扫查）

四、正常超声表现

（一）二维声像图

1.正常肾脏

从外向内分别为周边的肾轮廓线、肾实质和中央的肾窦回声。周边的肾包膜光滑、清晰，呈高回声。肾窦回声位于肾中央，宽度一般占肾的 1/2～1/3，通常表现为长椭圆形的高回声区，其回声强度高于胰腺回声。肾窦回声是肾窦内各种结构的回声综合，它包括肾盂、肾盏、血管、脂肪组织等的回声，边界毛糙不整齐，中间可出现无回声区，当大量饮水或膀胱过度充盈时，可略增宽，但小于 1.0cm，排尿后此种现象可消失。肾包膜和肾窦之间为肾实质回声，呈低回声，包含肾皮质和肾髓质（肾锥体）回声，肾锥体回声较肾皮质回声为低（图 4-1）。一般情况下可显示正常人的彩色肾血管树，自主肾动脉、段动脉、叶间动脉、弓状动脉直至小叶间动脉及各段伴行静脉均能显示（图 4-4）。彩色血流分布直到肾皮质，呈充满型。肾动脉主干内径 0.5～0.6cm。在同一切面，很难显示肾动脉全长。肾静脉位于肾动脉的前外侧，内径较宽，约为 0.8～1.2cm，较容易显示其全长。用脉冲多普勒可测量各段肾动脉的血流频谱。

2.输尿管

正常输尿管超声一般不能显示，当大量饮水使膀胱充盈时，输尿管才能显示，表现为中间呈无回声的两条平行明亮条带状回声且有蠕动，正常输尿管回声分离一般为 0.1～0.3cm。输尿管开口处位于膀胱三角的左、右两上角，稍向膀胱内隆起。

CDFI：可显示输尿管开口处向膀胱内喷尿的红色信号。

3.膀胱

正常膀胱充盈时，膀胱壁呈光滑带状回声，厚度 0.1～0.3cm，膀胱内尿液呈无回声，膀胱形态随尿液充盈情况而变化（图 4-2）。

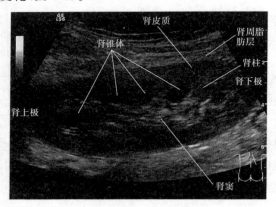

图 4-1　正常肾声像图

（二）正常参考值

1.正常肾脏大小

男性正常肾超声测量值长径 10～12cm；宽径 4.5～5.5cm；厚径 3.5～5cm。女性正常肾超声测量值略小于男性。

2.正常肾动脉血流速度测量值

肾动脉主干及分支收缩期峰值流速(PSV)通常小于 60cm/s;阻力指数(RI)0.56～0.70,搏动指数(PI)0.70～1.40;加速度(11±8)cm/s²;加速时间小于 0.07 秒。

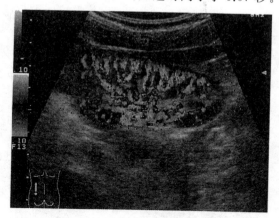

图 4-2　正常肾彩色血流图

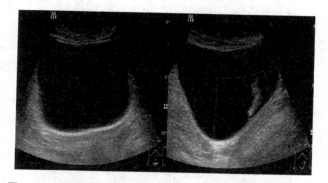

图 4-3　正常膀胱超声图像,右图彩色信号为输尿管喷尿现象

3.膀胱容量

膀胱容量指受检者有尿意、急于排尿时,膀胱所能容纳的尿量。一般在腹中线处取膀胱的纵断面,测其上下径(d_1)与前后径(d_2),然后将探头横置,取膀胱的最大横断面,测量左右径(d_3),按容积公式计算:$V(ml)=0.5×d_1×d_2×d_3(cm)$。正常人膀胱容量为 250～400ml。

4.残余尿量

残余尿量指排尿后未能排出而存留在膀胱内的尿量。残余尿量应在排尿后立即测量。正常情况下残余尿量少于 10ml。

五、肾脏常见疾病

(一)肾积水

1.概述

肾积水是指因尿路梗阻使肾内尿液不能正常排出,引起肾盂肾盏尿液滞留,肾盂内压力增高,从而导致肾盂肾盏扩张及肾萎缩的病理改变。

2.超声表现

肾积水程度在声像图上的表现分为轻、中、重度三种程度(图 4-4～图 4-6)。

(1)轻度肾积水:声像图上出现肾窦分离,肾盂肾盏均有轻度扩张,但肾实质厚度和肾内彩色血流不受影响。

(2)中度肾积水:肾窦回声中出现无回声区,因各人肾盂肾盏原有形态不同,表现为形态各异的肾积水声像图,例如花朵样或烟斗样无回声区,肾盏扩张较为明显。

(3)重度肾积水:肾盂肾盏明显扩大,肾窦回声被调色板样或巨大囊肿样的无回声区所取代,肾实质厚度明显变薄,肾实质内彩色血流明显减少或消失。

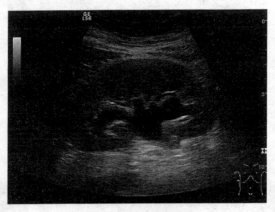

图 4-4 轻度肾积水声像图

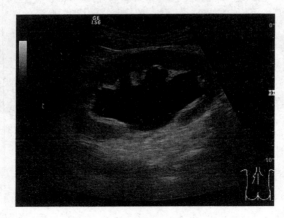

图 4-5 中度肾积水声像图

3.诊断要点

(1)轻度肾积水

1)肾的大小、形态没有改变。

2)肾盂分离超过 1.5cm。

3)肾实质回声正常。

(2)中度肾积水

1)肾的大小形态随积水的程度出现相应的改变。

2)肾盂肾盏分离,积水的各个肾盏彼此分开。

3)肾实质轻度受压。

4)同侧输尿管扩张并与肾盂相连,输尿管也可不扩张。

（3）重度肾积水

1)肾体积增大,形态失常。

2)肾盂肾盏分离,积水的肾盂和肾盏彼此相连。

3)肾实质受压变薄。

4)同侧输尿管扩张并与肾盂相连,输尿管也可不扩张。

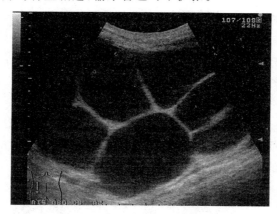

图 4-6　重度肾积水声像图

4.鉴别诊断

（1）生理性肾窦回声分离与病理性肾积水的鉴别:在生理情况下,膀胱过分充盈、大量饮水或利尿药、解痉剂的应用,可使肾盂内存有少量尿液,声像图出现肾窦回声分离,不同于尿路梗阻而引起的肾积水,在排尿后或利尿期过后,肾窦回声分离现象可消失。妊娠妇女常因激素作用出现双侧对称性轻度肾窦回声分离的生理现象。一般 1.5cm 以上的肾盂分离可确定为肾积水,而 1.0cm 以下的肾盂分离可能为生理性。

（2）中度或重度肾积水与多囊肾或多发性肾囊肿的鉴别:鉴别要点:①多囊肾表现为双侧发病,肾内充满大小不等的囊肿且彼此不相通;②多发性肾囊肿表现为单侧或双侧肾内多个囊肿,囊肿之间彼此不相通;③肾积水的无回声区则彼此相通,同时可伴有同侧输尿管扩张。

5.临床价值

超声对肾积水的诊断不需要使用造影剂,没有 X 线辐射,对无功能的肾脏也能很好的显示。超声对肾积水的显示非常敏感,能够发现 0.5cm 以上的肾盂分离,同时还能测量肾实质的厚度,了解肾积水引起的肾实质萎缩情况。

肾积水只是一种临床表现,肾积水的梗阻原因和梗阻部位的判断对临床诊治更为重要。超声能够发现泌尿系的肿瘤、结石、输尿管囊肿、前列腺增生等引起肾积水的病变,但对于输尿管先天性狭窄、炎性粘连等疾病则需要结合其他影像学检查做出诊断。

（二）肾脏囊性占位性病变

1.概述

肾脏囊性占位性病变种类较多,多数是先天性的,也有后天发生的。肾囊性占位的大小、形态、部位、数目各不相同。根据病变的部位可分为肾皮质囊肿和肾髓质囊肿。临床上较常见的类型有单纯性囊肿、多囊肾、肾盂旁囊肿和肾钙乳症等。

(1)单纯性肾囊肿：是临床上最常见的肾囊肿,此病发展缓慢多无症状,当囊肿出现感染或出血时可出现腰痛或腹痛。

(2)多房性肾囊肿：临床表现与单纯性囊肿类似。

(3)肾盂旁囊肿：又称肾盂周围囊肿,一般是指肾窦内或位于肾盂旁向肾窦内扩展的肾囊肿。

(4)肾盂源性囊肿：肾盂源性囊肿是指位于在肾实质内与肾盂或肾盏相通的囊肿。

(5)多囊肾：多囊肾是一种先天性遗传病,有成人型与婴儿型两种,前者为常染色体显性遗传病,后者为常染色体隐性遗传病。成人型多囊肾表现为双肾受累,肾体积增大,肾内皮质与髓质布满大小不等的囊肿,肾实质受囊肿压迫而萎缩,逐渐丧失功能。临床上可出现恶心、呕吐、水肿、高血压等肾衰竭的症状。

2.超声表现

(1)单纯性肾囊肿：圆形或椭圆形的无回声区,囊壁薄而光滑,后方回声增强,囊肿常向肾表面凸出(图 4-7),巨大的囊肿直径可超过 10cm。

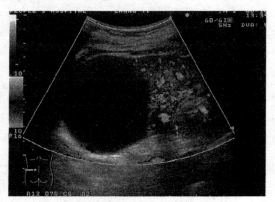

图 4-7　肾囊肿声像图

(2)多房性肾囊肿：在无回声的囊内有菲薄的分隔,呈条带状高回声。

(3)肾盂旁囊肿：位于肾盂或紧贴肾盂的囊性无回声区,超声表现同肾囊肿,由于囊肿位于肾盂回声内,容易压迫肾盂肾盏,造成肾积水。

(4)肾盂源性囊肿：表现为囊壁光滑的无回声区位于肾实质内与肾盂或肾盏相通,后方回声增强,不向肾表面凸起。肾盂源性囊肿内有结石形成时称为肾钙乳症,肾钙乳症超声表现为囊性无回声区内伴强回声和声影,随着被检者体位改变,强回声朝重力方向移动;微小的肾钙乳症也可表现为肾实质内小的无回声囊肿,伴有彗星尾征。

(5)多囊肾：两肾增大,随病情轻重不同,肾增大程度各异,囊肿的多少和大小也各不相同,囊肿少而大者病情轻;囊肿多而小者病情反而严重。声像图所见往往是全肾布满大小不等的囊肿,甚至肾实质回声与肾窦回声也分界不清(图 4-8)。囊肿随年龄的增大而逐渐增多增大,囊肿出现得愈早,预后愈不佳。

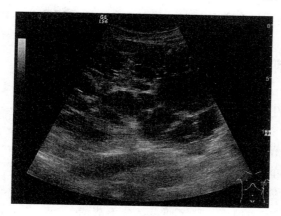

图 4-8　多囊肾声像图

婴儿型多囊肾,发病早,预后较差。因囊肿小而数量极多,超声多不能显示出囊肿的无回声特征,而仅表现为肾体积增大,肾内回声增强的声像图特征。

3.诊断要点

(1)单纯性囊肿

1)肾内圆形、椭圆形或类圆形无回声区。

2)边界清晰,表面光滑。

3)内部回声均匀。

4)后方回声增强,可伴有侧壁声影。

(2)多房性肾囊肿

1)肾内无回声区,体积较大。

2)边界清晰,表面光滑。

3)内部见强回声带分隔的多个无回声区。

4)后方回声增强,可伴有侧壁声影。

(3)肾盂旁囊肿

1)无回声区位于肾窦或紧贴肾窦。

2)具有典型的囊肿特点。

3)囊肿对肾窦产生压迫造成肾盂或肾盏积水的改变。

(4)肾盂源性囊肿

1)肾盂旁囊性肿块与单纯性囊肿相似。

2)一般体积不大,不向肾表面扩展。

3)囊肿可出现钙乳症的现象。

4)其他影像学检查(如 CT 增强或静脉肾盂造影等)证实囊肿与肾盂相通。

(5)成人型多囊肾

1)肾体积增大,形态失常。

2)肾内结构紊乱,不能显示正常肾结构。

3)肾内弥漫分布大小不等的囊性结构。

4)双侧肾发病,可伴发多囊肝、多囊脾、多囊胰等病变。

(6)婴儿型多囊肾

1)肾体积增大,形态正常。

2)肾内结构欠清。

3)肾实质呈蜂窝状小囊性结构或弥漫性强回声改变。

4.鉴别诊断

肾多发性囊肿与多囊肾的鉴别

肾多发性囊肿多为单侧,囊肿的数目较多囊肾少,囊肿以外的肾实质回声正常。如果囊肿较大,则可对局部肾实质造成挤压。多囊肾为双肾发病,双肾体积增大,表面不规则,全肾布满大小不等的囊肿,甚至肾实质回声与肾窦回声都分不清楚。

5.临床价值

超声诊断肾囊肿有其独到之处,根据声像图容易与实质性肿块鉴别。典型的肾皮质囊肿一般不会与囊性肿瘤混淆。肾囊肿多数可在超声引导下做穿刺硬化治疗且疗效较好,基本一次可以治愈。

(三)肾脏实质性占位性病变

肾实质性占位分为良性肿块和恶性肿块两大类。肾恶性肿瘤主要包括肾癌、肾盂癌、肾母细胞瘤,肾淋巴瘤、平滑肌肉瘤、脂肪肉瘤及转移性肿瘤,其中以肾癌最为多见。而肾良性肿瘤中以血管平滑肌脂肪瘤最为多见,肾脂肪瘤、嗜酸细胞瘤、纤维瘤、血管瘤等良性肿瘤则发病率较低。

1.肾癌

(1)概述:肾癌病理上又称为肾细胞癌,是成人肾脏恶性肿瘤中最多见的一种。肾癌的肿瘤组织一般分布比较均匀,但随着肿瘤的生长也会出现出血、坏死等变化。肾癌的转移途径多由血循环转移至肺、肝、脑及骨骼等器官,肿瘤也会转移到肾门淋巴结及腹膜后淋巴结。肿瘤向周围生长会直接侵犯肾盂、肾盏、肾周筋膜及肾外脏器。

(2)超声表现

1)二维超声表现

①肾内出现实质性肿物,呈圆形或椭圆形,少数肿块也可呈不规则形。

②较小肿块多呈高回声,而较大肿块多呈低回声。

③内部回声可均匀,也可不均匀或出现多个等回声结节。回声不均匀的肾癌,常因肿瘤内出血或液化所致,多见于5cm以上的肾癌(图4-9)。

2)CDFI:肿瘤内部彩色血流信号可以丰富,也可以稀少,甚至没有血流信号,还有一些肿瘤表现为周边血流信号丰富的抱球形彩色血流信号。

3)肿瘤侵犯周围结构时可表现为肾包膜连续性中断,肾活动度受限;肾癌向内侵犯肾盂肾盏可造成肾盂积水;肿瘤血行转移时,肾静脉与下腔静脉会出现低回声栓子,肾门或腹主动脉旁出现低回声肿块则可能为肾癌淋巴结转移。

(3)诊断要点

1)肾实质内异常回声肿块,内部回声均匀或不均匀。

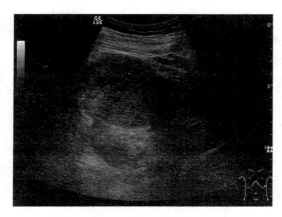

图 4-9　肾癌声像图

2)肿块圆形或椭圆形,少数也可呈不规则形,有球体感。

3)肿块内可因出血、坏死、钙化等病理变化而出现相应的回声改变。

4)要注意下腔静脉、肾静脉癌栓以及肾门、腹主动脉旁淋巴结肿大等肿瘤转移征象。

(4)鉴别诊断

1)肾癌与肾柱肥大的鉴别:肾癌与肾柱肥大的不同之处:①肾柱肥大是肾皮质向肾髓质锥体间延伸的部分,其回声强度与肾皮质相同且与肾皮质相延续;②肾柱肥大多为位于肾脏中部的单个肾柱,左侧发生率多于右侧;③肾柱肥大呈圆形或类圆形,但没有球体感;④肾柱肥大不会引起肾脏形态改变或压迫肾盂引起积水。

2)肾癌与肾脓肿的鉴别:①肾癌超声表现为肾实质内椭圆形肿块,边界清晰,一般来说肾的活动度不受限,而肾脓肿边界不如肾癌清晰,肾活动度一般明显受限;②肾脓肿经过抗感染治疗后体积会逐渐缩小,而肾癌不会有这种动态变化。

3)肾癌与肾上腺肿瘤或肝肿瘤的鉴别:①肾上腺肿瘤易与肾上极肿瘤混淆,鉴别要点是肾上腺肿瘤位于肾上方肾包膜外,与肾脏有较明显的界限,肿块与肾脏内部结构没有关系,不会引起肾内结构变形等改变。②肝肿瘤易与右肾肿瘤混淆,鉴别要点是肝肿瘤位于肝脏包膜内,向肾脏凸出,呼吸时随肝脏同步运动,而肾肿瘤则相反,位于肾包膜内,向肝脏凸出,呼吸时随肾脏同步运动。

2.肾母细胞瘤

(1)概述:肾母细胞瘤又称 Wilms 瘤,是儿童最常见的肾实质性肿瘤,肾母细胞瘤早期临床上可无任何明显症状,发现时往往已很大,侵占肾的大部分。肿瘤可对周围器官产生压迫症状。

(2)超声表现

1)肾实质圆形或类圆形肿块。

2)内部回声中等稍强,一般回声均匀。

3)肿块边界清晰。

4)肿瘤内坏死液化时可出现无回声区。

5)较大的肿瘤会压迫肾窦引起肾积水的表现。

（3）诊断要点

1）肾实质内异常回声肿块。

2）肿块圆形或椭圆形,有球体感。

3）肿块内可因出血、坏死等病理变化而出现相应的回声改变。

4）较大的肿块向周围延伸会引起肾被膜及周围结构破坏的征象。

3.肾血管平滑肌脂肪瘤

（1）概述:肾血管平滑肌脂肪瘤又称错构瘤,肿瘤无包膜,呈圆形或类圆形。肿瘤可为单发也可多发,较大的肿瘤常有内部出血,当肿瘤出血时,患者会突发急性腹痛,腰部肿块及低热,严重时会发生休克。

（2）超声表现

1）肾实质内高回声或强回声团块,无声影。

2）形态规则、边界清晰。

3）内部回声分布均匀,当肿块较大且发生出血时,内部回声不均匀,高回声与低回声层层交错,呈"洋葱样"改变。

4）小的错构瘤一般没有彩色血流信号,大的错构瘤可有少量的彩色血流信号(图 4-10)。

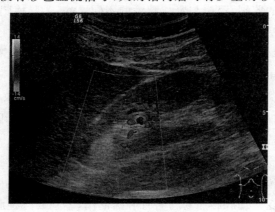

图 4-10 肾血管平滑肌脂肪瘤

（3）诊断要点

1）肾实质内强回声肿块。

2）肿块形态规则,边界清楚,一般内部回声均匀。

3）较大的肿块内可因出血而出现"洋葱样"改变。

4）较大者可有少量血流信号。

4.肾盂肿瘤

（1）概述:临床表现为无痛性间歇性血尿,其最常见的病理类型是移行上皮乳头状癌,病变发生于肾盂黏膜,发病率较肾实质肿瘤要低。

（2）超声表现

1）肾盏或肾盂内低回声肿块,如果肾盂内有积水,肿瘤较易被发现。

2）可呈乳头形、平坦形、椭圆形等,如果没有肾盂积水或肿瘤沿着肾盂地毯状浸润性生长时,则难以被发现。

3)肾盂肿瘤内彩色血流信号一般较稀少(图4-11)。

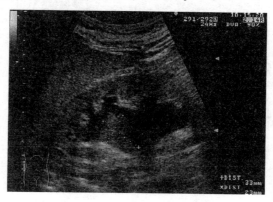

图4-11　肾盂癌声像图

(3)诊断要点

1)肾盂回声异常改变,出现异常低回声。

2)当肾盂积水时较容易发现肿块回声。

3)肿块引起梗阻可出现肾盂或输尿管积水。

4)注意同侧输尿管及膀胱内是否有肿瘤种植转移的征象。

(4)鉴别诊断:肾盂肿瘤与肾盂内凝血块的鉴别:

肾盂内凝血块有时与肾盂肿瘤的回声十分相似,但凝血块一般会随体位改变移动或排出后消失,而肾盂肿瘤没有这种现象,动态观察可以鉴别。

(5)临床价值:超声检查能够基本区别出不同类型的肾肿瘤,对临床判断肾肿瘤的良恶性有较大的帮助。随着超声仪器分辨率的提高,对大小在1cm左右的肾肿瘤,超声也能发现,为临床早期发现及早期治疗提供了有利的条件。但对于体积较小的肾盂肿瘤,如果没有肾盂积水的衬托,超声则较难发现,X线肾盂造影和增强CT则是对超声诊断的良好补充。对于中晚期肿瘤,超声还能检查肾静脉和下腔静脉栓子、肾门旁及腹主动脉旁淋巴结转移情况,对输尿管和膀胱内的肿瘤种植也能检出,为临床全面评估提供了依据。

(四)肾结石

1.概述

肾结石的临床症状主要表现为腰痛、血尿和(或)尿中排出砂石,超声能检出X线和CT不能检出的透光结石,对小结石的分辨率也较高。

2.超声表现

(1)为肾内强回声,其后方伴声影,小结石及一些结构疏松的结石后方可无声影或有较淡的声影。

(2)由于结石的大小、成分及形态各不相同,其声像图也有不同,小结石常呈点状强回声,中等大小的结石常呈团块状强回声,大结石常呈带状强回声,质地坚硬的结石比质地疏松的结石回声偏强。

(3)如果结石引起梗阻会出现肾盏或肾盂积水的声像图改变(图4-12)。

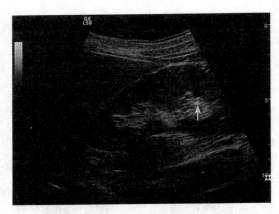

图 4-12　肾结石声像图(箭头所示)

3.诊断要点

(1)肾盂内强回声。

(2)强回声后方可伴声影。

(3)梗阻时出现肾盏、肾盂积水。

4.鉴别诊断

(1)肾内钙化灶:肾内钙化灶虽也呈强回声,但通常位于肾皮质或肾包膜下,呈不规则斑片状强回声,后方伴声影。

(2)肾窦内灶性纤维化或管壁回声增强:肾窦内灶性纤维化或管壁回声增强不同于结石的声像图特点是:肾窦内点状或短线状强回声,改变探头的探测角度后可转变成长线状或等号状。

5.临床价值

超声能检出 X 线和 CT 不能检出的透光结石,X 线对 0.3cm 的小结石一般不能检出,而超声可以检出。超声还能对肾结石进行术中定位,有助于手术取石的顺利进行。

尽管超声能显示 X 线无法显影的结石,超声对肾结石的探测也有局限性。由于仪器分辨力的限制,位于肾窦内的小结石容易被肾窦回声掩盖,故探测时需多切面扫查,并调节仪器的增益和聚焦深度。此外,单发性鹿角形结石或体积较大的单发性形态不规则的结石,超声可能显示为多枚结石,不如 X 线平片直观。

(五)肾脏感染性病变

肾脏感染性病变分为特异性和非特异性两类。特异性感染包括肾结核和黄色肉芽肿性肾脓肿等;非特异性感染包括肾盂肾炎、脓肾、肾周围脓肿等。

1.肾结核

(1)概述:肾结核是较常见的肾特异性感染,也是泌尿系结核中最常见的类型,病变发生过程非常缓慢,临床表现以尿频、尿急、尿痛及血尿为主。

(2)超声表现

1)肾形态饱满不规则。

2)肾盂肾盏扩张、肾内囊状无回声区以及肾内强回声。

3)肾结核的另一个声像图特点就是变化多端,以上声像图表现可同时出现。

（3）诊断要点

1)声像图复杂多样。

2)肾形态饱满不规则。

3)肾内坏死液化的无回声区。

4)肾内纤维化或钙化产生的强回声。

5)同侧的肾盂、输尿管积水。

（4）鉴别诊断:肾结核的钙化灶要与肾结石鉴别,肾结石的强回声通常位于肾窦内,而肾结核钙化的强回声位于肾实质或结核病灶中,肾结石一般没有其他结核损害的表现。由于肾结核常有多种声像图改变,故还要与肾积水、肾囊肿、肾脓肿等病变鉴别。

（5）临床价值:肾结核发展到中度和重度时才会有声像图的改变,而一般轻度肾结核超声表现不明显,故超声检测只对中、重度的肾结核以及丧失功能的患肾才有较大的价值。

2.肾脓肿

（1）概述:肾脓肿也称为肾皮质脓肿,是指肾实质因炎症化脓而被破坏,形成脓性包囊。临床表现为高热、寒战、乏力、呕吐,伴有不同程度的贫血,腰部有明显的压痛及叩击痛。

（2）超声表现:患肾局部出现低回声区,可与周围组织粘连,边界模糊不清,肾的活动度明显受限。

（3）诊断要点

1)肾内低回声区,局部向肾包膜外隆起。

2)低回声区与周围组织分界不清。

3)患侧肾活动度明显受限。

（4）鉴别诊断:肾脓肿要与肾癌鉴别,详见肾癌的相关章节。

（5）临床价值:肾脓肿是肾实质的化脓性感染,初始为肾脏局部感染,如果炎症没有及时治疗并得到控制,就会向周围扩散引起肾周脓肿或脓肾,腹部超声检查能够了解肾脓肿的大小、位置和深度,以及肾周围有无积液或积脓,CDFI及彩色能量图能够显示肾皮质血流灌注情况,发现肾脓肿引起的肾皮质缺血区域的范围,对肾脓肿的临床评估有较大的帮助。此外,超声引导下经皮肾脓肿定位穿刺、脓液细菌培养、脓腔冲洗引流注射药物治疗等方法也被证实操作方便、效果良好而且并发症较少。

（六）肾功能不全和移植肾

1.概述

肾功能不全是由多种原因引起的肾小球严重破坏,使身体在排泄代谢废物和调节水电解质、酸碱平衡等方面出现紊乱的临床综合征。分为急性肾功能不全和慢性肾功能不全。

急性肾功能不全的病因包括肾前性、肾性和肾后性。肾前性因素主要指各种原因引起血容量绝对或相对不足而导致肾脏严重缺血、肾小球灌注不足,肾小球滤过率降低,不及时纠正会导致不可逆的肾组织坏死。常见原因有:心血管疾病如急性心肌梗死等;感染性疾病如细菌性败血症等;出血性休克如消化道大出血等。肾性因素:主要为急性肾小管坏死,病因有严重脱水、失血而长期休克,误用血管收缩药引起的缺血性急性肾小管坏死等。肾后性因素:多由于尿路梗阻引起,主要原因有结石、血块和肿瘤压迫等。

慢性肾功能不全可分为肾功能不全代偿期、肾功能不全期(氮质血症期)、肾衰竭期(尿毒症前期)和肾功能不全终末期(尿毒症期)。

随着医疗水平的进步,晚期尿毒症患者除了透析治疗外,肾移植已成为一种理想的治疗方法,肾移植主要的并发症是急、慢性排异反应。

2.超声表现

(1)急性肾功能不全

1)肾前性因素造成的急性肾功能不全声像图表现为下腔静脉扁瘪,而双肾没有明显异常改变,胸腹腔可有积液的表现。

2)肾性因素造成的急性肾功能不全声像图表现为双肾体积增大,皮质增厚,回声增强,也可表现为锥体回声减低,椎体增大,可出现肾周积液或腹水的表现。

3)肾后性因素造成的急性肾功能不全除了结石、肿瘤等病因的声像图改变外,双肾肾盂积水是主要的超声表现。

(2)慢性肾功能不全

1)慢性肾功能不全肾功能储备代偿期声像图上双肾没有明显的改变。

2)肾功能终末期超声表现为双肾萎缩,肾皮质回声增强,肾实质回声减弱,肾皮髓质回声分界不清,直至双肾结构显示不清。

3)肾功能不全期和肾衰竭期的超声表现则介于前两者之间。

(3)移植肾

移植肾的位置通常位于一侧髂窝内,肾凸缘偏向外前,肾门偏向内后,移植肾的大小略大于正常肾脏,内部回声和正常肾脏相同。移植肾的并发症还包括肾周血肿、肾旁脓肿、尿液囊肿、淋巴囊肿及吻合口动脉瘤等。

①急性排异时最明显的表现是肾体积迅速增大,肾透声性增强;②慢性排斥时表现为肾体积渐次增大,然后逐渐缩小,肾窦回声减少乃至消失,最终肾萎缩;③并发症的超声均表现为肾旁低回声或无回声区,结合病史可以帮助鉴别诊断;④移植肾无排异时,CDFI显示肾动静脉及其分支血流通畅,肾内血管树丰富完整。移植肾发生排异时,彩色血流信号明显减少,急性排异反应尤为明显,肾段动脉阻力指数(RI)≥0.85。

3.临床价值

对急性肾功能不衰竭者超声一般能大致区分是肾前性、肾性还是肾后性;但对慢性肾衰竭的病因鉴别能力有限,仍需肾穿刺活检病理才能做出诊断。

目前对于肾移植术后并发症的监测,主要采用二维超声和CDFI观测移植肾图像,测定肾血流阻力指数等方法,这些方法在临床的应用给肾移植术后并发症的监测提供了很大的帮助。然而,由于多普勒技术对探测低速血流的敏感性较差,同时,肾外压迫可使肾血管阻力增加,这些都会影响对肾血流灌注状况的判断,故仍需要寻找新的更有效的观测肾血流灌注的评价方法。

六、输尿管疾病

(一)输尿管结石

1.概述

输尿管结石多由肾结石下移进入输尿管形成,结石下降过程中因嵌顿引起输尿管痉挛,出现肾绞痛的症状,呈剧烈的放射性痛,伴有血尿、恶心、呕吐等症状。

2.超声表现

输尿管结石超声表现为扩张的输尿管远端团状强回声,伴后方声影,尤其注意探查输尿管三个狭窄段。继发同侧的输尿管、肾盂、肾盏可伴有积水的表现(图 4-13,图 4-14)。

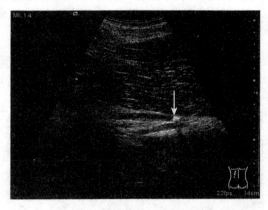

图 4-13 输尿管上段结石声像图(箭头所示)

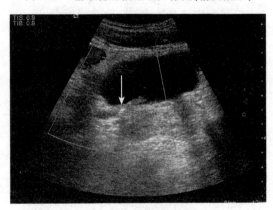

图 4-14 输尿管下段结石声像图(箭头所示)

3.诊断要点

(1)输尿管内强回声伴后方可有声影。

(2)结石近段输尿管扩张。

4.鉴别诊断

输尿管结石与输尿管肿瘤都可引起上尿路梗阻,当输尿管结石较为疏松或输尿管肿瘤伴有钙化时,两者需要鉴别。输尿管结石多见于 40 岁以下的青壮年,临床特点为绞痛,多为间歇性镜下血尿与肾绞痛并存,而输尿管肿瘤临床表现多为无痛性肉眼血尿,病变处输尿管有增宽饱满的改变,此外输尿管肿瘤在膀胱内也可能会发现肿瘤种植转移病灶。

5.临床价值

腹部超声对输尿管上段及下段的结石显示率较高,但对于中段输尿管结石,由于肠道气体干扰以及输尿管位置较深,显示率较低,所以探测中段输尿管结石要尽量多切面探测,并停留观察一段时间,以排除肠道气体伪影,对于超声无法显示结石的患者,可让其进一步做其他影像学检查。

(二)输尿管囊肿

1.概述

输尿管囊肿是一种先天性疾病,单侧或双侧发病,早期患者临床上多无明显症状,由于输尿管囊肿出口狭窄,晚期会引起输尿管及肾盂积水,出现尿路梗阻的症状。

2.超声表现

输尿管末端向膀胱内膨出的呈圆形或类圆形的无回声区,壁纤薄光滑。随输尿管蠕动及尿液的排出,囊肿会有一定节律的增大和缩小,当囊肿内合并结石时,无回声区内可见强回声伴声影(图 4-15,图 4-16)。

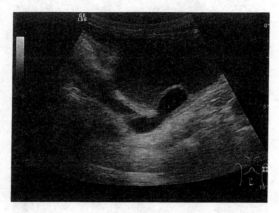

图 4-15　输尿管囊肿声像图

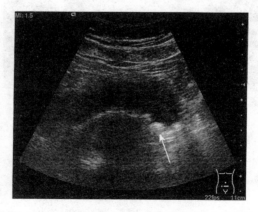

图 4-16　输尿管囊肿伴结石声像图(箭头所示)

3.诊断要点

(1)输尿管囊肿位于膀胱三角区,从输尿管的末端向膀胱内膨出。

(2)输尿管囊肿随输尿管蠕动及尿液的排出,会有周期性增大和缩小。

4.鉴别诊断

输尿管囊肿要与膀胱憩室鉴别,膀胱憩室超声表现为膀胱壁向外突出的无回声区,随着膀胱充盈及排空,无回声区的大小会相应地增大及缩小,甚至消失。而输尿管囊肿超声表现为膀胱三角区圆形或类圆形的无回声区,随输尿管蠕动及尿液的排出,囊肿会有一定节律的增大和缩小。

5.临床价值

输尿管囊肿患者早期因无症状,不会作膀胱镜检查,不容易被发现,晚期的患者因肾功能损害,静脉肾盂造影不显影,因此也不能明确诊断。超声对本病不论哪一期均能作出明确诊断,是首选的影像学检查方法。

由于输尿管囊肿也会伴发结石或其他的泌尿系畸形,因此,观察输尿管囊肿时应注意其内部回声情况,发现输尿管囊肿的病例,同时要常规检查肾盂及输尿管,并注意是否合并重复肾、双输尿管畸形等。

(三)输尿管肿瘤

1.概述

输尿管肿瘤按肿瘤性质可分为良性和恶性。良性输尿管肿瘤包括输尿管息肉、乳头状瘤等,恶性肿瘤包括输尿管移行细胞癌、鳞状上皮癌、黏液癌等。血尿及腰痛是输尿管癌常见的症状。其中,血尿为最常见初发症状,多数患者常为无痛性肉眼血尿,且间歇发生。疼痛可以是轻微的,少数患者由于凝血块梗阻输尿管而引起肾绞痛。如扩散至盆腔部或腹部器官,可引起相应部位持续的疼痛。

2.超声表现

输尿管内低回声肿块,肿块处的输尿管增宽饱满,肿块以上的输尿管及肾盂多有积水的表现,位于输尿管膀胱开口处的肿瘤可表现为向膀胱内突出的低回声肿块(图 4-17)。小的输尿管肿瘤未引起管腔时不易被发现,输尿管肿瘤声像图表现为输尿管管壁乳头状低回声或管壁不规则增厚,肿块向外侵犯时外壁可显示不光整,肿块可累及输尿管旁血管,声像图上还可以显示输尿管旁淋巴结肿大的低回声结构。

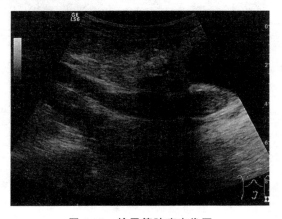

图 4-17 输尿管肿瘤声像图

3.诊断要点

(1)患侧输尿管扩张。

(2)输尿管扩张远端低回声肿块。

4.鉴别诊断

输尿管肿瘤需要与输尿管结石鉴别,详见输尿管结石章节。

5.临床价值

输尿管肿瘤虽然发病率较低,但其超声表现有特征性,超声能够对输尿管肿瘤定性及定位,并对肿瘤周围组织结构的情况进行判断,对输尿管肿瘤的临床诊断有很大的帮助。然而,由于肠道气体的干扰以及输尿管较深的位置,会影响超声对输尿管肿瘤的显示。微探头导管超声具有近距离精细探测的优势,能够发现上尿路早期的微小肿瘤。

(四)输尿管狭窄

1.概述

先天性输尿管狭窄的病理机制目前尚不清楚,多数学者认为是胚胎发育早期,因某种原因致中肾管发育异常所致。其病理改变为狭窄段肌层肥厚、发育不良或纤维组织增生,病变部位最多见于肾盂与输尿管连接部。临床上青少年及儿童多见,男性多于女性,早期或轻度狭窄时常无症状,严重时可有腰痛、血尿等,临床触诊可于患侧腰部触及肿大的肾脏。输尿管扩张的程度与狭窄程度、狭窄部位、狭窄时间长短成正比。

2.超声表现

输尿管狭窄按病变发生部位分为:

(1)肾盂输尿管连接部狭窄:超声可见集合系统扩张为无回声液性暗区,可呈"手套状",扩张的肾盂内液性暗区下端呈"漏斗状"为其特征性表现。输尿管上、中、下段均无扩张(图 4-18)。

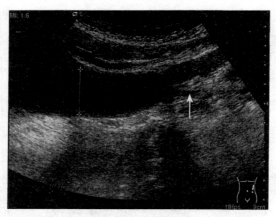

图 4-18　肾盂输尿管连接部狭窄(箭头所示)

(2)输尿管盆段狭窄:如双侧输尿管受累,可同时发病,也可先后发病,超声表现为肾盂及输尿管上、中段均扩张;膀胱后方的盆腔段输尿管逐渐变窄。

(3)输尿管下段狭窄:输尿管壁间段狭窄表现为肾盂及全程输尿管均扩张,至膀胱壁间段逐渐变窄,呈典型的"鸟嘴状"改变。

3.诊断要点

输尿管狭窄处的直接征象显示有时较困难,但输尿管狭窄的间接征象比如肾盂积水、输尿管扩张等表现有助于帮助诊断。

4.鉴别诊断

输尿管狭窄需与输尿管结石或肿瘤引起的输尿管积水鉴别,后两者是有相关疾病造成的输尿管梗阻,声像图上有结石或肿瘤的改变,而输尿管狭窄则没有这种改变,此外,输尿管逐渐变窄的特点后两种疾病声像图上一般是没有的。

5.临床价值

超声能够清晰准确地观察到肾脏、输尿管的形态,通过对输尿管狭窄的直接征象和间接征象的诊断,可明确病因,为临床治疗提供客观的依据。

七、膀胱疾病

(一)膀胱癌

1.概述

膀胱肿瘤多见于 40 岁以上的成年人。患者的临床表现主要为肉眼血尿,也可有尿频、尿急、排尿困难等症状。病理上膀胱肿瘤分为上皮细胞性和非上皮细胞性肿瘤两类。上皮细胞性肿瘤占 98%,非上皮性肿瘤仅占 2%,而上皮细胞性肿瘤中又以移行上皮乳头状癌最多见,其余为鳞状细胞癌和腺癌。非上皮性肿瘤较少见,包括肉瘤、血管瘤、纤维瘤、嗜铬细胞瘤和畸胎瘤等。超声难以区分上皮细胞性和非上皮细胞性,最终诊断依靠病理。本节主要介绍膀胱癌。

2.超声表现

(1)膀胱壁上可见肿块向膀胱腔内凸出,呈乳头状或菜花状,低、中等回声或高回声,基底部与膀胱壁相连,基底部可宽可窄。分化较差的乳头状癌、膀胱鳞状细胞癌及腺癌一般基底较宽。

(2)如肿块向肌层侵犯,肿块附着处膀胱壁层次不清。

(3)部分肿瘤表面坏死伴钙化时可表现为强回声伴声影。

(4)CDFI 显示肿瘤的基底部有彩色动脉血流进入肿瘤。

膀胱癌超声分期:

根据声像图中肿瘤向膀胱壁侵犯的深度和肿瘤基底部的宽度,可估计肿瘤的性质并作出分期。

T_1 期的肿块偏小,呈乳头状,多有蒂,边界清楚,膀胱壁局部增厚,黏膜连续性破坏,肌层回声无中断。

T_2 期的肿块较大,形态不规则,呈菜花样或乳头状,基底部较宽,与肌层界限不清。

T_3 期及 T_4 期的肿块一般很大,回声不均,膀胱壁连续性中断,肿块后方回声可有衰减(图4-19)。

3.诊断要点

(1)膀胱壁局限性肿块。

(2)肿块附着于膀胱壁,不能活动或活动较少。

(3)肿块对膀胱壁破坏的程度对肿块的类型和分期有帮助。

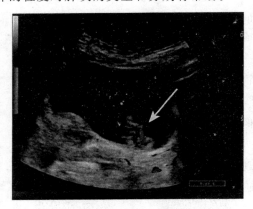

图 4-19　膀胱乳头状癌声像图(箭头所示)

4.鉴别诊断

(1)膀胱良性肿瘤与肉瘤的鉴别:良性肿瘤位于膀胱壁内,呈圆形或椭圆形低回声肿块。边界清晰,不向膀胱凸出,或仅有隆起,表面黏膜回声光滑。肉瘤则表现为侵及肌层的不规则肿块,向膀胱壁侵犯明显。一般彩色血流较丰富。

(2)膀胱肿瘤与膀胱结石的鉴别:膀胱肿瘤呈中低回声,当部分肿瘤表面坏死伴钙化时也表现为强回声伴声影,此时要与膀胱结石相鉴别。鉴别要点为的当改变体位时,肿瘤钙化灶不能沿重力方向移动,而膀胱结石会沿重力方向移动;此外膀胱肿瘤内可有血流信号,而膀胱结石没有血流信号。

(3)膀胱肿瘤与凝血块的鉴别:膀胱内凝血块可随着体位的变化而移动,内部没有血流信号,而膀胱肿瘤不会随体位变化移动,内部可有血流信号。

5.临床价值

超声诊断膀胱肿瘤是临床首选的一种无创检查方法,相比膀胱镜检查,超声不受肉眼血尿和尿道狭窄等因素的限制,能够较好的观察膀胱镜容易遗漏的地方,并能对膀胱肿瘤进行分期;同时还能显示盆腔淋巴结转移的情况,是膀胱镜检查的良好补充。但超声对地毯样早期肿瘤以及 1mm 以下的肿瘤容易漏诊。

(二)膀胱结石

1.概述

膀胱结石多由尿路梗阻,比如前列腺增生、尿道狭窄、膀胱憩室等疾病继发形成,也可由肾或输尿管结石排入膀胱所致,原发性膀胱结石较少见。临床表现为尿痛、尿急、尿频、血尿、排尿困难等症状。男性膀胱结石发病率远高于女性。

2.超声表现

膀胱内多发或单发的弧形强回声,后方伴声影,转动身体时,结石会随体位改变而向重力方向移动或滚动(图 4-20)。

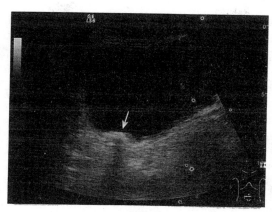

图 4-20 膀胱结石声像图(箭头所示)

3.诊断要点

(1)膀胱腔内强回声,单发或多发。

(2)强回声后伴声影,可随体位改变移动。

4.鉴别诊断

(1)膀胱内凝血块:膀胱内凝血块呈片状或无特定形态的强回声,后方无声影,变换体位时形态会改变,而膀胱结石除了泥沙样结石,形态不会发生改变。

(2)膀胱内肿瘤钙化灶:见本章膀胱肿瘤的鉴别诊断。

5.临床价值

同肾结石一样,超声能显示 X 线平片和 CT 不能显示的透光性结石,并能检出 0.5cm 或更小的小结石,是对放射诊断的一个补充。

(三)膀胱憩室

1.概述

膀胱憩室多为膀胱颈或后尿道梗阻引起,是一种膀胱壁局部向外膨出的疾病,先天性膀胱憩室较为少见,体积较小的膀胱憩室可无临床症状,体积较大的膀胱憩室则会引起排尿不畅或膀胱排空后因憩室内尿液流入膀胱引起再次排尿的现象。

2.超声表现

膀胱壁周围囊状无回声区,通常发生在膀胱后壁及两侧壁,囊状无回声区与膀胱之间有憩室口相通。憩室口的大小不一,通常在 0.5～2.0cm,憩室有大也有小,大的憩室比膀胱还大。憩室内有时可探及结石或肿瘤回声。

3.诊断要点

(1)膀胱壁周围囊状无回声区,能够找到囊状无回声区与膀胱之间相通的憩室口。

(2)排尿前后囊性无回声区形态及体积发生变化。

4.鉴别诊断

(1)卵巢囊肿:卵巢囊肿位于卵巢或盆腔内,也可表现为膀胱周围的无回声区.但不和膀胱相通,且排尿后大小也不会发生改变。

(2)脐尿管囊肿:脐尿管囊肿由胚胎发育时期脐尿管没有完全闭锁而形成,病变位于膀胱顶部、脐与膀胱之间,呈椭圆形无回声区,边界清楚,不与膀胱相通。

5.临床价值

临床上膀胱镜检查只能看到憩室口,对憩室内情况难以显示,除非憩室口极大。超声检出膀胱憩室较容易,并可了解憩室内有无结石、肿瘤的存在。

第二节　男性生殖系统

一、前列腺

(一)解剖概要

青春期以后的男性前列腺形态呈一倒置的栗形,位于膀胱和盆底之间,并包绕尿道前列腺部。1930 年,Lowsley 将前列腺分为五叶,即前叶、中叶、后叶和左、右侧叶。1954 年,Frank 根据前列腺的组织学特点,将其分为内腺和外腺两个部分。20 世纪 60 年代,McNeal 提出了前列腺带区的解剖概念,将前列腺分为腺性和非腺性组织。腺性组织分为三个区,即中央区、移行区和周围区;非腺性组织为前纤维肌肉基质区。在前列腺腺性组织中,移行区占 5%～10%,中央区占 25%,周围区占 70%～75%。周围区和中央区与外腺对应,移行区与内腺对应。

中央区位于前列腺近段尿道后方,并包绕射精管。周围区位于中央区的两侧后面和下部,并向下包绕整个精阜以下的尿道后部。移行区是两个孤立的小叶,位于前列腺部近段尿道的两侧和侧前方,远侧达精阜水平(图 4-21)。

(二)检查适应证

(1)尿频、尿急、尿痛等尿路刺激症状

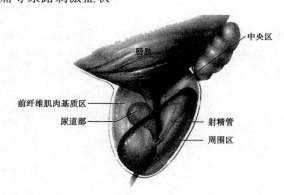

图 4-21　前列腺解剖示意图

(2)排尿不畅、排尿困难

(3)终末血尿

(4)直肠指检(digital rectal examination,DRE)异常

(5)前列腺特异抗原(prostate specific antigen,PSA)增高

(6)其他影像学提示前列腺有疾病

（7）前列腺疾病治疗后疗效评估

（三）准备事项、检查方法

1.经腹壁前列腺检查

患者需要憋尿情况下检查。保持膀胱中等充盈即可，充盈太多反而影响图像质量。可选用凸阵或扇扫式、相控阵探头，频率为3.5～5.0MHz。检查时，患者选用仰卧位，局部涂耦合剂后用探头在耻骨上区扫查，在显示膀胱三角区后再向下方扫查，即可显示前列腺。

2.经直肠前列腺（transrectal ultrasound，TRUS）检查

患者应排尽大便；膀胱需部分充盈。除此之外，无须特殊准备。在检查之前，探头外应套上一次性乳胶套，以防止探头污染，避免交叉感染；可选用腔内单平面、多平面探头，目前常用的探头是端扫式探头，频率为5～10MHz。检查时，患者选用侧卧位或截石位（图4-22）。一般来讲，TRUS检查前应行DRE，一方面可以了解前列腺触诊情况，另一方面可以明确患者是否有TRUS检查的禁忌证，如肛裂。

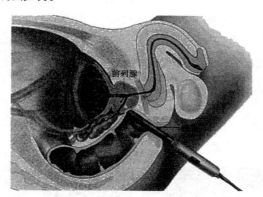

前列腺

图4-22 经直肠前列腺超声（TRUS）检查示意图

3.经会阴前列腺检查

患者无须特殊准备。可选用凸阵或扇扫式、相控阵探头，探头频率3.5～5.0MHz。检查时，患者选用截石位，局部涂耦合剂后用探头在会阴区扫查，并逐步显示上方的前列腺。

（四）正常超声图像及正常值

1.正常超声图像

（1）经腹壁检查：正常前列腺横切面呈左右对称的栗形，包膜呈光滑的高回声带，前方为低回声内腺，后方为回声偏强的外腺，两侧底部后上方可见呈无回声或低回声的精囊（图4-23）。纵切面前列腺呈椭球形，其尖部指向前下方，正中线见尿道口呈轻微凹人。CDFI检查前列腺内部基本无血流信号或仅显示稀疏的点状血流信号。

（2）TRUS检查：前列腺中线位置纵切面扫查时，底部为移行区，其回声偏低。在移行区前方为前纤维肌肉基质区，其与移行区可能在声像图上难以区别。周围区在中线上容易识别，其回声均匀，偏强。有时还可以显示前列腺部尿道，呈平行的两条强回声线，从前列腺底部延伸至尖部，但难以在单一切面完整显示。部分受检者能显示射精管结构，呈偏强回声线，从精囊伸向精阜。

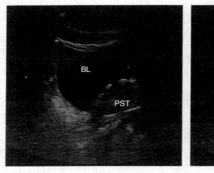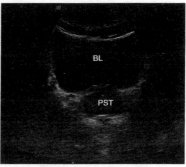

左图为横切,右图为纵切;BL.膀胱;PST.前列腺

图 4-23　正常前列腺超声图像(经腹壁检查)

在纵切面扫查时,探头顺时针或逆时针(向左或向右)转动时,低回声的移行区和前方的前纤维肌肉基质区逐步消失,而逐步被周围区占据。进一步转动探头,前列腺变小。

在横切面扫查时,正常前列腺底部的声像图类似半月形,往尖部方向扫查,则逐步变成圆形,同时横切面积逐步变小。当探头从上往肛门方向退出时,可分别显示精囊、以移行区为主的前列腺底部、移行区与周围区均有的中上部、仅有周围区的中下部和尖部(图 4-24)。双侧精囊的大小、形态和回声均对称,呈蝴蝶结样。有时精囊腔内可见形态不固定的中等回声。

彩色多普勒超声仪能有效地显示前列腺移行区和周围区血流。一般情况下,前列腺血流左右对称,分布均匀,移行区血流信号常多于周围区。

(3)经会阴前列腺检查:与经腹壁检查内容相似。

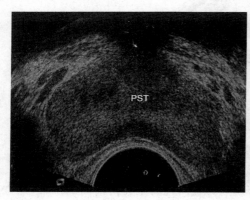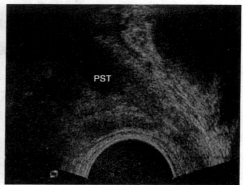

左图为横切,右图为纵切;PST:前列腺

图 4-24　正常前列腺超声图像(TRUS 检查)

2.正常值

青春期以后的男性前列腺正常值:横径为 4.0～4.5cm,前后径为 2.5～3.0cm,上下径为 3～4cm;重量为 12～20g。

(五)前列腺疾病

1.良性前列腺增生

(1)概述:良性前列腺增生(benign prostatic hyperplasia,BPH),也称前列腺肥大,是男性最常见的疾病之一,病理研究显示 50 岁以上的男性几乎都有 BPH 的改变。根据 McNeal 提出的理论,临床上普遍认为 BPH 仅发生在移行区和尿道周围组织,不会发生在周围区。唐杰等通过前列腺穿刺活检证实部分前列腺周围区低回声结节也可以是 BPH,并经尸检对照研究证实。

BPH 引起的症状可以分为两类,一类是因前列腺增生阻塞尿路产生的梗阻性症状,如尿频、排尿无力、尿变细、尿滴沥、血尿、尿潴留等;另一类是因尿路梗阻引起的并发症,如肾盂积水,尿毒症等。

(2)超声表现

1)二维超声:前列腺体积增大,形态饱满。在各部位增生程度不一致时,腺体可呈不对称改变。增生显著者腺体呈球形增大,并向膀胱凸出。前列腺各径线测值均超过正常值。移行区与周围区比例失常,移行区增大,部分患者周围区受压变薄,移行区与周围区比例在 2.5:1以上。移行区回声不均,可呈结节样改变,增生结节多呈等回声或高回声(图 4-25,图 4-26)。实质内,特别是移行区与周围区之间常出现点状或斑状强回声,可呈弧形排列,是前列腺结石的表现。

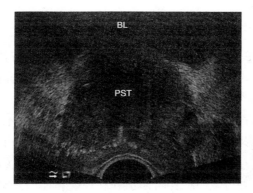

图 4-25　BPH 超声图像(TRUS 检查)

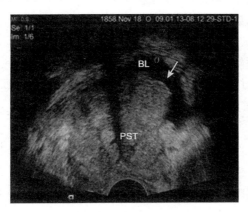

图 4-26　BPH 超声图像(TRUS 检查)

尿道受增生结节压迫时,TRUS 可显示其走行扭曲。增生腺体内腺管扩张,呈“蜂窝样”改变,腺体内还常见多发性小囊肿。

经腹壁和经会阴前列腺检查能够很好地显示前列腺大小、腺体内的增生结节及结石。

国际上多用前列腺重量来确定是否存在 BPH。无论用哪种途径检查都可以测得前列腺大小。通过前列腺的最大横切面测定前列腺的横径(D_1)和前后径(D_2),然后纵切面扫查,以获得前列腺的上下径(D_3)。由于前列腺的比重在 $1.00\sim1.05$,因此,前列腺重量基本等于其体积(cm^3)。根据前列腺的不同形态,前列腺的重量计算有如下 2 个公式:

①前列腺不对称:重量＝体积＝$0.5\times D_1\times D_2\times D_3$;

②前列腺呈椭圆形:重量＝体积＝$0.5233\times D_1\times D_2\times D_3$。

2)CDFI 和脉冲多普勒:BPH 是良性病变,与正常组织比较,增生组织的供血增加,因此,移行区可以见到较丰富的血流,脉冲多普勒显示这些血流是阻力较低的动脉血流频谱,即高舒张期血流频谱。

(3)诊断要点

1)符合 BPH 的超声表现。

2)前列腺重量超过 20g,峰值排尿率$<15cm^3/sec$。

3)前列腺增生引起的尿路梗阻征象:膀胱壁增厚,小梁、小房形成,残余尿量增多,甚至出现尿潴留。

(4)鉴别诊断

1)前列腺癌(prostate cancer,PCa):前列腺增生多发生在移行区,呈圆形弥漫性、对称性增大,包膜完整。PCa 多发生在周围区,表现为低回声结节。当肿瘤较大时,前列腺形态失常,两侧不对称,包膜变形。

2)膀胱肿瘤:当前列腺内腺增生突入膀胱时,回声酷似膀胱肿瘤,易误诊为膀胱肿瘤。但前列腺增生的病史较长,以排尿困难为主,后者病程较短,以血尿为主。膀胱肿瘤表面不光滑,基底向前列腺浸润生长,彩色多普勒显示血流从膀胱基底部进入瘤体。

(5)临床价值与存在问题:经腹壁、经会阴前列腺检查和 TRUS 均能有效显示前列腺大小和 BPH 引起的尿路梗阻征象。但经腹壁、经会阴前列腺检查由于探头频率低,对腺体的细微结构显示能力有限,不能有效显示早期 PCa。

2.前列腺癌

(1)概述:随着医疗保健水平逐步提高和前列腺检查手段的增多,我国 PCa 的发病率正呈明显升高趋势。PSA 检查和经直肠前列腺超声检查的推广,使早期诊断 PCa 成为可能,对于提高患者的生存率具有重要的临床意义。

(2)超声表现:

1)二维超声:由于经腹壁、经会阴前列腺检查的探头频率低,超声难以发现较早期的 PCa。因此,本节所涉及内容主要是 TRUS 检查的 PCa 征象。

大多数 PCa 发生于周围区,仅有 20% 发生在移行区。周围区低回声病灶是 PCa 的最主要特征,常常位于前列腺的后部(图 4-27)。小病灶周围为正常组织,由于癌组织与正常组织相互交错,因此,有时难以确定病灶的边界。当病灶累及整个周围区时,确定病灶的大小和边界也可能遇到相似困难。

PCa 除主要表现为低回声病灶之外,还可以表现为等回声、强回声或不均匀性回声病灶。在较大的癌肿中,可以出现病灶液化征象,类似囊性病变,但这些囊性病变与单纯囊肿有一定差别:即囊壁不规则、较厚,囊内透声性较差。

一些 PCa,特别是位于前列腺后部的癌在声像图可以看见前列腺的后缘向外隆起。如果病灶进一步向外生长,达到或超过包膜,进入前列腺周围脂肪组织,前列腺周围的线状强回声(前列腺周围脂肪)将变形或扭曲,甚至中断。

由于 BPH 主要发生在移行区,加之回声的多样性,因此,BPH 与移行区前列腺癌之间的鉴别比较困难。如果病灶同时累及周围区和移行区,此时,难以确定病灶是从周围区累及移行区或是从移行区累及周围区。

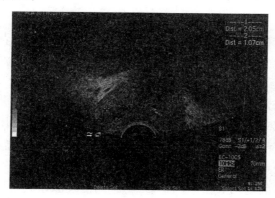

图 4-27　PCa 超声图像(TRUS 检查)

2)CDFI:PCa 的肿瘤内血流可以分为弥漫型、局限型和周围型,其中肿瘤内弥漫型血流最常见,它可以出现在低回声病灶和声像图不明显的病灶内(图 4-28)。PCa 的局限型血流表现为病灶内的点状血流或前列腺内的非对称性血流。位于移行区的一些 PCa,声像图上显示为低回声结节或没有具体边界,CDFI 可以在其内探查到局限型血流。PCa 的周围型血流是仅出现在病灶外周的血流。

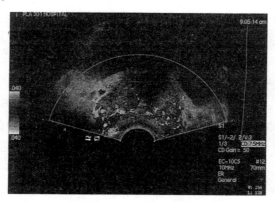

图 4-28　PCa 超声图像(TRUS 检查),与图 4-26 为同一患者

病灶内血流信号不是前列腺癌所特有,其他良性病变也可以出现,脉冲多普勒频谱、阻抗指数(RI)和搏动指数(PI)同样无助于良恶性病变的鉴别。

当患者 PSA 增高,而声像图正常时,如果 CDFI 发现非对称性和异常血流则提示有 PCa 的可能性,进一步前列腺穿刺活检能帮助确诊。

（3）诊断要点

1）前列腺周围区低回声或等回声结节；

2）前列腺周围区回声不对称性；

3）前列腺局限性隆起；

4）前列腺周围强回声线（前列腺周围脂肪）不规则或中断；

5）部分 PCa 癌灶内有钙化征象；

6）在部分 PCa 患者中 CDFI 检查有帮助。

（4）鉴别诊断

1）BPH：前列腺增生症合并 PCa 的患者，因兼有二者的声像图表现，易遗漏后者。BPH 多发生移行区，PCa 多发生在周围区，但是周围区也可出现良性增生结节，因此，鉴别诊断需要前列腺穿刺活检。

2）膀胱肿瘤：膀胱底部癌可侵入前列腺使之增大变形，PCa 也可侵犯膀胱，向膀胱突人生长，此时两者鉴别相当困难。当 PCa 较小时可以发现癌肿多数自腺体外后侧向前延伸，而膀胱癌则自膀胱向腺体内侵犯。但当肿瘤较大时鉴别则很困难，需要借助于膀胱镜检查后的组织学检查帮助明确诊断。

（5）临床价值与存在问题：TRUS 对于 PCa 的早期发现和诊断起到了积极作用，已成为诊断 PCa 的常规检查方法。研究资料表明：TRUS 对于 PCa 的显示率为 60%～80%，同时，周围区的低回声病灶还存在其他良性病变的可能性，如炎性结节、良性增生等，加之移行区癌灶难以与增生结节鉴别等因素影响，使得单纯的影像学诊断受到一定的局限性，最终仍然需要前列腺穿刺活检来帮助诊断。超声对盆腔淋巴结的显示能力不足，前列腺癌的临床分期多须依靠 CT、MR。

3.前列腺炎

（1）概述：前列腺炎可以发生在各个年龄段，多见于中青年男子。因前列腺导管系统开口于后尿道，而且各开口的方向不同，易被感染，故炎症多开始于腺管。病因有：由尿道炎引起的上行性感染；尿道内留置导尿管引起的医源性感染；邻近器官的炎症，如直肠、结肠、下尿路的感染通过淋巴管引起前列腺炎。此外，性行为频繁、盆腔充血等均可诱发前列腺炎。

急性前列腺炎可有全身感染征象、高热、尿路刺激症状、会阴区胀痛等，严重者可形成脓肿。炎症迁延不愈则形成慢性前列腺炎，最终导致纤维组织增生，前列腺缩小。其临床表现多较轻微、部分患者无明显症状，仅在查体时发现。前列腺液化验及细菌培养对诊断前列腺炎有较大的价值。

（2）超声表现：由于经腹壁、经会阴前列腺检查的探头频率低，多数情况下超声难以发现前列腺炎的超声征象。本节所涉及内容主要是 TRUS 检查所见。

1）二维超声：一般情况下，无论是急性前列腺炎或是慢性前列腺炎，声像图特征都不明显，只有部分患者出现声像图改变，诊断时，应参考相关临床资料。有学者报道急性前列腺炎的声像图表现有：①尿道周围低回声晕环；②前列腺周围静脉丛扩张；③前列腺周围区显示低回声区。

慢性前列腺炎的声像图的主要表现是前列腺周围区回声不均匀，可见片状低回声，形态不规则,边界不具体(图 4-29)。若累及范围较大,呈现大片低回声区,应避免将正常回声视为强回声病灶。

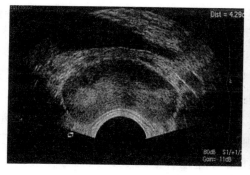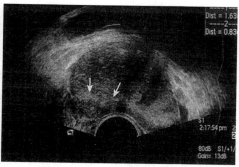

图 4-29 慢性前列腺炎超声图像(TRUS 检查)

2)CDFI:急性前列腺炎或慢性前列腺炎急性发作时,部分患者的前列腺病灶会出现血流信号增加,脉冲多普勒会显示高速(收缩期血流速度增高)低阻的血流频谱。

弥漫性前列腺炎则表现为移行区、周围区均有明显血流增多。局灶性前列腺炎,特别是急性炎症,可显示异常的局部血流增加,这种血流类型与前列腺癌相似。在慢性前列腺炎中,血流信号可以增加或变化不明显。

(3)诊断要点:一般情况下,当超声检查发现前列腺有异常征象时,应结合患者病史做出相应诊断。如果超声无异常发现,而患者有临床症状,则需进一步检查,如前列腺液化验,以明确是否存在前列腺炎。

在急性前列腺炎并发前列腺脓肿时,前列腺体积增大,病灶主要位于周围区,有时也可累及移行区或移行区、周围区同时有病变,病变可局限性或呈弥漫性改变,形态常常不规则,以低回声为主,病灶内部可见液性回声,但透声性可以不像单纯的液性回声好。CDFI 显示病灶周边可有较丰富的血流信号,病灶内部(坏死和液性区)则无血流信号。

(4)鉴别诊断:前列腺结核在男性生殖系结核发生率占第一位,常与泌尿生殖系结核其他脏器结核同时存在。早期症状不明显,有时临床和超声表现与慢性前列腺炎相似。晚期由于前列腺组织破坏而出现血精、血尿、射精疼痛、精量减少、排尿困难等,超声可显示病变单发、多发或呈弥漫性改变,形态不规则,以低回声为主,不均匀,甚至出现液性回声,边界多不清楚,这些征象缺乏特异性,可误诊为前列腺炎或前列腺脓肿。因此,需要多种检查和综合分析方可明确诊断。

(5)临床价值与存在问题:超声检查简便、直观,经直肠前列腺检查较经腹壁、经会阴检查能够更清晰地显示前列腺回声改变。二维超声结合 CDFI 能够诊断典型的前列腺急、慢性炎症,有助于前列腺炎治疗疗效的评估。部分前列腺炎症超声检查无明显改变,其诊断还须结合临床表现、实验室检查综合判断。

二、阴囊和睾丸系统疾病

(一)解剖概要

阴囊为一囊袋状结构,阴囊中隔将阴囊分为左右对称两部分,分别容纳左右侧的睾丸、附睾和末段精索。阴囊壁共有六层结构,自外向内依次为:皮肤、肉膜、精索外筋膜、提睾肌、精索内筋膜和睾丸鞘膜壁层,正常阴囊壁厚度小于 5mm。睾丸表面除上端后部和后缘外,其余部分由鞘膜脏层覆盖,光滑而游离。鞘膜脏层与鞘膜壁层构成鞘膜腔,内有少量液体。

睾丸呈卵圆形,长 3.5~4.5cm,宽 2~3cm,厚 1.8~2.5cm。睾丸表面光滑,为被膜所包裹。睾丸被膜自外向内依次为鞘膜脏层、白膜和血管膜。在睾丸后缘,白膜增厚,并向睾丸实质凹陷,形成条索状睾丸纵隔,其内有进出睾丸的血管和睾丸网。由纵隔发出一系列膜状小隔伸入睾丸实质,将睾丸分成 200~300 个锥形小叶。每个小叶内有 1~4 条盘曲的曲细精管,后者汇成直精小管,并进入睾丸纵隔交织汇成睾丸网。

附睾分为头部、体部、尾部。头部附着于睾丸的上端,厚度小于 1cm,体部附着于睾丸后外侧缘,尾部附着于睾丸下端,厚度小于 0.8cm。附睾侧面和上端为睾丸鞘膜脏层覆盖。附睾头内含有连接于睾丸网的输出小管和附睾管,体、尾部由附睾管组成。

精索位于睾丸上方及后缘,直径小于 1cm,内含有输精管、动脉及蔓状静脉丛等,表面为精索鞘膜所包裹。

睾丸附睾的附件分别附着于睾丸上极和附睾头,左右各 2 个,少数可超过 4 个,大多数附件呈卵圆形,长径小于 1cm,厚径小于 0.5cm(图 4-30)。

睾丸及附睾的血液供应主要来自睾丸动脉和输精管动脉。睾丸动脉,来自腹主动脉,营养睾丸大部和附睾上部,多数睾丸动脉在睾丸包膜下环行形成包膜动脉,并向睾丸内发出向心动脉,少数动脉(穿隔动脉)直接穿越睾丸纵隔至对侧包膜下再形成包膜动脉。输精管动脉来自膀胱下动脉,营养睾丸下部和附睾大部。

收纳睾丸附睾血液的蔓状静脉丛起源于睾丸背侧及附睾,并围绕精索内动脉,在近皮下环处汇合成数条精索内静脉,穿过腹股沟管后,左侧汇入肾静脉,右侧汇入下腔静脉。精索外静脉位于蔓状静脉丛后方,主要收纳提睾肌及其周围组织的血流,它与蔓状静脉丛之间有交通支存在。

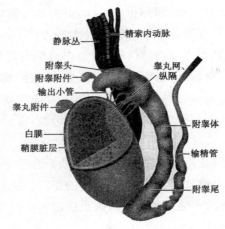

图 4-30　睾丸附睾解剖示意图

(二)检查适应证

(1)鉴别阴囊及内容物肿块的部位、性质

(2)阴囊急症病因的鉴别诊断

(3)精索静脉曲张的诊断与分级

(4)阴囊及内容物外伤程度的判定

(5)寻找隐睾并定位

(6)睾丸附睾炎性病因的初步判别

(7)鞘膜积液、疝的鉴别诊断

(8)其他疾病的诊断:睾丸微小结石、睾丸鞘膜腔结石

(三)检查技术

1.患者准备

患者一般无特殊准备,隐睾患者须适当充盈膀胱。

2.仪器条件

检查阴囊及其内容物一般选用频率>10MHz的线阵探头,阴囊明显肿大时加用频率3~6MHz的凸阵探头,检查精索静脉曲张或阴囊急症时应采用彩色及脉冲多普勒技术。

3.体位与检查方法

患者受检时,取仰卧位,暴露外阴部。

用灰阶超声观察阴囊及其内容物,包括阴囊壁、睾丸、附睾、附件、鞘膜腔及精索。要完整显示睾丸、附睾,并进行多切面扫查和双侧对照。利用CDFI观察血管的分布及血流方向。检查精索静脉曲张、隐睾或疝时,可取站立位,并辅以Valsalva试验。

(四)正常超声表现

1.睾丸

纵切呈卵圆形,横切呈近圆形。睾丸表面圆滑,实质呈均匀中等回声。睾丸纵隔位于睾丸后外侧缘,纵切面呈条状高回声、横切面呈近圆形。包膜动脉以睾丸两侧边缘容易显示,睾丸实质内动脉血流信号呈点状或条状分布,穿隔动脉常有静脉伴行。

2.附睾

纵切面,头、尾部膨大,体部狭小(图4-31),横切面呈扁圆形或圆形。头部回声近似于睾丸,体尾部回声略低于睾丸。附睾内血流不易显示。包膜动脉和睾丸内动脉为低阻型血流频谱。

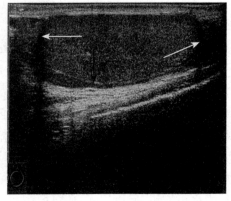

图4-31 正常睾丸附睾

3.精索

纵切面呈条索状,内见数条管状样结构,走行平直或略弯曲;横切呈圆形,内见数个管腔断面。精索的回声稍高于周围组织。精索内静脉、蔓状静脉丛在平静呼吸时,CDFI不易显示其血流流束,深吸气时,可见血液回流。精索内动脉位于蔓状静脉丛内,为低阻型血流频谱。

4.附件

大多数呈卵圆形、带蒂,回声近似于睾丸,少数呈囊性。鞘膜腔积液时,附件容易显示(图4-32)。

5.阴囊

阴囊壁回声均匀,厚薄均一,鞘膜腔内可有少量液体。

6.睾丸附睾测量方法及正常参考值

取睾丸最大纵切面和横切面,分别测量长径(3.5～4.5cm)、宽径(2～3cm)和厚径(1.8～2.5cm)。取附睾最大纵切面,分别测量头(小于1cm)、体和尾部(小于0.8cm)的厚径。

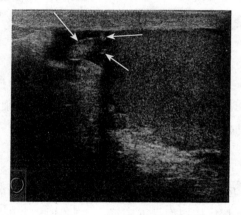

图4-32 正常睾丸附睾附件

(五)阴囊和睾丸系统疾病

1.急性睾丸附睾炎

(1)概述:临床上最常见的是急性或慢性附睾炎,急性睾丸炎少见,主要继发于流行性腮腺炎和急性附睾炎。急性附睾炎主要是因前列腺、精囊等细菌性炎症通过输精管或淋巴系统延及附睾所致。临床主要表现为一侧或双侧阴囊红肿痛,疼痛可向腹股沟区放射,有的伴有高热、寒战等全身感染症状。慢性附睾炎多表现为附睾局部硬结。

急性附睾炎一般从附睾尾开始,可局限于附睾尾,也可波及整个附睾甚至睾丸。附睾和(或)睾丸肿胀、充血,脓肿多见于附睾。慢性附睾炎主要由急性炎症迁延而致,病灶发生纤维化改变而致附睾管闭塞。

(2)超声表现:急性附睾炎,附睾尾或整个附睾肿大,回声不均匀,以低回声多见(图4-33),血供明显增多;脓肿形成,病灶内出现液性区,内含细点状回声;急性睾丸炎,睾丸弥漫性肿大,回声不均匀,血流信号明显增多,有的呈“彩球”状(图4-34);慢性附睾炎,附睾局部轻度肿大,回声不均匀,以等回声、高回声多见,血供无增多。急性睾丸附睾炎,患侧阴囊壁可增厚,呈不均匀低回声,血供增多,患侧精索也可增粗,回声增强,血供增多,常伴有患侧睾丸鞘膜腔积液。

(3)诊断要点:①急性炎症,附睾和(或)睾丸肿大,回声不均匀,血供明显增多;②慢性附睾

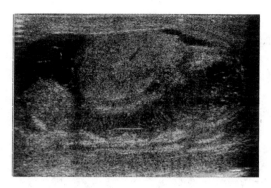

图 4-33　急性附睾炎

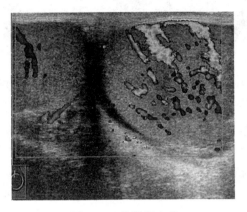

图 4-34　急性睾丸炎

炎,病灶呈局灶性,边界不清晰,回声不均匀,血供无增多;③临床表现,急性炎症阴囊红肿痛明显,慢性附睾炎仅表现为附睾局部硬结和隐痛。

(4)鉴别诊断:急性(细菌性)睾丸炎,多为单侧发病,无流行性腮腺炎病史。急性睾丸炎要与睾丸扭转相鉴别。慢性附睾炎要与附睾结核、肿瘤相鉴别。

(5)临床价值与存在问题:彩色多普勒超声通过观察睾丸附睾的血流状态,能够判别阴囊急症的病因。在急性睾丸炎治疗随访过程中,如果睾丸体积继续增大,而睾丸血供却减少,则强烈提示睾丸出现血液循环障碍,有可能发生坏死。慢性附睾炎有时不易与附睾精子肉芽肿、附睾结核及肿瘤相鉴别,必要时可在超声引导下进行病灶组织活检。

2.睾丸附睾结核

(1)概述:睾丸附睾结核(spermary epididymis tuberculosis)常继发于泌尿系结核,睾丸结核几乎是附睾结核的直接蔓延,附睾结核以尾部多见。病理改变有结核性肉芽肿、干酪样坏死、纤维化、钙化及脓肿等。临床表现为阴囊局部肿痛,病程反复,急性期肿痛明显,附睾触及结节,少数病情严重者,结核灶可向阴囊壁蔓延形成结节或导致皮肤破溃。

(2)超声表现:①附睾结核,附睾局部或弥漫性肿大,病灶呈低～稍高回声,境界不清晰。急性期,病灶以不均匀低回声为主,血供丰富。慢性期,病灶多呈等高回声,内部回声不均,可见钙化所致的斑点状强回声,血供无明显增多。脓肿形成时,病灶内可见含细点状回声的液性区。脓肿破向鞘膜腔时,于腔内可见含大量细点状回声的液体。②睾丸结核,睾丸大小正常或增大,病灶单发或散在分布,以低回声多见(图 4-35)。③阴囊壁结核,阴囊壁局部增厚、回声不均匀,或可见到液性区,血供增多。

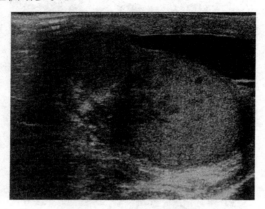

图 4-35　睾丸附睾结核

(3)诊断要点:①局限性附睾结核病灶常局限于附睾尾部,弥漫性附睾结核表现为附睾不规则肿大,睾丸结核表现为睾丸大小正常或增大,病灶单发或散在分布。②急性期,病灶以不均匀低回声为主,血供丰富,可伴有脓肿。慢性期,病灶以不均匀等高回声多见,可见钙化灶,以少血供为主。③可伴有泌尿系及前列腺结核,或有其他结核病史、症状与体征。

(4)鉴别诊断:应与睾丸附睾炎、睾丸附睾肿瘤鉴别。

(5)临床价值与存在问题:彩色多普勒超声根据睾丸附睾结核的特征性改变及相关病史,可对该病做出诊断。但对不典型的声像图表现,尤其是附睾结核(慢性期),超声难以与慢性炎症及肿瘤相区别。值得注意的是,部分患者附睾结核并无相应的症状与体征,甚至存在泌尿系结核也无相应的临床表现,当超声检查怀疑附睾结核时,要同时检查泌尿系,以便获得有价值的诊断信息。

3.精索静脉曲张

(1)概述:精索静脉曲张(varicocele)是由于精索内静脉血液反流使蔓状静脉丛扩张、迂曲而形成的。反流的原因主要有精索内静脉瓣缺如或关闭不全。精索静脉曲张以青壮年多见。临床表现,轻度曲张可无任何症状;重度曲张有阴囊坠胀、闷痛,站立时明显,平卧时减轻。

蔓状静脉丛扩张、血液淤滞,可使睾丸微循环发生障碍,睾丸组织缺氧、温度升高,以致睾丸生精细胞大量凋亡,各级生精细胞数量减少,同时也削弱附睾的功能,影响精子的成熟和活力,最终导致睾丸生精功能下降。

(2)超声表现:站立位,精索内静脉、蔓状静脉丛扩张,内径超过 1.8mm。血管走行迂曲、杂乱,严重曲张者可伴精索外静脉的扩张,此血管位于静脉丛后方,走向平直(图 4-36)。重度精索静脉曲张可使睾丸体积缩小。

CDFI:蔓状静脉丛内可见杂乱的反向血流,脉冲多普勒检测,反流时间超过 1 秒(图 4-37)。当 Valsalva 试验时,蔓状静脉丛内反流加重,而精索外静脉回流增多,则提示蔓状静脉丛内血液经外静脉回流。

精索静脉反流的 CDFI 分级:Ⅰ级,仅在 Valsalva 试验时,蔓状静脉丛出现反流且持续时间≥1秒;Ⅱ级,深呼吸时蔓状静脉丛出现反流,Valsalva 试验反流加重;Ⅲ级,平静呼吸时蔓状静脉丛即可出现反流,深呼吸及 Valsalva 试验反流加重。

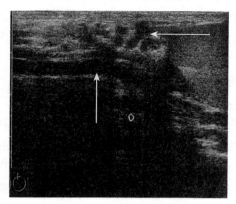

图 4-36　精索静脉曲张

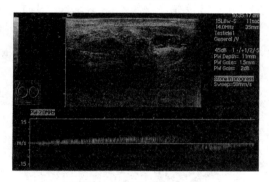

图 4-37　精索静脉曲张

（3）诊断要点:①站立位,精索静脉丛扩张,内径超过 1.8mm;②Valsalva 试验,蔓状静脉丛内出现反向血流,反流时间超过 1 秒。

（4）鉴别诊断:蔓状静脉丛要注意与曲张的精索外静脉及阴囊后壁静脉区别,后两者血液分别回流至髂外静脉和阴部内静脉。

（5）临床价值与存在问题:目前,彩色多普勒超声已成为精索静脉曲张诊断和分级的主要方法,可以替代 X 线静脉造影,能够成为精索静脉曲张诊断和分级的金标准。蔓状静脉丛正常内径≤1.5mm,一般认为精索静脉曲张时蔓状静脉丛多超过 1.8mm,已有研究表明,应用高分辨力彩色多普勒技术,内径在 1.6～1.8mm 之间的蔓状静脉丛常常可检测出超过 1 秒的反向血流。继发性不育症患者中精索静脉曲张的发病率高达 75%～80%,精索静脉曲张的彩色多普勒超声诊断和分级的临床意义主要在于指导治疗。一般认为,Ⅱ级、Ⅲ级反流的精索静脉曲张术后精液质量容易得到改善,而Ⅰ级反流术后精液质量则无明显改善。

4.睾丸及附件扭转

（1）概述:正常睾丸附睾的后侧方附着于阴囊后壁,当睾丸附睾完全被鞘膜包绕时,形成"钟摆"式睾丸,容易发生扭转。根据睾丸扭转程度,可分为:①完全扭转;②不完全扭转。睾丸扭转发作时,阴囊红肿剧痛,触痛明显。随着病程的进展,阴囊红肿消退,睾丸变硬,体积逐渐缩小,少数病例扭转可自行松解,但也可反复发作。扭转时,精索内动、静脉血流受阻,导致睾丸缺血、坏死。扭转大于 360°、扭转时间超过 24 小时,睾丸不易被救活。

睾丸附件和附睾附件分别为 Muller 氏管和 Wolf 氏管的残留体,内充满胶样物质,分别附着于睾丸上极和附睾头,正常状态下只有存在鞘膜积液时,超声才容易显示。附件扭转多见于少年儿童,发作时症状酷似睾丸扭转,患侧阴囊轻度肿大,局部皮肤可出现"蓝点"征,触痛明显。扭转的附件缺血肿胀,附件附着处组织水肿充血。

(2)超声表现

1)睾丸扭转(testicular torsion):睾丸完全扭转临床少见。扭转时精索内的动脉与静脉血流快速彻底阻断,睾丸大小正常或轻度增大,实质呈不均匀低回声,睾丸内无血流信号显示。睾丸扭转的大部分病例为不完全扭转,首先是精索静脉血液回流中断,睾丸淤血、体积增大,实质回声不均匀,血流信号明显减少,睾丸内动脉的血流频谱呈高阻型;而后睾丸动脉停止供血,实质内出现放射状或小片状低回声区,血流信号消失(图 4-38)。

扭转的精索呈"线团"征,由于扭转往往发生在精索末段,因而容易使扭曲的精索嵌入"睾丸门"而形成"镶嵌"征。

2)附件扭转(testicular appendant torsion):睾丸大小形态正常,睾丸上极或附睾头旁出现回声不均匀结节,呈卵圆形,大小为 0.5～1.5cm,伴有鞘膜腔积液。若为附睾附件扭转,附睾头可轻度肿大,回声不均匀。结节内无血流信号显示,其周围组织血供增多(图 4-39)。

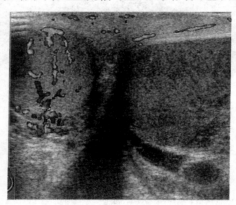

图 4-38　左侧睾丸扭转

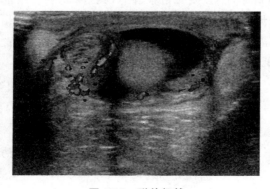

图 4-39　附件扭转

（3）诊断要点

1）睾丸扭转：①患侧睾丸肿大，实质回声不均匀，或呈放射状、小片状低回声区；②睾丸内血流信号明显减少或无血流信号显示；③扭转的精索呈"线团"征、"镶嵌"征；④患侧阴囊红肿剧痛。

2）附件扭转：①患侧睾丸上极或附睾头旁出现回声不均匀结节；②结节内无血流信号显示，其周围组织血供增多；③常伴有睾丸鞘膜积液；④患侧阴囊轻度肿大，局部触痛明显。

（4）鉴别诊断：睾丸扭转应与附件扭转、急性睾丸附睾炎相鉴别。

（5）临床价值与存在问题：阴囊急症的病因主要包括睾丸扭转、附件扭转和急性睾丸附睾炎，临床检查不易明确诊断。CDFI 检查阴囊急症，方法简便，结果可靠。睾丸内动脉的脉冲多普勒血流频谱分析，有助于观察睾丸内压力的变化。超声造影能够直观地判别睾丸组织缺血的程度。睾丸扭转自动松解时血供明显增多，易与急性睾丸炎相混淆；不典型睾丸扭转（<360°）也容易漏诊，结合临床表现、体征及超声随访有助于明确诊断。

5.睾丸肿瘤

（1）概述：大部分睾丸肿瘤（testicular tumor）为恶性肿瘤，原发性睾丸肿瘤中最常见病理类型为精原细胞瘤，多见于中青年；其次为胚胎癌和畸胎瘤，多见于青少年；卵黄囊瘤多发生于婴幼儿。继发性睾丸肿瘤见于白血病浸润和其他脏器转移癌。睾丸良性肿瘤少见，主要的病理类型有表皮样囊肿、间质细胞瘤等。临床上主要表现为睾丸肿大，质硬，当肿瘤出血、坏死时，可出现阴囊肿痛。

（2）超声表现

1）原发性睾丸肿瘤：一侧睾丸呈不同程度肿大、表面圆滑，肿瘤侵及包膜时，睾丸轮廓不清。精原细胞瘤，绝大多数为均质低回声团块，境界清楚（图 4-40），CDFI 显示，肿块内血供丰富，血管分布紊乱，血流速度加快。胚胎癌、卵黄囊瘤，大多数为回声强弱不均，含有少量液性区，常为混合性回声，血供较丰富。畸胎瘤，瘤体以囊实性为主，可占据大部分睾丸，瘤内有囊腔、分隔带及细点状回声、强回声团等（图 4-41），血供不丰富。

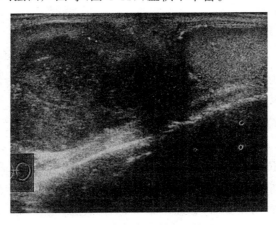

图 4-40 右侧睾丸精原细胞瘤

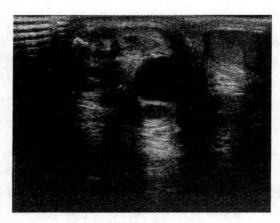

图 4-41　右侧睾丸畸胎瘤

2)继发性睾丸肿瘤:多为双侧性,双侧睾丸增大,内见多个境界清楚的低回声结节或斑片状回声,可见血流信号。

3)表皮样囊肿:瘤体呈圆形,周边为厚壁,可伴有钙化,内为含有密集细点状高回声,呈类实性改变,典型的呈"洋葱"样改变,瘤内无血供。

(3)诊断要点:①原发性睾丸肿瘤多为单发,继发性睾丸肿瘤多为多发性、双侧性;②精原细胞瘤多见于中青年,瘤体呈均质低回声;③胚胎癌多见于青少年,卵黄囊瘤多发生于婴幼儿,两者瘤体常为强弱不均回声,可见有少量液性区;④畸胎瘤多见于青少年,瘤体以囊实性为主,间有囊腔、分隔带等;⑤恶性肿瘤血供丰富,良性肿瘤少血供或无血供。

(4)鉴别诊断:睾丸肿瘤要注意与睾丸结核及局灶性炎症或坏死相鉴别。睾丸肾上腺残余瘤,多见于儿童,是由先天性肾上腺皮质增生引起,超声表现为双侧睾丸网处低回声团块,血供丰富,激素治疗有效。

(5)临床价值:高频彩色多普勒超声能够检测出毫米级睾丸肿瘤,结合临床病史以及其他辅助检查(如血清 AFP、β-HCG 等),可为睾丸肿瘤的诊断、临床分期、治疗及预后评估等提供可靠的信息。

6.隐睾

(1)概述:隐睾(cryptorchidism)是指出生后睾丸仍未降入并固定于同侧的阴囊底部,其位置位于同侧腹股沟皮下环以上的腹股沟内或腹膜后。约 75% 隐睾位于腹股沟,25% 位于腹膜后,腹膜后隐睾超声不易显示。大多数患者为单侧隐睾。隐睾的恶变概率高于正常人 20~50 倍,隐睾还可导致不育症、睾丸扭转及睾丸微小结石。临床上主要表现为患侧阴囊空虚,同侧腹股沟或可触及包块。

(2)超声表现:隐睾位于腹股沟或腹膜后,体积明显小于同龄组,纵切面呈椭圆形,境界清楚,内部呈均质低回声,小隐睾、腹膜后隐睾不易显示血流信号。当合并急性炎症或扭转时,睾丸体积增大,回声不均,有明显触痛,急性炎症可见血供明显增多,而扭转则无血流信号显示。隐睾恶变,睾丸体积增大,实质内可见低回声团块,有的团块占据整个睾丸,大多数团块境界较清楚,血供丰富。少数隐睾周围可见少量鞘膜积液。当伴有睾丸微小结石时,睾丸内密集点状强回声,后方无声影,大小约 1mm(图 4-42)。

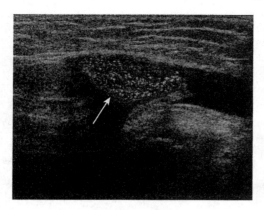

图 4-42　腹股沟隐睾伴微小结石

（3）诊断要点

1）单侧或双侧阴囊内未扪及睾丸。

2）睾丸位于腹股沟或腹膜后。

3）伴有恶变、急性炎症、睾丸扭转及睾丸微小结石时，可出现相应超声表现。

（4）鉴别诊断：隐睾要注意与腹股沟或腹膜后肿瘤及肿大的淋巴结相鉴别。

（5）临床价值：睾丸下降异常是指出生后睾丸仍未降入并固定于阴囊底部，根据睾丸的位置和移动情况，可分为隐睾、阴囊高位睾丸、滑行睾丸、回缩睾丸和异位睾丸。对睾丸异常下降的不同方式，所选择的治疗方式也不相同。CDFI 能够对睾丸下降异常进行详细的解剖定位和分类，可为临床治疗方案的选择提供极有价值的信息。

7.睾丸附睾囊肿

（1）概述：睾丸囊肿（testicle cyst）由曲细精管、直精小管或睾丸网局部扩张而形成。附睾囊肿（epididymal cyst），多数位于附睾头，主要因附睾管阻塞而致输出小管、附睾管局部扩张。囊肿内含有精子，则形成精液囊肿。睾丸囊肿不易触及，较大的附睾囊肿（>1cm）主要表现为局部无痛性硬结。

（2）超声表现：①睾丸囊肿，以单发多见，圆形或椭圆形，边界清晰，囊壁薄而光滑，大的囊肿囊内可有细点状回声；②附睾囊肿，常位于附睾头内或附睾头边缘，一个或数个圆形或椭圆形液性区，边界清晰，囊壁薄、光滑（图 4-43），直径从数毫米至数厘米，多为数毫米；③精液囊肿，囊内可见细点状回声漂浮或沉积。

（3）诊断要点：睾丸附睾内一个或数个圆形或椭圆形液性区，除附睾囊肿可表现为局部无痛性硬结外，无伴发其他临床表现。

（4）鉴别诊断：睾丸附睾囊肿应注意与结核、肿瘤、脓肿、静脉曲张及动脉瘤等相鉴别。

（5）临床价值：体积大的附睾囊肿（肿瘤）可压迫睾丸输出小管或附睾管，使输精管道梗阻，导致梗阻性无精症。高频超声检查可判断输精管道是否梗阻及梗阻的部位、原因。

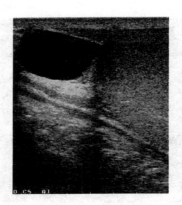

图 4-43　附睾头囊肿

8.阴囊外伤

（1）概述：阴囊外伤(scrotal trauma)多为钝击所致。临床上主要表现为阴囊肿胀疼痛,皮肤瘀斑,睾丸附睾触诊不清楚。轻者,引起阴囊壁血肿和鞘膜积液;重者,可导致睾丸损伤。睾丸损伤时可分为睾丸脱位和原位睾丸损伤。睾丸脱位是睾丸在暴力作用下,脱离阴囊而滑至附近皮下,这类患者需及时手术复位并进行固定。睾丸损伤可分为钝挫伤、挫裂伤和破碎。根据损伤的程度,而采用不同的治疗方式。睾丸损伤时,可合并附睾损伤。精索损伤常为手术误伤所致的。

（2）超声表现

1)阴囊挫伤:局部阴囊壁明显增厚,回声不均匀,血供增多,出现不规则液性区提示血肿形成。睾丸鞘膜腔积液,内含有细点状或絮状物回声。

2)睾丸外伤:根据其损伤程度可分为:①钝挫伤,睾丸大小多为正常,包膜完整,包膜下局部实质回声不均匀,多呈低回声,有的仅表现为包膜下少量积液;②挫裂伤,睾丸形态不完整,局部包膜回声不连续,局部睾丸实质回声不均匀,可含有液性区,包膜破裂处常出现不规则等回声团块,为睾丸内容物溢出或血块(图 4-44);③破碎,一侧睾丸轮廓不清,内部回声杂乱,含有不规则液性区。睾丸损伤区往往无血流信号显示,其周围血供增多。

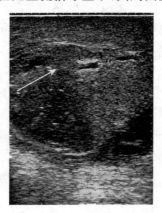

图 4-44　睾丸挫裂伤

3)附睾外伤:附睾肿大,回声不均匀。挫裂时,其轮廓不清。

（3）诊断要点

1）阴囊挫伤：局部阴囊壁明显增厚，回声不均匀。

2）睾丸钝挫伤：睾丸包膜完整，局部实质回声不均匀。

3）睾丸挫裂伤：睾丸形态不完整，局部实质回声不均匀，破裂处常见到睾丸内容物溢出或血块。

4）睾丸破碎：睾丸轮廓不清，内部回声杂乱。

5）睾丸鞘膜腔积血：鞘膜腔内出现含有细点状或絮状物回声的液性区。

6）CDFI：损伤区内多无血流信号显示，其周围组织血供增多。

（4）鉴别诊断：睾丸钝挫伤要与睾丸局灶性炎症或肿瘤相鉴别，睾丸破碎要注意与斜疝嵌顿相鉴别。

（5）临床价值：阴囊外伤主要表现为阴囊胀痛，临床触诊困难。超声检查能够快速可靠地判断外伤的程度，为临床治疗提供依据。

9.腹股沟斜疝

（1）概述：腹股沟斜疝（indirect hernia）指腹腔内脏器或组织经腹壁下动脉外侧的腹股沟管内环、沿腹股沟管内未闭锁的腹膜鞘状突突出，并可穿出腹股沟外环进入阴囊。疝内容物大多为大网膜或肠管，其他脏器（如膀胱）少见。临床上主要表现为在站立或用力时，腹股沟及阴囊根部出现包块，平卧后包块回缩消失，也有包块持续存在。斜疝嵌顿时，可伴有剧烈疼痛。

（2）超声表现：腹股沟及阴囊根部见一条索状包块，并可随腹压改变而上下滑动，其周围常伴少量积液。包块的形态和回声依斜疝的内容物而定。大网膜，呈实性高回声包块，无蠕动现象（图 4-45）；肠管，可见肠壁、肠腔及其内容物，后者多为少量积液，并可见到肠蠕动。CDFI，大网膜或肠管壁内可见少量血流信号。疝嵌顿时，包块不滑动，包块内无血流信号显示。若为肠管，则可见肠腔明显扩张、积液、肠蠕动亢进或消失。

（3）诊断要点：①腹股沟及阴囊内可滑动条索状包块；②疝嵌顿，包块不滑动，触痛明显，内无血流信号显示。

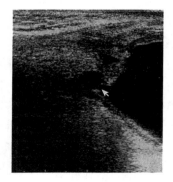

图 4-45　腹股沟斜疝

（4）鉴别诊断：斜疝应注意与直疝、鞘膜积液、精索肿瘤相鉴别。

（5）临床价值：超声检查，有助于腹股沟肿块的鉴别诊断，能够辨别疝的类型及其内容物。

10.鞘膜积液(hydrocele)

(1)概述:当睾丸经腹股沟管降入阴囊内时,腹膜亦伴随着睾丸进入阴囊,并形成鞘状突。睾丸周围的鞘状突形成睾丸鞘膜腔,精索周围的鞘状突,在睾丸下降后则闭锁。正常睾丸鞘膜腔内有少量浆液。阴囊淋巴管阻塞、阴囊炎症或外伤以及全身性疾病(如低蛋白症等)可致睾丸鞘膜腔液体聚积过多而形成睾丸鞘膜积液;精索鞘状突闭锁不良,则产生精索鞘膜积液。临床上主要表现为腹股沟和(或)阴囊内无痛性包块,站立位增大而平卧后缩小或消失,提示为交通性鞘膜积液。

(2)超声表现:睾丸鞘膜积液,单侧或双侧睾丸鞘膜腔内可见过量的液性区,并三面包绕睾丸(图4-46)。伴有慢性炎症或出血时,鞘膜腔内出现点状、带状或絮状高回声。如积液是由其他阴囊疾病所引起的,还存在其他相应疾病的超声改变。

精索鞘膜积液,液性区位于精索周围,当合并感染时,液性区内可见大量细点状回声,并有压痛。睾丸鞘膜内液性区延伸至精索下段周围,则为混合型鞘膜积液。交通性鞘膜积液,站立位睾丸鞘膜腔内出现过量液性区,平卧位或挤压阴囊时液体减少或消失。

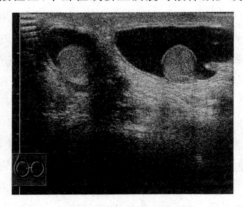

图4-46 双侧睾丸鞘膜积液

(3)诊断要点:①根据积液的部位,做出不同类型的鞘膜积液诊断;②鞘膜积液伴有慢性炎症或出血时,有相应的声像图表现。

(4)鉴别诊断:鞘膜积液要注意与囊肿相鉴别。

(5)临床价值:临床上,通过透光试验可发现鞘膜积液,但鞘膜积液在合并炎症、出血或鞘膜壁层增厚时,透光试验可为阴性。不同类型的鞘膜积液,各有相应的声像图表现。超声检查,还可发现导致鞘膜积液的其他阴囊疾病。

11.睾丸微小结石

(1)概述:睾丸微小结石(testicular microlithiasis),是由睾丸曲细精管萎缩、上皮细胞脱落和钙盐沉着所引起的。本症可能与不育症、睾丸肿瘤有关,微小结石呈多发性,散在分布于双侧睾丸。

(2)超声表现:双侧睾丸大小正常,实质内出现众多点状强回声,后无声影,直径在1mm以下,呈散在分布,附睾无异常发现。有的可伴有精索静脉曲张或睾丸发育不良。彩色多普勒检查,无异常血流改变(图4-47)。

12.睾丸鞘膜腔结石

(1)概述:结石位于睾丸鞘膜腔内,可由坏死组织机化或钙化引起。临床上无任何症状,数毫米的结石,触诊一般不易发现。

(2)超声表现:于鞘膜腔内探及液性区,其内可见单个或多个点状、团状强回声,可移动,后方伴有声影。多数结石呈近圆形,少数为不规则形(图4-48)。

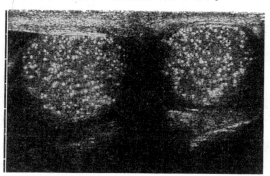

图 4-47 双侧睾丸微小结石

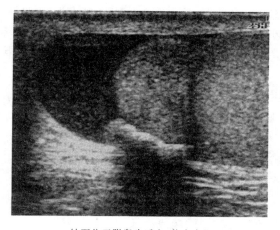

结石位于附睾头后方,伴有声影

图 4-48 睾丸鞘膜腔结石

第五章　血管疾病

第一节　颈部血管疾病

颈部血管比较表浅,超声检查方便易行,二维及多普勒超声为颈部血管病变提供了可靠的诊断依据。同时,颈部动脉作为理想的窗口动脉之一,为评价全身动脉粥样硬化,特别是对脑血管意外和冠心病的进程提供了无创的参考信息。

一、解剖概要

(一)颈部动脉

颈部动脉主要包括颈总动脉(common carotid artery,CCA)及其分支颈内动脉(internal carotid arter,ICA)和颈外动脉(eternal carotid artery,ECA)、锁骨下动脉(subclavian artery,SCA)和椎动脉(vertebral artery,VA)。颈内动脉和椎动脉是脑部动脉血流的主要来源。

1.颈总动脉

左侧颈总动脉起自主动脉弓,右侧颈总动脉起自无名动脉。颈总动脉经颈外侧上行,经过甲状腺外侧,行于颈内静脉和胸锁乳突肌的深部,在甲状软骨上缘分为颈内动脉和颈外动脉。

2.颈内动脉

先位于颈外动脉的后外侧,继而转至其后内侧上行,经颅底破裂孔入颅腔,颅外段颈内动脉无分支。

3.颈外动脉

主要分支有甲状腺上动脉、面动脉、颞浅动脉和上颌动脉等。

4.锁骨下动脉

左锁骨下动脉直接由主动脉弓发出,右锁骨下动脉由无名动脉发出。

5.椎动脉

椎动脉是锁骨下动脉的第一分支,有6%直接发自主动脉弓,椎动脉发出后,向上穿行入颈6至颈1横突孔,经枕骨大孔入颅,双侧椎动脉向前在颅底汇成一条基底动脉。

(二)颈部静脉

颈部静脉分为深静脉和浅静脉,深静脉主要有颈内静脉(internal jugular vein,IJV)和锁骨下静脉;浅静脉主要有椎静脉、颈外静脉、面静脉等。

1.颈内静脉

颈内静脉沿颈内动脉和颈总动脉外侧下行,至胸锁关节后方与锁骨下静脉汇合成头臂静脉。

2.锁骨下静脉和椎静脉

锁骨下静脉及椎静脉与同名动脉伴行。

二、检查适应证

(1)无症状但有心脑血管危险因素人群,常见危险因素包括高龄、吸烟、高血压、血脂异常等。

(2)有症状的心脑血管病患者,如脑卒中、短暂性脑缺血发作(transient ischemic attack, TIA)、眩晕、不典型心前区痛、心绞痛、心肌梗死后患者。

(3)追踪动脉粥样硬化斑块进展和消退情况。

(4)颈部有血管杂音、搏动性肿块、怀疑或确定颈部动脉瘤者。

(5)颈部血管病变介入或手术治疗前后的评价等。

(6)不能耐受脑血管造影的患者,首选颈动脉超声检查。

(7)当患者有面、颈部肿胀时,可进行颈部静脉血管的超声检测。

三、检查技术

(一)仪器及体位

一般选用 5.0~12.0MHz 探头。受检者平卧位,颈部适度后伸,肥胖患者可在肩下垫一小枕,检查时,头部略向对侧转动。

(二)探查方法

1.颈部动脉

从锁骨上切迹至下颌角处颈动脉全程扫查,长轴切面应使探头平面平行于动脉,短轴切面应垂直于动脉。检查时需注意两侧对比。于甲状软骨上缘水平可显示膨大的颈总动脉分叉部(也称颈动脉球部),由此向上分出颈内、颈外动脉。

2.锁骨下动脉

右锁骨上窝及胸骨上窝检查右锁骨下动脉,胸骨上窝及左锁骨上窝探查左锁骨下动脉起始处。

3.椎动脉及椎静脉

在显示颈总动脉后,向外侧动探头,在颈椎横突之间显示椎动脉。椎静脉常位于椎动脉前方。

四、正常超声表现

(一)二维超声

(1)正常 CCA、ICA 及 ECA 的动脉壁由外膜、中膜和内膜构成,外膜及内膜回声较强,内膜回声呈细线样,光滑平直,中膜由肌层组成,回声较低(图 5-1)。

(2)正常椎动脉显示为管壁较强回声,管腔呈无回声,由于横突孔后方声影,使椎动、静脉管腔呈节段性显示(图 5-2)。

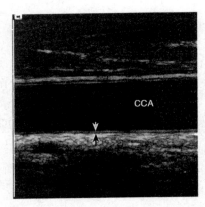

图 5-1　二维超声显示颈总动脉管腔及其内中膜厚度(箭头所示)

(二)CDFI

(1)正常颈动脉血液充盈良好(图 5-3),颈膨大处后壁与前壁局部可由于涡流而出现反向血流信号。

(2)正常椎动脉与同侧颈总动脉血流方向一致。

(三)频谱多普勒

(1)颈总动脉收缩期可为双峰或三峰,第一峰大于第二峰,整个舒张期均有血流(图 5-4)。

(2)颈内动脉血流频谱为低阻型,收缩期曲线上升较慢,舒张期血流速度高于颈外动脉舒张期血流速度。

(3)颈外动脉血流频谱为高阻型,收缩期曲线上升速度较快,峰顶呈尖峰状,随之迅速下降;舒张期血流速度低于颈内动脉。

(4)椎动脉血流频谱为单向、低阻血流(8-5)。

(四)颈部动脉正常值

一般包括管壁的内中膜厚度(IMT)、管腔内径或面积、峰值流速、舒张末流速、频谱宽度、阻力指数、颈内动脉与颈总动脉峰值流速之比或舒张末流速之比等。

颈、椎动脉内径及收缩期峰值流速正常参考值见表 8-1。

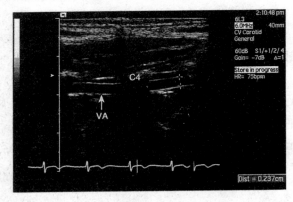

图 5-2　颈椎间的椎动脉,前方为椎静脉管腔低回声,椎体显示为低回声伴后方声影

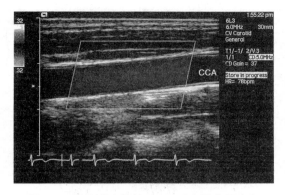

图 5-3　颈总动脉长轴 CDFI 示血流充盈良好

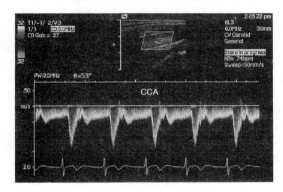

图 5-4　颈总动脉血流频谱

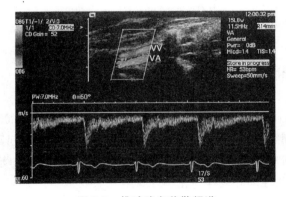

图 5-5　椎动脉多普勒频谱

五、颈内静脉正常超声表现

(1)正常颈内静脉管壁呈线状回声,静脉窦处略增宽,可见静脉瓣回声。呼吸对年龄在 60 岁以下者影响较明显,表现为吸气相内径增大,呼气相内径缩小,而瓣膜处内径受呼吸影响小;随年龄增长颈内静脉内径有逐渐增宽趋势。

(2)CDFI:颈内静脉呈连续性血流信号充盈。

(3)频谱多普勒:颈内静脉呈连续性血流频谱受动脉搏动影响稍有变化,主要由收缩、舒张期和心房收缩期波组成。

表 8-1　各年龄组颈动脉内径及收缩期峰值流速($\overline{x}\pm s$)

分组	内径(mm)	峰值流速(cm/s)
颈总动脉		
20～39 岁	5.95±0.47	102.64±28.66
40～59 岁	6.05±0.61	93.09±21.47
60 岁及以上	6.64±0.74	68.02±17.51
颈外动脉		
20～39 岁	4.24±0.48	75.50±22.14
40～59 岁	4.19±0.51	67.80±16.79
60 岁及以上	4.47±0.44	62.42±15.71
颈内动脉		
20～39 岁	4.88±0.49	62.94±19.68
40～59 岁	4.95±0.59	58.22±14.71
60 岁及以上	5.21±0.39	46.80±12.33
椎动脉		
20～39 岁	3.26±0.41	45.97±10.44
40～59 岁	3.34±0.39	50.27±12.89
60 岁及以上	3.57±0.37	42.90±11.97

引自何银风,徐智章,正常颈动脉和椎动脉彩色多普勒超声检测,中华超声影像学杂志,1997,6(3):169

六、常见疾病

(一)颈动脉粥样硬化闭塞症

1.概述

动脉粥样硬化(atherosclerosis)是一种严重威胁人类健康的疾病,多发于 40 岁以上男性及绝经后的女性。颈动脉是粥样硬化最易发生的血管之一,主要引起脑供血不足和脑梗死。发病是复杂的、综合性的较长过程,动脉壁内皮损伤是动脉粥样硬化的始动因素。根据临床表现分为无症状性和有症状性动脉粥样硬化。

病理改变为颈动脉内膜脂质沉积,内膜增厚,继而钙化、血栓形成,导致管腔狭窄或闭塞。病理变化分以下几个时期:①脂纹期:脂纹是动脉粥样硬化的早期病变,呈黄色,不隆起或稍隆起于内膜表面,最早甚至出现于儿童期;②纤维斑块期:由脂纹病变发展而来,隆起于表面的灰黄色斑块,随着斑块表面的胶原纤维的不断增加和玻璃样变,脂质被埋于深层,斑块转为瓷白色;③粥样硬化斑块期:随着病变加重,纤维斑块深层的细胞发生坏死,发展为粥样硬化斑块;④复合病变:粥样硬化斑块内出血、斑块破裂、血栓形成及钙化等病变出现。颈动脉粥样硬化可引起血管狭窄,严重狭窄或闭塞会导致脑供血不足,斑块或血栓脱落则引起脑栓塞。

2.超声表现

(1)二维超声

1)CCA硬化早期表现为颈动脉内膜不光滑,局限性增厚(图5-6)。

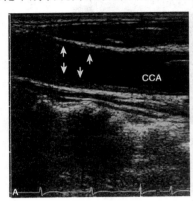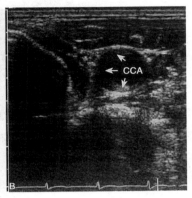

图5-6 颈总动脉长轴(A)、短轴(B)切面见前、后壁及侧壁低回声斑块(箭头示)

目前常用判断内膜增厚的标准是 IMT≥1.0mm,局限性 IMT≥1.5mm 提示斑块形成。

2)当病变累及中膜时,正常三层结构消失,出现大小不等的斑块,斑块形态不规则,可呈局限性分布,亦可呈弥漫性分布。

硬化斑块发生部位最多见于颈总动脉分叉处,其次为颈内动脉起始部。斑块可以单发或多发,严重时导致颈动脉狭窄或闭塞。

根据斑块表面特征和回声强弱不同,可将斑块描述为均质斑、不均质斑:①均质斑块内部呈低回声、等回声及强回声斑块(图5-6)。②不均质斑块内部回声不均匀,斑块内部包含强,中,低回声,斑块纤维化或钙化时内部呈强回声,钙化斑块后方伴声影(图5-7)。

根据斑块形态学特征分为:①规则型:如扁平斑块,表明纤维帽光滑,形态规则;②不规则型:如溃疡斑块,表面不光滑呈"火山口"样,溃疡和出血斑块为典型不稳定性斑块(图5-8)。

根据斑块超声造影后增强特点可分为:①易损斑块:斑块由周边向内部呈密度较高点状及短线状增强;②稳定斑块:斑块无增强或周边及内部呈稀疏点状增强。

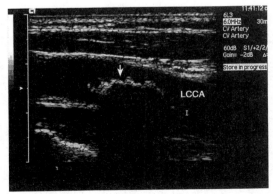

图5-7 颈总动脉长轴切面,见颈总动脉后壁不均质回声斑块,强回声斑块伴声影

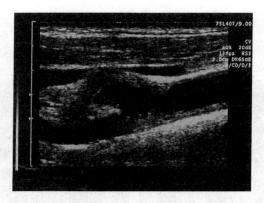

图 5-8　颈总动脉长轴切面,见不规则斑块表面呈火山口样改变

（2）CDFI

1）当出现颈动脉硬化斑块时,病变部位显示彩色充盈缺损,血流束边缘不整。

2）管腔轻度狭窄时,可无加速血流信号。

3）狭窄＞50％时,狭窄处血流信号变细,出现色彩明亮或五彩镶嵌样血流（图 5-9）,狭窄远端可出现涡流或漩流。

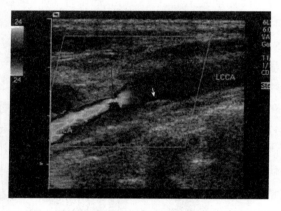

图 5-9　CDFI见颈内动脉狭窄处五彩镶嵌血流（红箭头所示）

4）如果狭窄段较长,表现狭窄处细小血流束。

5）当血管腔闭塞时,血流信号在闭塞处出现中断现象。

（3）频谱多普勒:频谱多普勒改变与斑块引起管腔的狭窄程度和血流动力学改变直接相关。

1）小的斑块或轻度颈动脉狭窄时,峰值血流速度无变化或轻度升高,频谱形态正常。

2）中度以上狭窄,频谱形态异常,狭窄处出现峰值血流速度及舒张期血流速度加快,可有高速、湍流频谱,频带增宽或呈充填型频谱（图 5-10）,狭窄远端流速减低,加速时间延长,可出现低幅连续性、单向血流频谱。

3）重度或极重度狭窄时,可于狭窄处探不到高速血流,远端见低速、低阻性血流频谱。

4）血管闭塞时,探测不到血流频谱,对侧颈动脉可出现流速代偿性增高。

3.狭窄程度的判断

CCA 狭窄程度主要依据形态学和血流动力学改变进行判定。目前,国际上常用北美放射学会超声共识委员会制定的 ICA 狭窄诊断标准(表 8-2)。

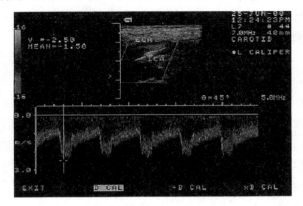

图 5-10　多普勒超声显示颈内动脉狭窄处高速湍流频谱

表 8-2　颈动脉狭窄程度超声评价标准

狭窄程度(%)	PSV(cm/s)	EDV(cm/s)	PSV_{ICA}/PSV_{CCA}
正常或<50%	<125	<40	<2.0
50%~69%	125~230	40~100	2.0~4.0
70%~99%	≥230	≥100	≥4.0
闭塞	无血流信号	无血流信号	无血流信号

颈内动脉狭窄程度判定标准已较为成熟,而颈总动脉和颈外动脉狭窄程度判定尚未界定。颈总动脉走行较直,其狭窄程度可在二维及 CDFI 上直接测量获得,具体数值可参照颈内动脉。颈外动脉由于走行迂曲、血管分叉及声窗所限,只能用多普勒法评定狭窄程度。

4.诊断要点

(1)好发于中老年男性,多伴有高血压、糖尿病及冠心病等疾病。

(2)二维超声表现颈动脉内中膜不规则增厚(IMT≥1.0mm 提示增厚,局部 IMT≥1.5mm 为斑块)。斑块呈弱回声或强回声,致管腔狭窄或闭塞。

(3)CDFI 显示斑块处管腔充盈缺损,狭窄处呈五彩镶嵌样血流。中度以上狭窄频谱多普勒颈动脉高速湍流频谱。

5.鉴别诊断

较长段动脉粥样硬化斑块需与多发性大动脉炎颈动脉病变相鉴别。大动脉炎好发于青年女性,二维超声表现为动脉壁全层不均匀增厚,管腔狭窄明显,同时伴有多支血管病变。

6.临床价值

二维及 CDFI 已成为临床诊断颈动脉粥样硬化斑块的常规检查方法。二维超声有助于临床了解颈动脉病变部位、范围以及斑块性质,结合 CDFI 及频谱多普勒可准确判断狭窄程度,评估狭窄情况及血流代偿情况,从而帮助临床医师选择治疗方案。超声还可以判断血管壁内膜剥除情况、支架位置及是否通畅、血管内径及血流变化情况等。确切地说,超声是颈动脉粥样硬化性疾病的诊断、治疗、随访的首选检查方法。在全面评价颈部动脉及其分支病变程度金标准仍是 DSA,MRI 优于超声。

(二)多发性大动脉炎

1.概述

多发性大动脉炎(multiple aorto-arteritis)是主动脉及其主要分支的慢性进行性非特异性炎症病变,能引起不同部位血管狭窄或闭塞。因病变部位不同又称无脉症、主动脉弓综合征、Takayasu 病、缩窄性大动脉炎等。病变常累及两支以上血管,最多见为锁骨下动脉及颈动脉,其次为无名动脉、腹主动脉及肾动脉,亦可累及肺动脉病变而出现肺动脉高压,少数累及肠系膜上动脉、腹腔动脉及髂动脉,也可波及肝、脾动脉及冠状动脉等。形态改变以动脉中膜受累为主,继之引起以内外膜广泛纤维增生为主的全层动脉炎。

病理表现为受累动脉出现内膜广泛而不规则的增厚及变硬,管腔狭窄或闭塞。部分内膜见表浅糜烂、坏死及溃疡形成,表面有血栓附着。个别病例累及动脉壁弹力纤维和平滑肌纤维导致严重破坏或断裂,形成动脉扩张及动脉瘤。根据受累动脉部位不同,常分为四种类型:头臂动脉型、胸腹主动脉型、肾动脉型及混合型。

2.超声表现

(1)二维超声

1)病变血管壁广泛而不规则增厚,回声不均匀,管腔不同程度狭窄或闭塞(图 5-11)。

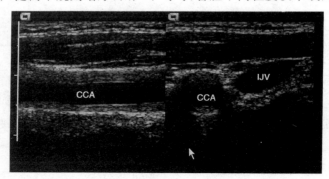

图 5-11 大动脉炎颈总动脉长轴及短轴显示管壁广泛、不规则增厚,管腔狭窄

2)血管狭窄可呈局限性,亦可表现较长段血管。受累血管均在两支以上。

(2)CDFI

1)轻度狭窄,CDFI 仍呈单一色泽。

2)狭窄程度加重,血流束呈五彩镶嵌样(图 5-12)。

3)较长段血管严重狭窄,可显示低速单色(蓝或红色)细小血流束。

4)狭窄段未显示彩色血流提示血管腔闭塞。

(3)频谱多普勒

1)局限性血管狭窄>50%以上,表现血流速度加快,频谱增宽呈充填型。

2)少数严重、长段血管狭窄可测及低速血流。

3)血管闭塞则测不到血流信号。

3.诊断要点

(1)多发于青年女性,可出现颈动脉及上肢动脉搏动减弱或消失,上肢或下肢血压降低或测不到。

(2)二维超声显示动脉壁不规则增厚,累及两支以上动脉,且狭窄段较长。

(3)CDFI及频谱多普勒显示血流束变细,血流加速,血管闭塞则血流信号消失。

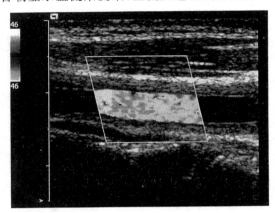

图 5-12　大动脉炎颈总动脉狭窄局部放大图像,可见五彩镶嵌样的血流束

4.鉴别诊断

主要与动脉粥样硬化所致血管狭窄鉴别,详见动脉粥样章节。

5.临床价值

高分辨力超声显像技术可以准确诊断多发性大动脉炎,并可提供病变血管部位、狭窄程度及血流动力学信息,尤其对因锁骨下动脉狭窄造成的盗血现象的诊断具有高度特异性,同时可探查腹主动脉分支血管的狭窄情况。

(三)锁骨下动脉盗血综合征

1.概述

锁骨下动脉盗血综合征(subclavian artery steal syndrome)是由于锁骨下动脉或无名动脉近端狭窄或闭塞,出现同侧椎动脉压力下降,血液反流,灌注患侧上肢,引起脑及上肢缺血的一组临床综合征。动脉粥样硬化、多发性大动脉炎、血管受压等原因导致锁骨下动脉或无名动脉狭窄或闭塞,根据椎动脉血流频谱形态及血流方向分为隐匿型、部分型和完全型盗血。引起椎动脉与锁骨下动脉之间压力差发生变化,使同侧椎动脉血流部分或全部反向流入锁骨下动脉远端。临床表现为患侧上肢无力、无脉、脉搏弱以及眩晕、头痛、视物不清等。体检上肢血压低或测不到,颈部闻及血管杂音。

2.超声表现

(1)二维超声

1)动脉粥样硬化者表现锁骨下动脉(SCA)起始段管壁不规则增厚,管腔狭窄,硬化斑块致管腔狭窄,表现低回声或强回声伴声影。

2）大动脉炎引起狭窄，其增厚管壁呈低回声，狭窄段较长，同时有两支以上血管受累。

3）无名动脉或锁骨下动脉闭塞时则血管腔内充满较低回声。

（2）CDFI

1）当SCA或无名动脉中度以上狭窄时，患侧椎动脉彩色血流在心动周期中会出现红、蓝交替现象，或与颈动脉血流方向完全相反。狭窄的SCA或无名动脉内血流呈五彩镶嵌样。

2）如血管闭塞则无血流信号显示（图5-13）。

（3）频谱多普勒

1）SCA或无名动脉狭窄处可测得高速湍流频谱（图5-14）。

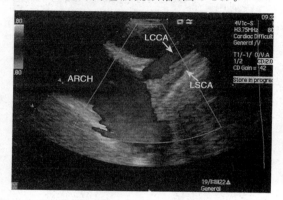

图 5-13　CDFI 显示左锁骨下动脉（LSCA）闭塞无血流信号

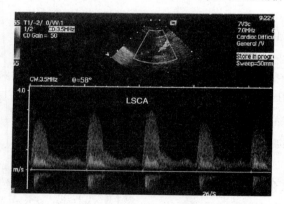

图 5-14　左侧锁骨下动脉起始段狭窄处高速湍流频谱

2）血管闭塞时则测不到多普勒血流信号。

3）锁骨下动脉盗血的椎动脉频谱具有特征性改变，表现为不同心动周期患侧椎动脉出现反向血流频谱，隐匿型盗血患侧椎动脉收缩早期血流频谱出现切迹，但未超过基线；部分型盗血收缩期反向，舒张期正向；完全型盗血整个心动脉周期血流方向与健侧相反（图5-15，图5-16），健侧椎动脉血流方向正常，可出现代偿性的速度加快及血流量增加。

4）盗血程度与血管狭窄程度相关，对于存在SCA或无名动脉狭窄而椎动脉反向血流频谱不典型者，可采用血压计对患侧肱动脉进行加压、减压试验观察前后椎动脉血流频谱变化。

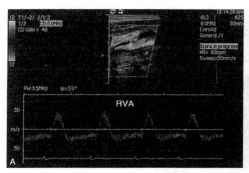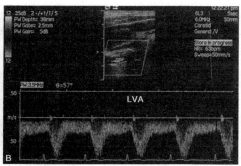

图 5-15 部分型盗血患者椎动脉频谱

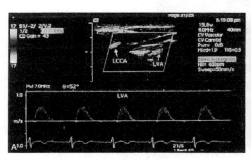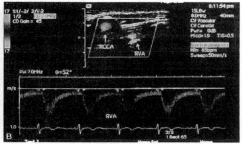

图 5-16 完全型盗血患者:患侧(A)椎动脉血流频谱在整个心动周期血流方向与健侧(B)相反

3.诊断要点

(1)患侧上肢乏力伴发凉、脉搏弱或无脉。

(2)同侧椎动脉出现反向血流是诊断该病主要依据。

(3)超声检查发现 SCA 或无名动脉起始段狭窄或闭塞。

4.鉴别诊断

由于各种原因导致腋动脉或其以下动脉局限性狭窄致脉搏减弱或无脉时应与锁骨下动脉盗血综合征鉴别,前者除病变血管超声表现外,无椎动脉血流及频谱变化。

5.临床价值

与其他影像学方法比较,超声多普勒技术对锁骨下动脉盗血综合征的诊断具有很高的特异性。通过检测椎动脉血流方向、时相及频谱形态可明确诊断,CDFI 结合二维超声有助于寻找锁骨下动脉盗血综合征的病因。超声诊断技术已成为临床上锁骨下动脉盗血综合征诊断及病因判断的可信赖的检查方法,对个别病因不明确病例可结合 X 线血管造影进行检查。

(四)椎动脉狭窄与闭塞

1.概述

椎动脉狭窄与闭塞(vertebral arter stenosisand occlusion)是椎动脉(VA)局部受压或椎动脉硬化等原因致椎动脉内径变窄或管腔闭塞,导致椎动脉供血减少,甚至阻断,可出现椎基底动脉供血不足的临床表现。患者可出现头痛、眩晕、耳鸣或晕厥等症状。

2.超声表现

(1)二维超声

1)病变处椎动脉血管内径局限性变窄,中、重度狭窄。

2)动脉粥样硬化引起 VA 狭窄多发生在 VA 起始部,表现为内膜不光滑,管腔增厚,腔内见不同强度斑块回声,可致管腔狭窄(图 5-17)。

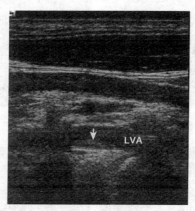

图 5-17　左侧椎动脉管腔内稍强回声(箭头示),致管腔狭窄

3)当血管闭塞时,血管腔内呈实性回声或血管显示不清。

(2)CDFI

1)椎动脉狭窄时其血流束变窄,严重狭窄可出现五彩镶嵌样血流(图 5-18)。

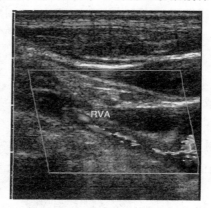

图 5-18　右侧椎动脉狭窄,起始部血流束变细,呈五彩镶嵌样

2)血管闭塞则无彩色血流信号显示。

(3)频谱多普勒

1)狭窄处椎动脉内录及高速湍流频谱。

2)椎动脉内未录及血流信号提示血管闭塞。

3)健侧椎动脉血流速度加速,血流量增加。

3.诊断要点

(1)患者可出现头痛、眩晕、耳鸣等临床症状,供诊断参考。

(2)主要依据是椎动脉局限性变窄,血管腔内出现实质性回声,CDFI 出现五彩镶嵌样血流或管腔内血流信号消失。

(3)狭窄段管腔内测及高速湍流频谱。

4.鉴别诊断

(1)椎动脉缺如:一侧 VA 缺如应与 VA 闭塞相鉴别,前者在椎静脉后方未发现椎动脉显像,而后者仍可见椎动脉管壁的二维图像;诊断 VA 缺如还需排除 VA 走形变异。

(2)椎动脉变异:两侧 VA 发育不对称,多数右侧 VA 内径较左侧细。当一侧 VA 明显纤细,应与 VA 狭窄相鉴别,前者表现整条血管呈均匀性变细,其血流速度及血流量减低,一般对侧椎动脉内径增宽,血流量增加,而后者表现病变椎动脉局限性变细,血流速度加快。

5.临床价值

超声检测技术较易显示椎动脉的二维图像及血流信号,检查时尤其注重起始部的追踪观察,并以健侧为对照。超声显像的限制在于因受骨质影响,仅间断显示椎动脉内径,同时对椎动脉狭窄程度的判断价值有限。

(五)颈内静脉血栓

1.概述

颈内静脉血栓(internal jugular veinthrombosis)是由于各种原因造成颈内静脉管腔内血液高凝状态和血液滞缓而发生血栓,常见于肺、纵隔、面颈部肿瘤患者,由于肿瘤组织、淋巴结的长期压迫、浸润等原因导致上腔静脉及其属支包括颈内静脉回流受阻、血栓形成。医源性损伤常见于颈静脉穿刺、插管造成颈静脉内膜损伤、血栓形成,部分原因不明。临床症状表现为患侧面颈部肿胀、疼痛、局部浅静脉扩张。

2.超声表现

(1)二维超声

1)颈内静脉血栓时可见局部管腔增宽,完全栓塞时管腔内见密集实性团块充填,不完全栓塞时管腔变窄,其内见部分团块充填。

2)按血栓形成时间不同,可表现为低回声、稍强回声或强回声。

3)管径随呼吸相变化消失。

(2)CDFI:颈内静脉血栓管腔完全栓塞时检测不到血流信号,不完全栓塞时见腔内血流充盈缺损(图 5-19)。

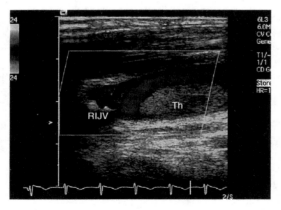

图 5-19 颈内静脉血栓管腔不完全阻塞,CDFI 表现血流充盈缺损

(3)频谱多普勒:颈内静脉血栓完全栓塞管腔时腔内无多普勒信号。不完全栓塞时致管腔狭窄可引起血流速度加快。

3.诊断要点

(1)患者出现患侧上肢及面颈部肿胀等临床症状,患侧有肿瘤病史有诊断参考价值。

(2)超声主要依据是颈内静脉局部内径增宽,血管腔内出现实质性回声,CDFI出现腔内血流充盈缺损或腔内无血流信号显示。

4.鉴别诊断

需要与颈内静脉旁占位如肿大淋巴结或肿瘤组织压迫导致颈内静脉管腔变细鉴别。颈内静脉管壁薄,受压迫很易变形,超声探查时注意观察血管的连续性和走行及管壁的位置,不难鉴别。

5.临床价值

高频超声容易清晰的显示颈内静脉的二维图像及血流信号,根据病史和超声表现,可以对颈内静脉血栓做出明确诊断。检查中须注意发现颈内静脉血栓后,如患者同时伴有患侧上肢肿胀,则应追踪观察至锁骨下静脉和上腔静脉是否有血栓延续,以使检查和诊断更全面。

第二节　四肢血管疾病

一、四肢动脉

(一)解剖概要

1.上肢主要动脉

上肢动脉的主干包括锁骨下动脉、腋动脉、肱动脉、桡动脉和尺动脉。

2.下肢主要动脉

下肢动脉的主干包括股总动脉、股浅动脉、腘动脉、胫前动脉、胫腓干以及胫后动脉和腓动脉。

(二)检查适应证

(1)四肢发冷、麻木、间歇性跛行、静息痛以至肢端溃疡或坏疽等。

(2)四肢动脉疾病治疗后疗效评价。

(三)检查方法

上肢动脉检查时,一般采用平卧位,被检肢体外展、外旋,掌心向上。通常采用5～10MHz线阵探头。从锁骨上窝扫查锁骨下动脉的近端时,可采用5～7MHz凸阵探头。

下肢动脉检查时,一般采用平卧位,被检肢体略外展、外旋,膝关节略微弯曲。通常采用5～10MHz线阵探头。股浅动脉的远段和胫腓干的部位较深,必要时可用3～5MHz凸阵探头。

(四)正常四肢动脉超声图像及正常值

正常超声图像:

1.二维超声

正常四肢动脉管壁规则、光整,管腔清晰,无局限性狭窄或扩张。正常管径测值见表8-3、

表 8-4。

表 8-3 正常上肢动脉内径

上肢动脉	平均内径(mm)
锁骨下动脉	5.6(4.8～7.5)
腋动脉	4.6(3.9～6.1)
肱动脉	3.4(2.9～4.0)

表 8-4 正常下肢动脉内径

下肢动脉	平均内径±标准差(mm)
股总动脉	8.2±1.4
股浅动脉的近心段	6.0±1.2
股浅动脉的远心段	5.4±1.1
腘动脉	5.2±1.1

2.彩色多普勒

正常四肢动脉腔内可见充盈良好的血流信号,通常为红色和蓝色。直行的动脉段内的血流呈层流,表现为动脉管腔的中央流速较快,色彩较为浅亮;管腔的边缘流速较慢,色彩较深暗(图 5-20)。动脉内的彩色血流具有搏动性,表现为与心动周期内动脉流速变化相一致的周期性彩色亮度变化。在正常四肢动脉,彩色多普勒还可显示红蓝相间的色彩变化。红蓝两色分别代表收缩期的前进血流和舒张期的短暂反流。

3.脉冲多普勒

四肢动脉循环属于高阻循环系统。静息状态下,正常四肢动脉的典型脉冲多普勒频谱为三相型,即收缩期的高速上升波,舒张早期的短暂反流波和舒张晚期的低流速上升波(图 5-21)。

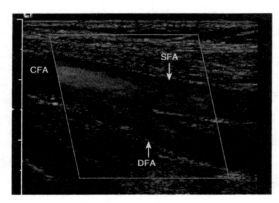

CFA.股总动脉;SFA.股浅动脉;DFA.股深动脉

图 5-20 正常四肢动脉 CDFI 图像

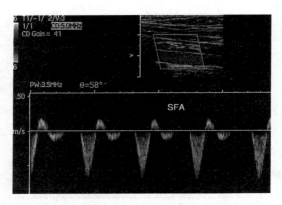

正常四肢动脉典型的脉冲多普勒频谱呈三相波;SFA.股浅动脉

图 5-21　正常四肢动脉的频谱多普勒图像

　　四肢动脉的血流速度从近端到远端逐渐下降。下表所列为正常四肢动脉的流速值(表 8-5,表 8-6)。

表 8-5　正常上肢动脉的血流速度

	收缩期流速峰值(cm/s)	舒张期反向流速峰值(cm/s)
锁骨下动脉	66~131	30~50
腋动脉	54~125	25~45
肱动脉	53~109	20~40
桡动脉	38~67	

表 8-6　正常下肢动脉的血流速度

	收缩期流速峰值(cm/s)	舒张期反向流速峰值(cm/s)
股总动脉	90~140	30~50
股浅动脉	70~110	25~45
腘动脉	50~80	20~40

(五)四肢动脉疾病

1.动脉硬化闭塞症

(1)概述:动脉硬化闭塞症是由动脉粥样硬化病变引起的慢性动脉闭塞性疾病,动脉粥样硬化斑块、动脉中层变性以及继发血栓形成可导致动脉管腔狭窄以至闭塞,从而引起相应的肢体或器官缺血。临床上根据所累及的动脉不同可引起肢体坏疽、中风、心肌梗死等。四肢动脉硬化性闭塞症累及肢体动脉,可引起肢体发冷、麻木、间歇性跛行、静息痛以至肢端溃疡或坏疽。下肢动脉病变远比上肢动脉病变多见。

(2)超声表现

1)二维超声:动脉硬化闭塞症的二维超声表现包括动脉内膜和中层增厚,管壁钙化、斑块形成,并可伴有附壁血栓。动脉粥样硬化斑块可为局限性,也可为弥漫性。

斑块因其成分不同而有不同的超声表现:钙化斑块具有较强的超声反射界面而呈强回声(图 5-22)。动脉内壁或斑块表面可出现附壁血栓,其超声反射较弱而呈低回声。由于血栓,特别是新鲜血栓与血液的回声相似而在二维超声上甚为接近,单独应用灰阶超声显像较难分辨附壁血栓与腔内血液的界面。含有较多纤维组织的斑块则介于以上二者之间。混合型斑块内可存在不同的成分而具有以上各种斑块的不同表现。混合型斑块内存在低回声区域往往提示斑块内出血。动脉壁严重钙化时可因超声反射而产生声影。声影可影响其深部组织结构的二维超声显像和彩色、能量及脉冲多普勒信号的显示。

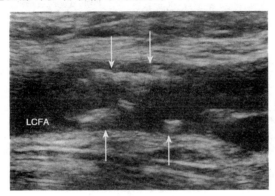

二维超声显示病变动脉斑状强回声;LCFA.左侧股总动脉血流

图 5-22　四肢动脉硬化闭塞症的二维超声图像

2)CDFI:当四肢动脉狭窄时,彩色血流形态不规则,充盈缺损,与对侧或正常动脉比较,血流变细,流速增快或呈射流,三相血流消失;狭窄开口处出现湍流,即五彩镶嵌血流。如果动脉闭塞,病变段则无血流信号(图 5-23)。

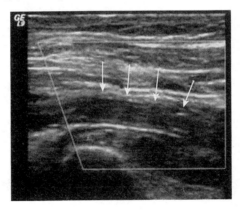

图 5-23　动脉闭塞,病变段未见血流信号(箭头示)

3)脉冲多普勒:根据脉冲多普勒频谱的变化特点,即收缩期峰值血流速度、舒张期早期反向血流速度、频带特征等(图 5-24),可有效地确定四肢动脉狭窄程度(详见诊断要点)。

(3)诊断要点:二维超声和彩色多普勒可以有效确定四肢动脉病变,但四肢动脉狭窄程度的判断有赖于多普勒频谱流速测定和频谱分析(表 8-7)。

(4)鉴别诊断:下肢动脉硬化闭塞症应与其他下肢动脉疾病,如血栓闭塞性脉管炎、急性下肢动脉栓塞、多发性大动脉炎相鉴别。①血栓闭塞性脉管炎多见于青壮年男性,动脉病变主要累及肢体中、小动脉。病变多呈节段性,病变之间动脉段相对正常。发病早期可出现复发性游走性血栓性静脉炎。②急性下肢动脉栓塞起病急骤,患肢突然出现疼病、苍白、厥冷、麻木、运动障碍及动脉搏动消失。

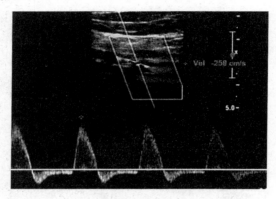

图 5-24　动脉狭窄脉冲多普勒血流频谱

表 8-7　动脉狭窄和闭塞的超声诊断标准

动脉狭窄程度	收缩期峰值流速升高率*	病变处多普勒频谱	近侧及远侧多普勒频谱
正常	—	三相波,无频带增宽	
1%~19%	<30%	三相波,轻微频带增宽	近侧及远侧频谱正常
20%~49%	30%~100%	三相波,反向血流成分可能减少,频带增宽更为明显,有窗充填	近侧及远侧频谱正常
50%~99%	>100%	单相波,无反向波,全心动周期均为正向血流,明显频带增宽	远侧为单相频谱,且收缩期流速减低
闭塞	—	所显示动脉段无血流信号	紧邻阻塞处的近心段可闻及"撞击音"。远心段为单相频谱且收缩期流速减低

*病变处与相邻近侧正常动脉段相比;动脉狭窄程度是指直径狭窄率

　　动脉栓塞多见于心脏病患者,特别是房颤患者。发病前可无间歇性跛行等下肢慢性缺血症状。③多发性大动脉炎多见于年轻女性,动脉病变主要累及主动脉及其分支的起始部。如果病变累及主一髂动脉,临床上可出现下肢缺血的症状。疾病活动期有发热和血沉升高等现象。

　　上肢动脉硬化闭塞症应与其他上肢动脉疾病,如胸廓出口综合征、雷诺综合征、多发性大动脉炎相鉴别。①胸廓出口综合征为锁骨下动、静脉及臂丛神经在胸廓出口处受压而出现的相应临床症状和体征,锁骨下动脉受压时可出现患肢发凉、麻木、无力,桡动脉搏动减弱甚至消失,发病通常与患肢的体位有关。②雷诺综合征多见于女性,临床上表现为肢体远端(通常为手指)阵发性苍白—发绀—潮红,发病与寒冷刺激或精神紧张而引起的肢体远端动脉痉挛有关。③多发性大动脉炎多见于年轻女性,动脉病变主要累及主动脉及其分支的起始部。如果病变累及锁骨下动脉,临床上可出现上肢缺血的症状。疾病活动期有发热和血沉升高等现象。

(5)临床价值与存在问题:CDFI在诊断四肢动脉疾病方面具有很高的特异性和敏感性,加之其具有无创性、可重复性等特点,已经成为四肢动脉疾病的首选检查方法。由于超声对四肢动脉狭窄的定量诊断主要依赖于动脉狭窄的多普勒频谱分析和血流速度测定,因此准确分析和测量甚为重要。用脉冲多普勒测定动脉流速时常见的问题有:①当血流—声束夹角大于60°时,血流速度测量存在明显误差;②动脉管壁钙化斑块可以影响血流显示和测定;③动脉位置较深时检查敏感性可降低。

2.急性动脉栓塞

(1)概述:急性动脉栓塞是指栓子自心脏或近心端动脉壁脱落,或自外界进入动脉,随动脉血流冲入并停留在管径与栓子大小相当的动脉内,引起受累动脉供应区组织的急性缺血而出现相应的临床症状。急性动脉栓塞的临床表现和预后视阻塞的部位和程度而有所不同。

(2)超声表现

1)二维超声:动脉管腔内见不均质实性偏低回声,有时可见不规则强回声斑块伴典型或不典型声影。有时于栓塞近心端可能见到血栓头漂浮于管腔内。

2)CDFI:急性动脉完全栓塞时,彩色血流于栓塞部位突然中断;不完全性栓塞时,彩色血流呈不规则细条或细线状,色彩明亮或暗淡(图5-25)。

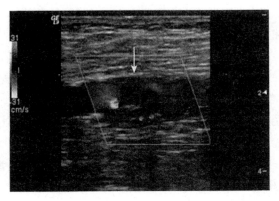

不完全栓塞时,彩色血流成不规则细条或细线状(箭头所示)

图5-25　急性动脉栓塞的CDFI图像

3)脉冲多普勒:完全栓塞时,于动脉栓塞段不能显示血流频谱。不完全栓塞时,脉冲多普勒显示异常血流频谱。栓塞远心端动脉内可能探及低速低阻或单相连续性带状血流频谱。

(3)诊断要点:急性四肢动脉栓塞的诊断并不困难,根据二维超声,结合典型的疼痛、苍白、无脉、麻木和运动障碍等临床表现,可以迅速作出诊断。应注意寻找栓子来源,如检查患者有无器质性心脏病,有无近期心血管介入诊疗操作史等,但有时也找不到病因。

(4)鉴别诊断:急性四肢动脉栓塞须与急性四肢深静脉血栓形成鉴别,后者可引起动脉反射性痉挛,使远心端动脉搏动减弱、皮温降低、皮色苍白,以致和急性四肢动脉栓塞相混淆;但是急性四肢深静脉血栓形成时,二维超声可发现四肢深静脉有血栓,彩色多普勒则显示深静脉血流异常,而动脉血流通畅。

（5）临床价值与存在问题:彩色多普勒超声检查简便、快捷,能够无创、直观地显示栓塞动脉的形态和血流动力学改变,从而迅速确定栓塞的部位和范围,其定位远较通过皮肤温度和感觉改变间接推断栓塞部位来得准确,常可以免除动脉造影检查,对临床诊治具有重要的指导作用,也可作为取栓术后了解血流重建情况的监测手段。超声检查遇到的问题与动脉硬化闭塞症检查时一致。

二、四肢静脉

(一)解剖概要

上肢静脉可分为深、浅两类。深静脉多走行于深筋膜的深面并与同名动脉相伴而行,包括桡静脉、尺静脉、肱静脉、腋静脉和锁骨下静脉;浅静脉包括头静脉、贵要静脉、肘正中静脉和前臂正中静脉。

同上肢静脉一样,下肢静脉也分为深、浅两大类,深静脉和浅静脉之间的交通是通过穿静脉实现的。下肢深静脉系统包括小腿的胫前静脉、胫后静脉、腓静脉、胫腓静脉干,腘窝处的腘静脉,大腿的股浅静脉、股深静脉和股总静脉。下肢浅静脉系统主要由大隐静脉和小隐静脉构成。

(二)检查适应证

（1）四肢肿胀,站立时加重。

（2）四肢疼痛和压痛,皮温降低。

（3）四肢皮肤色素沉着、溃疡形成。

（4）下肢浅静脉曲张。

(三)检查方法

四肢静脉检查时,探头选择与四肢动脉检查基本一致,但前者检查时,探头需要轻放,以免受检静脉被压瘪。

上肢静脉检查时,受检者取仰卧位,上肢呈外展和外旋姿势,掌心向上。受检上肢外展角度以与躯干呈60°为宜。

下肢静脉检查时,一般来说,站立位优于卧位,尤其适合于静脉反流、管壁结构和细小血栓的观察,也可取卧位(头高脚低)或坐位检查。

(四)正常超声图像及正常值

1.二维超声

四肢主要静脉内径大于伴行动脉内径,且随呼吸运动而变化。在深吸气或乏氏动作时,较大的静脉内径增宽。直立位检查时,下肢静脉管径明显增宽。正常四肢静脉具有以下特征:

（1）静脉壁非常薄,甚至在灰阶超声上都难以显示。

（2）内膜平整光滑。

（3）超声图像上管腔内的血流呈无回声,高分辨力超声仪可显示流动的红细胞而呈现弱回声。

（4）可压缩性。由于静脉壁很薄，仅凭腔内血液的压力会使静脉处于开放状态，探头加压可使管腔消失。部分受检者的管腔内可看见瓣膜，常见于锁骨下静脉、股总静脉及大隐静脉。

2.CDFI

正常四肢静脉内显示单一方向的回心血流信号（图5-26），挤压远端肢体静脉时，管腔内血流信号增强，而当挤压远端肢体放松后或乏氏动作时则血流信号立即中断或短暂反流后中断。有一些正常小静脉（桡、尺静脉，胫、腓静脉）可无自发性血流，但人工挤压远端肢体时，管腔内可呈现血流信号。当使用一定的外在压力后静脉管腔消失，血流信号亦随之消失。

3.脉冲多普勒

在脉冲多普勒检查时，正常四肢静脉血流频谱可以表现如下特征：自发性、期相性、乏氏反应、挤压远端肢体时血流信号增强及单向回心血流（图5-27）。

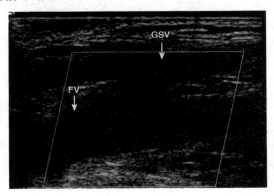

FV.股静脉；GSV.大隐静脉

图 5-26　正常四肢静脉的 CDFI 图像

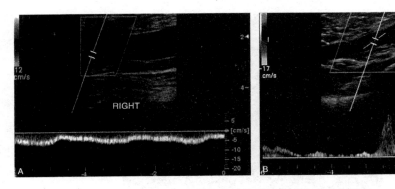

图 5-27　正常四肢静脉的频谱多普勒图像

（五）四肢静脉疾病

1.四肢静脉血栓

（1）概述：四肢深静脉血栓是一种比较常见的疾病，以下肢多见。下肢深静脉血栓可分为：小腿静脉血栓（包括小腿肌肉静脉丛血栓）、股静脉-腘静脉血栓和髂静脉血栓。它们都可以逆行和（或）顺行蔓延而累及整个下肢深静脉。常见的上肢深静脉血栓是锁骨下静脉-腋静脉血栓。

（2）超声表现：急性血栓是指两周以内的血栓，其超声特点：①血栓形成后数小时到数天之内表现为无回声，一周后回声逐渐增强呈低回声；②血栓处静脉管径明显扩张，显著大于相邻动脉；③静脉管腔不能被压瘪；④急性血栓的近心端往往是最新形成的凝血块，未附着于静脉壁，自由漂浮在管腔中（图 5-28）。

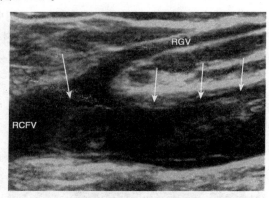

图 5-28　四肢静脉急性血栓的二维超声图像

亚急性血栓是指血栓发生的时间在 2 周到 6 个月之间，其超声特点：①亚急性血栓回声较急性阶段逐渐增强，但回声强度的差异较大；②血栓逐渐溶解和收缩，导致血栓变小且固定，静脉扩张程度减轻，甚至恢复至正常大小；③血栓处静脉管腔不能完全被压瘪；④血栓黏附于静脉壁，不再自由浮动；⑤由于血栓再通，静脉腔内血流信号逐渐增多；⑥侧支循环形成。

慢性期血栓是指血栓发生在 6 个月以上，血栓未溶解而被纤维原细胞浸润，开始逐渐发生纤维化，这种纤维化会无限期地持续下去，导致瓣膜功能受损，或静脉变为闭缩的纤维条索而致血液回流受阻，这些改变称为下肢深静脉血栓形成后综合征。这一阶段血栓的超声特点包括静脉管壁不规则增厚、静脉瓣膜增厚、静脉反流和侧支静脉循环形成等（图 5-29）。

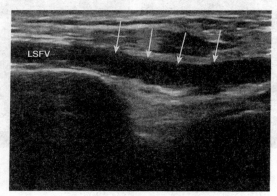

LCFV.左股静脉

图 5-29　左股浅静脉慢性期血栓，静脉管壁不规则增厚（箭头示）

（3）诊断要点：主要诊断标准：静脉管腔不能被压瘪、管腔内实性回声、管腔内血流信号充盈缺损、血流频谱失去期相性改变、乏氏反应消失或减弱、挤压远端肢体血流增强消失或减弱。

次要诊断标准：乏氏动作时静脉内径增加小于 10%、静脉内径增宽或缩小、瓣膜改变（增厚、活动僵硬或固定）、静脉周围侧支循环形成。

（4）鉴别诊断：通过病史及多普勒超声检查典型的四肢静脉血栓诊断并不困难。但须与下列疾病鉴别：

1）下肢静脉瓣功能不全（详见本节相关内容）。

2）腓肠肌撕裂或其他骨骼肌损伤：这种损伤后的症状和体征与下肢深静脉血栓相似，但与下肢外伤有关，患者多在外伤或剧烈活动后发病。多普勒超声检查可以帮助除外下肢深静脉血栓。

3）全身性疾病：下肢水肿可以由于不同系统的疾病引起，包括充血性心力衰竭、慢性肾功能不全、贫血、低蛋白血症和盆腔恶性肿瘤等。这些疾病引起的下肢水肿通常是双侧和对称性。多普勒超声检查下肢深静脉无血栓征象。

（5）临床价值与存在问题：多普勒超声不仅能够帮助确诊四肢静脉血栓以及血栓范围，而且能够监测血栓发展情况，有助于临床制订治疗方案。但是，多普勒超声有一定的局限性，如血管位置太深或声束-血流夹角等于 90°时，它不能显示血流信号，此种情况可引起误诊和漏诊，因此应用超声造影或下肢静脉造影可以弥补上述不足。

2.下肢静脉瓣功能不全

（1）概述：下肢静脉瓣功能不全（venous valvular incompetence）又称下肢静脉瓣关闭不全，是临床常见的四肢静脉疾病，上肢静脉瓣功能不全临床意义较小，基本不需要超声检查，因此，本节主要针对下肢静脉瓣膜功能不全讲述，它包括下肢浅静脉、深静脉和穿静脉的瓣膜功能不全。依据他们单独发生或继发于静脉血栓而分为原发性与继发性两类。

（2）超声表现

1）二维超声：原发性下肢静脉瓣功能不全的患者，静脉管腔常增宽，管壁内膜平整、不增厚，管腔内无实性回声，探头加压后管腔能被压瘪。超声能够显示部分较大静脉或浅表静脉的瓣膜，可观察到瓣膜关闭不全，或可见瓣膜不对称、瓣膜增厚。在继发性静脉瓣功能不全的患者中，静脉血流形态不规则、充盈缺损或呈数支细小血流（再沟通血流）。

2）彩色多普勒：下肢静脉管腔内血流充盈满意，回心血流与正常静脉无明显不同或回心血流量增加。乏氏试验或挤压小腿放松后，可见病变段静脉瓣膜处显示线样或束状反向血流信号，其持续时间的长短与瓣膜功能不全的程度相关（图 5-30）。

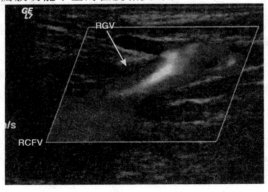

RCFV.右股静脉；RGV.右大隐静脉

图 5-30　右股静脉-大隐静脉瓣功能不全，CDFI 显示为红色反流信号

3)脉冲多普勒:下肢静脉瓣功能不全时,脉冲多普勒频谱可以显示下肢静脉反流,帮助确定反流速度和反流持续时间(图 5-31)。

(3)诊断要点:由于下肢静脉瓣功能不全的多普勒超声表现具有特异性,即下肢静脉反流,当反流持续时间大于 1 秒,便可诊断下肢静脉瓣功能不全。

(4)鉴别诊断:在诊断下肢静脉瓣功能不全时,除需与下肢静脉血栓鉴别之外,还需与下列疾病鉴别:

1)四肢淋巴水肿:在淋巴管发生损伤或其他原因造成淋巴管、淋巴结缺陷时产生淋巴液潴留。病变初期多为膝关节以下凹陷性水肿,以后皮肤日渐粗糙,变厚、变硬呈团块状,易伴发丹毒。淋巴管造影有助于诊断四肢淋巴水肿。

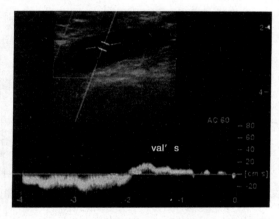

图 5-31　四肢静脉瓣功能不全的频谱多普勒图像

2)Klippel-Trenallnay 综合征:该病是一种先天性静脉畸形,临床少见,患者多具有典型的三联病征:即四肢增长、增粗、浅表静脉曲张以及皮肤血管痣。临床表现结合多普勒超声检查,一般不难鉴别。

(5)临床价值与存在问题:逆行静脉造影能够有效判定下肢静脉反流的程度,但是,难以准确显示节段性的静脉瓣功能状态,如股浅静脉瓣功能正常,而腘静脉瓣功能不全时,该方法则不能作出相应的诊断。多普勒超声能够分段或针对每一对静脉瓣膜检查,能更精确地显示下肢静脉瓣膜的功能状态,因此在诊断方面具有一定优势。但是,像多普勒超声诊断下肢静脉血栓一样,当血管位置太深或声束-血流夹角等于 90°时,它的应用价值会受到限制。

3.四肢动静脉瘘

(1)概述:动静脉瘘(arteriovenous fistula,AVF)是指动脉和静脉之间存在的异常通道,有先天性和后天性两种。动静脉瘘使动脉和静脉之间的血流出现短路,对局部、周围循环和全身循环造成不同程度的影响。

(2)超声表现

1)二维超声:在四肢动静脉瘘时,由于动脉血分流到静脉内,加之受动脉血流的压力作用,静脉管腔明显扩张,且具有搏动性(图 5-32)。声像图可以直接显示较大的动静脉瘘口;反之,较小的瘘口则无法显示。

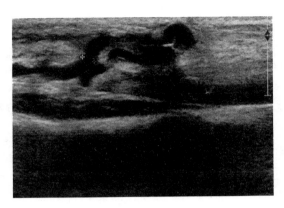

图 5-32　四肢动静脉瘘的二维超声图像

2）CDFI：它显示一高速血流由动脉经瘘口流入静脉内，有的血流呈"射流"状，在瘘口附近的静脉内显示为紊乱血流。通过彩色血流可以间接显示瘘口位置。由于瘘口位置周围软组织的震动，也可引起斑片状彩色信号（属于伪像），以收缩期明显。

3）脉冲多普勒：多普勒频谱显示瘘口近心段动脉血流速度增高，以舒张期明显，即低阻高速型血流频谱（图 5-33）。在瘘口可以探及连续性高速紊乱血流频谱，可呈双相血流。在瘘口附近的静脉内可探及不规则的动脉样血流频谱，瘘口远心段静脉血流速度增高，呈动脉样血流频谱。瘘口远侧动脉血流频谱恢复正常，血流速度正常或降低。

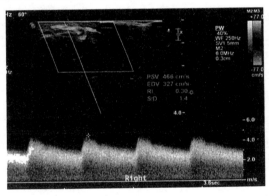

图 5-33　四肢动静脉瘘的频谱多普勒图像

（3）诊断要点：当多普勒超声显示四肢动静脉之间存在分流征象，加之相应病史，诊断动静脉瘘并不困难。

（4）鉴别诊断：在多普勒超声诊断四肢动静脉瘘时，需与外伤或动脉穿刺引起的假性动脉瘤和四肢软组织血肿鉴别，特别是动脉瘤型的动静脉瘘与假性动脉瘤的鉴别。假性动脉瘤在彩色多普勒检查时不能发现病灶内血流流入邻近静脉，而四肢软组织血肿则无血流信号显示。

三、临床价值与存在问题

多普勒超声在显示四肢动静瘘方面具有很高的敏感性和特异性，加之该方法具有可重复性和价廉等特点，因此它还可以作为四肢动静脉瘘治疗后的随访工具。同样，当血管位置太深时其应用价值将受到限制。

第三节　腹部大血管疾病

腹部血管众多、走行复杂,涉及疾病种类也很多,受篇幅限制,本节重点讨论腹主动脉和下腔静脉疾病。

一、腹主动脉

(一)解剖概要

腹主动脉是胸主动脉的延续,为降主动脉穿过膈肌主动脉裂孔在腹部的一段,沿腰部脊柱前面稍偏左下行,至第四腰椎下缘处分为三个终支,两个外侧终支,即左、右髂总动脉和一个细小正中终支为骶正中动脉,全长约 14～15cm。

(二)检查适应证

腹主动脉狭窄、闭塞、扩张性疾病,如动脉粥样硬化、腹主动脉瘤、动脉夹层等。

(三)准备事项、检查方法

一般与腹部各脏器超声检查要求相同,须禁食 4～8 小时。患者以平卧位为主,首先横切面扫查确定腹主动脉的位置,扫查时可以从上至下,也可以从下往上。选用凸阵探头,频率为 2.5～5.0MHz。

(四)正常超声图像及正常值

1.二维超声

超声显示腹主动脉管壁光整、管腔为无回声。正常成人腹主动脉内径:近段 2.0～3.0cm,中段 1.6～2.2cm,远段 1.3～1.7cm。判定腹主动脉管腔内径是否正常,一方面要参考正常值,另一方面要看其从上至下的内径是否有规律地递减。

2.彩色多普勒

腹主动脉管腔中央血流速度较高,血流信号颜色偏亮;近管壁血流速度较低,血流信号颜色偏暗(图 5-34)。当腹主动脉二维超声图像质量不佳时,彩色多普勒可以间接显示其管壁或管腔,从而提高超声检查的分辨力。

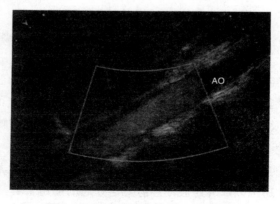

图 5-34　正常腹主动脉的 CDFI 图像

3.脉冲多普勒

　　腹主动脉血流阻力较大,但属层流,因此,其脉冲多普勒频谱特点类似外周动脉。当腹主动脉位置太深时,三相血流频谱可能改变为两相,甚至为单相血流频谱,即收缩期血流(图 5-35)。正常成年人腹主动脉收缩期峰值血流速度:近心段为 70.0～181.0cm/s(平均为 104.5cm/s),远心段为 67.0～149.1cm/s(平均为 94.6cm/s)。

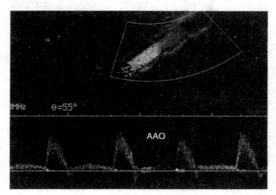

图 5-35　正常腹主动脉脉冲多普勒频谱

(五)腹部大血管疾病

1.腹主动脉粥样硬化

　　(1)概述:腹主动脉粥样硬化的患者多无症状。腹主动脉慢性闭塞时,可造成远侧肢体缺血,但常不危及生命。当腹主动脉分支动脉粥样硬化,则引起相应供血脏器的缺血症状,往往出现一些腹部症状,如下腹部疼痛和知觉障碍等。

　　(2)超声表现

　　1)二维超声:腹主动脉管腔较粗,早期的动脉粥样硬化或较小的斑块常常不引起症状而被忽视,往往是在进行腹部超声检查时才发现。二维超声显示管壁不规则增厚,可呈低回声、不均质回声或斑状强回声,部分强回声病灶后方伴声影,其为钙化斑块(图 5-36)。腹主动脉粥样硬化斑块可以造成管腔狭窄,并发血栓形成时,腹主动脉管腔内可见不均匀实性等回声或偏低回声,管壁呈层状或不规则增厚,可造成管腔狭窄或闭塞。

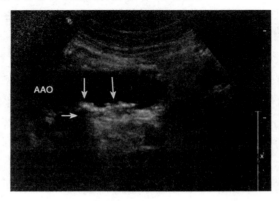

图 5-36　腹主动脉粥样硬化的二维超声图像

2)CDFI:轻度或早期的动脉粥样硬化无彩色多普勒血流信号的异常。通过彩色多普勒检查,有助于发现管壁增厚和斑块的位置及受累的范围。如果斑块较大则见局部彩色血流信号充盈缺损。当发生狭窄时,狭窄处血流信号出现混叠、亮度明显增高,同时狭窄及后段见五彩镶嵌样血流信号,即湍流(图 5-37)。当腹主动脉闭塞时,彩色多普勒则不能探及血流信号。

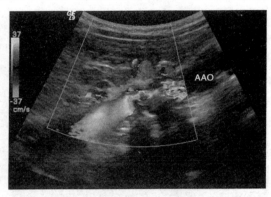

图 5-37 腹主动脉粥样硬化的 CDFI 图像

3)脉冲多普勒:与 CDFI 一样,轻度或早期的动脉粥样硬化不引起血流动力学障碍,脉冲多普勒频谱与正常基本一致。当粥样硬化引起腹主动脉狭窄时,在狭窄段采集脉冲多普勒频谱,收缩期峰值血流速度增高,狭窄即后段呈湍流频谱。如果是重度狭窄或弥漫性管腔狭窄,病变以远的血流可呈单相频谱,且收缩期峰值血流速度降低。当腹主动脉闭塞时,病变部位不能探测到血流信号。

(3)诊断要点:对于大部分患者,超声可以比较清晰地观察到腹主动脉粥样硬化斑块,诊断并不困难。彩色和脉冲多普勒超声有助于发现并诊断腹主动脉狭窄和闭塞。对于腹主动脉狭窄,没有专门的超声诊断标准。有报道指出:如果局部收缩期峰值流速升高 100%,可以诊断直径狭窄率>50%。

(4)鉴别诊断:由于腹主动脉粥样硬化在彩色多普勒检查时有特征性表现,再结合患者的病史和临床表现,诊断该病并不困难。但是应与大动脉炎等疾病相鉴别。

(5)临床价值与存在问题:既往对腹主动脉闭塞性疾病的诊断主要依据临床表现和动脉造影。但是早期病变常无临床症状,往往不为患者和医生注意。当腹主动脉粥样硬化发展到出现脏器或肢体供血明显不足时,才能根据临床症状作出诊断,往往已经是很晚期。多普勒超声可以敏感和迅速地检出腹主动脉及其分支动脉粥样硬化、管腔狭窄或闭塞,显示局部血管壁和管腔的形态变化,可以对病变的性质(软斑、硬斑、钙化、血栓等)、表面溃疡、斑块内出血等进行一定的评价。同时,多普勒超声还可以方便地动态观察病变的进展,评估受累脏器的功能及预后,评价治疗效果。因此,超声可对本病进行早期诊断,以利于临床对患者进行整体评价,有助于动脉粥样硬化的早期防治。

2.腹主动脉真性动脉瘤

(1)概述:腹主动脉病变处管径为远心端相邻正常管径 1.5 倍或以上时称为腹主动脉瘤。由于腹主动脉瘤多发生于肾动脉起始处以远的动脉段,其正常管腔直径不超过 2cm,所以当直径≥3cm(外膜外缘至外膜外缘测量)时就可直接诊断为腹主动脉瘤。

（2）超声表现

1）二维超声：在显示腹主动脉有无动脉瘤和动脉瘤是否并发附壁血栓等方面，二维超声具有很高的敏感性。真性腹主动脉瘤的超声特点是动脉管腔呈梭形、囊状或圆柱状扩张。当腹主动脉瘤形成时，除了腹主动脉管径增宽之外，还可以出现长度增加，因此，病变动脉段常常走行迂曲，并常向左侧偏移，很少数偏向右侧（图 5-38）。

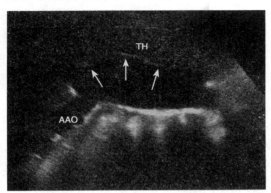

图 5-38 腹主动脉真性动脉瘤的二维超声图像

当并发附壁血栓时，血栓呈同心圆或偏心性层状分布于扩张的腹主动脉壁上，这种血栓是远心端动脉栓塞的栓子重要来源。

2）CDFI 和脉冲多普勒：二者的诊断价值是：了解动脉瘤内血流紊乱情况、帮助确定有无低回声或无回声血栓和判断腹主动脉瘤是否因血栓形成而造成闭塞（图 5-39）。

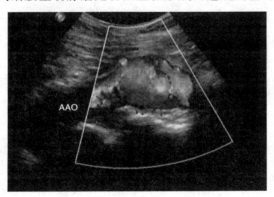

图 5-39 腹主动脉真性动脉瘤

（3）诊断要点：超声诊断腹主动脉瘤并不困难，诊断标准为：①病变处腹主动脉外径与其远心段外径之比超过 1.5：1；②腹主动脉局限性扩张，其外径＞3cm。符合上述两条标准之一便可确诊腹主动脉瘤。

（4）鉴别诊断：诊断真性腹主动脉瘤时，应注意与假性动脉瘤、腹主动脉夹层的鉴别。

（5）临床价值与存在问题：过去，对腹主动脉瘤的诊断主要依靠动脉造影。但是，由于腹主动脉瘤内常有附壁血栓，造影剂只能通过瘤腔，不能显示动脉的全貌和血管腔内血栓状况，所以有一定的局限性。多普勒超声对腹主动脉瘤具有很高的诊断价值，可以为临床医生提供动脉瘤的详尽形态和血流动力学资料，特别是能对动脉瘤累及的范围和瘤腔内有无血栓及其部位、大小和范围进行准确诊断,因此被公认为腹主动脉瘤的首选诊断方法。

3.腹主动脉假性动脉瘤

腹主动脉假性动脉瘤并不常见,本节不赘述。

4.腹主动脉夹层

(1)概述:动脉夹层主要易患因素是年龄及其相关的动脉壁中膜疏松,患者一般患有严重的高血压。在某些不常见的疾病如马凡综合征中,动脉壁中膜变疏松,使患者易于出现动脉夹层。动脉夹层的形成一般有两个过程:动脉壁中膜疏松,内膜破裂,动脉血流通过破裂处进入中膜;动脉内膜或中层撕裂后被血流冲击,使中层逐渐分离,形成两个腔。动脉原有的管腔,叫真腔,另一个是动脉壁分离后形成的假腔。真腔和假腔之间的开口叫原发破裂口,部分患者伴有继发破裂口。

(2)超声表现

1)二维超声:超声显示腹主动脉夹层的整个外径较正常增宽,但没有真性动脉瘤那样明显。动脉管腔被分成两个部分,即真腔和假腔,假腔内径一般大于真腔。真腔和假腔之间的隔膜随每一次动脉搏动而摆动,收缩期隔膜摆动的方向一般是假腔所在的位置(图 5-40)。假腔内可并发血栓形成,并发血栓形成时真假腔之间的隔膜摆动可不明显。

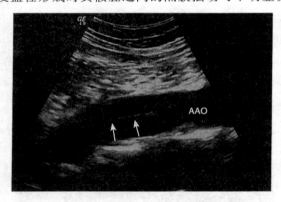

图 5-40 腹主动脉夹层的二维超声图像

2)CDFI和脉冲多普勒:二者可检查到腹主动脉夹层的真腔和假腔内的不同血流类型,包括血流的方向、彩色血流亮度等。真腔的血流方向与正常动脉相似,而假腔内血流常不规则,血流方向、流速可能不同,脉冲多普勒频谱能更好地反映这些不同的血流特征。

如果能发现动脉夹层的破口(原发口),彩色多普勒则能显示收缩期血流从真腔经破裂口流入假腔内,流经破口的血流速度可以很高;假腔内的血流则可在舒张期经破口回流至真腔;同样,如果能发现动脉夹层的继发破裂口,彩色多普勒也能有效显示其血流特征,即假腔内的血流在舒张期经破口流入真腔。有时可能因为假腔内血流速度太低或血栓形成而不能探及明确血流信号。

(3)诊断要点:二维超声显示腹主动脉管腔内膜状结构并将管腔分为两部分,形成真假两个管腔,假腔多大于真腔。彩色多普勒显示血流从真腔经破裂口流入假腔内,流经破口处的血流速度可以很高。假腔内可探及不规则血流,血流方向、速度可能不同。彩色多普勒还有助于确定有无继发破裂口。

（4）鉴别诊断：诊断腹主动脉夹层时，需要与真性腹主动脉瘤、假性动脉瘤鉴别。

（5）临床价值与存在问题：超声检查可作为腹主动脉夹层的有效影像学诊断方法，尤其适合于急性期（两周以内）病情尚未稳定和无须紧急手术的患者。对已确诊此病的患者，应用超声手段随诊观察也是十分必要的。腹主动脉夹层经常伴有主动脉分支的狭窄或闭塞，超声多普勒检查可提供这些并发症的相关信息。对于手术来讲，超声诊断腹主动脉夹层不能代替CT、MRI 和血管造影检查。

二、下腔静脉

（一）解剖概要

下腔静脉是人体最大的静脉，收集下肢和盆、腹腔的静脉血。在第 4、5 腰椎平面前方偏右，由左、右髂总静脉汇合而成，长约 20cm。沿脊柱右前方、腹主动脉右侧上行，向上经肝脏腔静脉沟，穿过膈的腔静脉孔，进入胸腔，稍向前上，穿入心包，注入右心房。

（二）检查适应证

1. 布-加综合征

2. 下腔静脉血栓、瘤栓和狭窄

（三）准备事项、检查方法

患者需空腹 4～8 小时，部分患者（特别是肥胖患者）如肠胀气明显，检查下腔静脉前 2～3 天可作肠道排气准备。取仰卧位或左侧卧位。卧位时疑下腔静脉梗阻而临床表现不支持时，可采取站立位或坐位检查，此时肝脏位置下移及下腔静脉增宽有助于下腔静脉的观察。选用扇扫或凸阵探头，频率 2.5～5.0MHz。

（四）正常超声图像和正常值

1. 二维超声

下腔静脉管壁薄、呈高回声，管腔为无回声。一般情况下，管腔横径大于前后径。管腔内径随呼吸运动和心动周期而变化，并可见管壁搏动，该征象以近心段明显。正常下腔静脉内径测值为：肝后段左右径 2.0～2.4cm，前后径 1.0～1.3cm；中段（肾动脉水平）左右径 1.8～2.1cm，前后径 0.9～1.2cm；下段左右径 1.7～1.9cm，前后径 0.9～1.1cm。

2. CDFI

下腔静脉管腔呈连续性血流信号，血流信号强度随呼吸运动和心动周期而变化（图 5-41）。

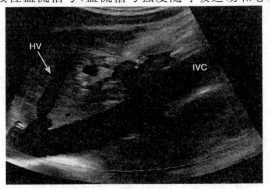

图 5-41　正常下腔静脉血流

3.脉冲多普勒

下腔静脉的多普勒频谱受房室舒缩和呼吸的影响,呈多相型血流频谱。下腔静脉近心段血流频谱一般为三相型,远心段血流受心脏舒缩的影响很小,因而,多普勒频谱表现为连续性血流,在收缩期和舒张期相对变化较小。

(五)下腔静脉疾病

1.布-加综合征

(1)概述:布-加综合征(Budd-Chiari syndrome,BCS)是指各种原因引起的肝静脉流出道和(或)下腔静脉上段部分或完全性梗阻而导致的肝后性门静脉高压和下腔静脉高压征。主要表现为肝脾肿大、肝区疼痛、进行性顽固性腹水、食道胃底静脉曲张、下肢水肿、下肢静脉曲张或躯干浅静脉上行性曲张。

1842年Lambroan首先描述了本病。1846年英国学者Budd报告3例肝静脉属支炎症病变。1899年德国病理学家Chiari报告大样本肝静脉血栓的临床病例和尸检材料,并综述以往类似资料,提出本病系一独立病种,命名为Budd-Chiari综合征或Chiari病。

(2)超声表现

1)二维超声:下腔静脉隔膜型梗阻时,管腔内见隔膜状强回声,回声不均匀,可伴有钙化灶,有时隔膜上可见筛孔状透声区;狭窄型管腔变窄时,管壁可见局限性增厚;闭锁型梗阻时,局部呈条索状强回声,无管腔结构(图5-42)。肝静脉梗阻时,表现为肝静脉近心端有狭窄、闭锁、栓子或隔膜梗阻图像,肝静脉间可见交通支形成,肝短静脉代偿性扩张,第三肝门开放。梗阻远心段下腔静脉或肝静脉管腔扩张,扩张程度与侧支血管开放程度有关(图5-43)。

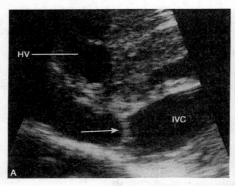
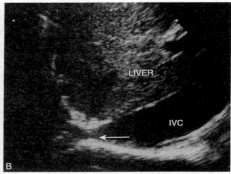

图 5-42　布-加综合征二维超声图像

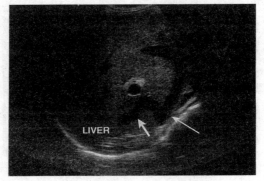

图 5-43　布-加综合征二维超声图像

肝静脉梗阻常伴有肝脾肿大、腹水、门静脉增宽、门静脉血栓形成,肝实质回声增粗,呈慢性肝实质损害或肝硬化表现,部分患者显示附脐静脉开放。

2)CDFI:下腔静脉完全阻塞时,梗阻处无血流显示(图 5-44)。如血液经肝外血管(腰静脉等)分流者,远心侧下腔静脉内呈反向血流;如血液经肝内侧支血管分流者,下腔静脉远心段血流方向正常;若肝内外均有侧支分流者,呼吸时呈双色血流。下腔静脉不全梗阻时,彩色多普勒显示血流变细或管腔内血流充盈缺损,血流速度增高,呈"镶嵌样"血流。

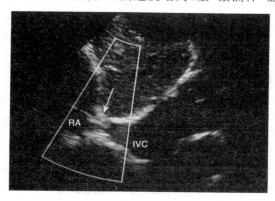

RA.右房;IVC.下腔静脉

图 5-44　下腔静脉完全阻塞,梗阻处未见血流显示

肝静脉流出道狭窄时,彩色多普勒显示病变处血流增快,呈"镶嵌样"血流,远心段血流淤滞,流速减慢。肝静脉流出道完全阻塞时,病变部位无血流信号,梗阻远侧血流经交通支(侧支)流向通畅的肝静脉注入下腔静脉或向肝表面分流。因此,肝内可探及异常走行的交通支血管连接于肝静脉之间,肝静脉系统可出现"双色血流",阻塞段肝静脉和交通支血管内可呈反向血流(图 5-45)。

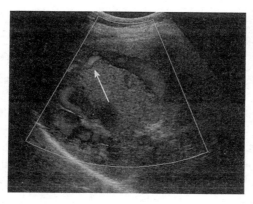

图 5-45　肝静脉阻塞时,阻塞段肝静脉和交通支血管内见反向血流

继发肝后性门静脉高压时,可出现门静脉血流的异常改变,如门静脉双向或反向血流、脐旁静脉开放、门静脉血栓处的血流充盈缺损等。

3)脉冲多普勒:下腔静脉不全梗阻时,病变段呈高速射流,频谱呈持续单相高速湍流波形,不受呼吸影响,最大流速>1.5m/s。其远侧血流频谱失去正常的期相性特征,表现为连续、带状、低速血流频谱,几乎不受心动周期影响。下腔静脉完全性梗阻时,病变部位无血流信号,远心段连续带状频谱,根据不同的分流的情况,血流方向可为正向(回心血流)、反向或受呼吸影响呈双向。

肝静脉受累后,根据梗阻的程度,血流频谱改变的特征与下腔静脉梗阻时表现基本一致。完全梗阻时,病变局部测不到血流频谱,侧支血管及梗阻远心段血管内可探及反向血流频谱;不完全梗阻时,病变处可记录到高速血流频谱。

4)超声造影:下腔静脉不完全梗阻时,下腔静脉显影延迟,病变处血流变细,造影剂回声可经过狭窄处,直接回流至右心房。下腔静脉完全梗阻时,闭塞段下腔静脉不显影,呈局限性断流,其远心段下腔静脉因血液淤滞而显影延迟,周围显示丰富的侧支循环。如血液经肝内侧支血管分流者,肝内侧支血管与梗阻远心段下腔静脉几乎同时显影。

(3)诊断要点:多普勒超声检查是简单有效的诊断手段,布-加综合征的确诊率可高达95%,其主要特征有肝段下腔静脉狭窄或闭塞;肝静脉管壁增厚、狭窄或闭塞;病变远侧肝静脉扩张,并见侧支循环形成;下腔静脉和肝静脉血流动力学异常;肝、脾肿大(特别是肝尾状叶肿大)。

(4)鉴别诊断:在布-加综合征检查过程中,应与各种原因引起的肝硬化、门静脉高压症或门静脉血栓形成以及缩窄性心包炎等鉴别。由于肝段下腔静脉梗阻与肝硬化的临床表现有诸多共同之处,更易混淆,因此,须特别注意鉴别。临床高度怀疑为布-加综合征的患者,彩色多普勒超声未见下腔静脉和肝静脉梗阻征象,但有肝大(特别是肝尾状叶肿大)和门静脉高压症时,应想到梗阻水平在肝窦或肝小静脉,有学者称此病为肝小静脉闭塞症,其主要病理变化是肝小静脉(包括小叶中央静脉和叶下静脉)内膜炎及其纤维化,从而引起肝小静脉的管腔狭窄或闭塞。

(5)临床价值与存在问题:多普勒超声可以显示布加.综合征病变的位置、形态、范围和程度,了解肝脏实质变化情况;同时能获得下腔静脉和肝静脉的血流动力学资料,观察侧支循环形成情况,是目前公认的诊断布加-综合征的首选检查方法。另外,多普勒超声还可用于布加-综合征术后随访和疗效的判定。多普勒超声检查布-加综合征的主要问题是:①当下腔静脉位置较深时,彩色血流显示和流速测定受到限制;②与血管造影比较,多普勒超声对血管病变程度的判断有一定局限性。随着超声造影的广泛开展这些局限性有望得到克服。

2.下腔静脉综合征

下腔静脉综合征通常是指肝段以下水平下腔静脉梗阻引起的一系列临床征。本病主要病因是下腔静脉血栓形成,其次为盆腔静脉血栓形成向上蔓延。此外,下腔静脉周围组织的炎症和肿瘤,可以直接浸润或压迫下腔静脉,造成狭窄或闭塞。下腔静脉本身的炎症也可导致其管腔狭窄。

下腔静脉综合征的超声表现、诊断要点、鉴别诊断、临床价值与存在问题和布-加综合征、四肢静脉血栓检查基本相似,本节不赘述。